海派大师讲中医实录

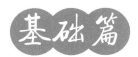

（上册）

主编　张　挺　邹纯朴
主审　陈　晓

全国百佳图书出版单位
中国中医药出版社
·北京·

图书在版编目（CIP）数据

海派大师讲中医实录. 基础篇. 上册 / 张挺，邹纯朴
主编 . — 北京：中国中医药出版社，2022.12
ISBN 978-7-5132-7947-5

Ⅰ.①海… Ⅱ.①张… ②邹… Ⅲ.①中国医药学
Ⅳ.① R2

中国版本图书馆 CIP 数据核字（2022）第 242064 号

中国中医药出版社出版

北京经济技术开发区科创十三街 31 号院二区 8 号楼
邮政编码 100176
传真 010-64405721
山东临沂新华印刷物流集团有限责任公司印刷
各地新华书店经销

开本 787×1092 1/16 印张 17.25 字数 288 千字
2022 年 12 月第 1 版 2022 年 12 月第 1 次印刷
书号 ISBN 978-7-5132-7947-5

定价 138.00 元
网址 www.cptcm.com

服 务 热 线 010-64405510
购 书 热 线 010-89535836
维 权 打 假 010-64405753

微信服务号 zgzyycbs
微商城网址 https://kdt.im/LIdUGr
官 方 微 博 http://e.weibo.com/cptcm
天猫旗舰店网址 https://zgzyycbs.tmall.com

如有印装质量问题请与本社出版部联系（010-64405510）

严 序

　　中医学术流派的传承对中医事业的发展具有不可或缺的重要意义，没有继承就不会有弘扬和超越。海派中医是根植于上海特定的社会、经济、文化、医学背景而形成的，具有特定内涵和地域特点的中医文化现象，以来自全国各地以及在上海地域长成的名中医群体为代表，在传统与创新、包容与竞争、中医与西医的碰撞、抗争和交融中形成的中医学派别，具有"开放包容、海纳百川、和而不同、鼎新而变、不拘一格、锐意创新"等领风气之先的特质。"海派"既是一种社会文化现象，也是一种面向未来的发展模式。继承海派中医的这种特质，对促进中医药事业的发展具有重要意义。

　　中华人民共和国成立以后，海派中医弟子们，在上海乃至全国中药事业发展中发挥了重要作用。1956 年，上海中医学院（现上海中医药大学，下同）成立，建院的元老大多是海派中医的佼佼者，如程门雪、黄文东、王玉润、章巨膺、石筱山、顾伯华、夏少农、徐仲才、朱小南、陈大年、陆瘦燕、杨永璇、张伯臾、金寿山、裘沛然，等等，他们都为上海中医药大学的发展做出了重大贡献。20 世纪七八十年代，学校为了更好地继承海派中医的学术和教学经验，组织了当时学校的和社会的一些著名海派中医传人和名牌教授进行学术报告活动，并进行了部分录音，深得中医同仁的欢迎和赞誉。上海中医药大学基础医学院和图书馆的领导，为了更好地保存和传播这些名家名师的学术思想和经验，组织了一批中青年教师和研究生对这些珍贵的资料进行整理，并在尊重原意的前提下，进行了文字润色，层层审核把关，通过经年的努力，编辑成卷，遂成是书。

综观各家报告的内容，颇具特点。其一，名家的报告内容涉猎甚广，有《黄帝内经》及基础理论的经义演绎，有中药、方剂要义，有学习、解读、研究经典的方法，有对历代各家学术理论和临床成就的研究和发挥，不一而足，开阔了中医学术眼界，拓展了治学思路和范式。其二，深入浅出，结合自身经验体会，从临床实践出发，破解中医基础理论之奥窔，展示了从形而下到形而上、理论联系实际、阐发理论新意的课程内容、组织方法和授课方法，对提高中医基础理论教师和中医临床教师的授课水平具有良好的示范意义。其三，在学术报告中突显了各位专家倾其秘囊，穷其心智，传递精华，授道解惑，启迪后学，培育人才的拳拳之心，令人感佩。

为了中医药学及其事业得以代代相传，弘扬发展，今后应更广泛地组织开展此类学术活动，通过现代信息技术和网络优势，在更广阔的范围进行传授。重要的是要对不同受众设计出具有针对性的系列报告，包括传承型的、文化型的、进展型的、创新型的、方法型的等，为培育传承精华，守正创新，发展中医药事业的人才队伍，弘扬海派学术特色，做出我们应有的努力，其贡献必将彪炳千秋。

读书稿，得靓其成，弋获良多，有感而发，是为序，祈同道裁正是幸。

中华中医药学会原副会长

上海中医药大学原校长

国医大师

2022 年 11 月 28 日

徐　序

　　我国的传统医学具有丰富的民族特色，不论医学理论还是临床经验，都名家辈出，其学说孳乳，代有创新。

　　近百年来，上海为名医汇集地之一，亦是中医传承的重要基地。中华人民共和国成立前，上海中医专门学校、中国医学院等中医院校培养了许多名闻海内的中医大家。1956年，上海中医学院（现上海中医药大学，下同）成为全国首批建立的中医药院校。自开办伊始，学校即汇集了海上诸多中医名家，立德树人，培养出一批又一批的中医人才。薪火相传，当年许多老一代中医药专家的学生和助手，而今多数也已成为师承名家、学有所成的新一代名医。他们师生相承，在上海中医药大学这一片热土留下了许多精彩的华章。

　　基础医学院是上海中医药大学最早成立的院部之一，金寿山、张伯讷、殷品之、裘沛然等许多中医名家，都曾在学院任教任职。学院提出并秉持"勤求古训、博采众方、夯实基础、甘为人梯"的院训，以传承中医为基，以创新发展为本，为上海中医药大学创建世界一流大学做出了基础性的贡献。近年来，基础医学院为继承前辈学术经验，进一步培养中青年教师的学术能力，组织了中医基础学科的老师，将学校图书馆珍藏的建校以来诸多名家名师的讲座录音和视频，整理出版。这项活动既示名家们缅怀硕德之心，又展露出他们在新时代俯首甘为孺子牛的沉静胸怀和宁静致远的远大抱负。

斯书，实录名家讲座原貌，涉及中医基础理论、经典著作及临床各科，虽惜有不少名家未被收录，但窥一斑而知全豹，它记录了当代上海中医药教育在中医教育发展史上的奇光异彩，具有重要的学术价值和历史意义。

　　当前，中医药发展正迎来黄金时期，我们要赓续中医前辈的精神，谋求中医事业的创新性发展，本书的编著和出版是向着未来迈出的坚实一步，期望诸位老师继续勠力同心，不吝惠赐佳作，使上海中医药事业展现出更加辉煌灿烂的前景！

上海市人民代表大会教育科学文化卫生委员会主任委员

上海中医药大学原校长

上海市医学会会长

上海市医师协会会长

2022 年 7 月 28 日

胡　序

　　"生活的全部意义在于无穷地探索尚未知道的东西，在于不断地增加更多的知识。"——爱弥尔·左拉，法国小说家、理论家，著有《萌芽》《小酒店》《金钱》等。

　　诞生于华夏大地的中医学，秉承"天地人"的整体理念，扶正祛邪，阴阳混元，精要中不失大气，坚守中融合新知，护佑了一代代中华儿女的繁衍发展。在日益发达的现代社会，面对人们的生活方式和疾病谱的重要变化，面对困扰现代人的新老传染病肆虐，面对肿瘤、心脑血管疾病和各类精神障碍性疾病高发对人类健康的威胁，整理挖掘蕴含中医学丰富的理法方药理论和博大智慧，并不断将"六经之旨"转化为"当世之务"，仍然是值得不断探索的重大命题。中医药在抗击世纪疫情过程中，精锐尽出，与各路医务同道一起，延续已有，创新作为，全程、全方位深度参与防疫干预、临床救治、病后康复、科学论证各个环节，表现不凡。中西医并用，"截断扭转"危急重症也彰显优势，在实践中又让我们对经典方药有了更多更深的体会，或者讲纠正了很多对中医药理论的审美"疲劳"和"误区"。

　　中医药的理论与科学的精华，不仅留存在经典之"文"中，还体现在一代又一代医家前贤之"献"的鲜活实践里。坚持"传承精华、守正创新"，总结和推广名老中医的学术思想和临床经验，造就一批后继有人、后继有术的中医药队伍是传承中医精华、弘扬中医传统的应有之意。

"海派中医"是海派文化的重要组成部分，以"开放、兼容、吸纳、创新"为学术特点，以"名医荟萃、流派纷纭、学术争鸣、中西汇通"为主要特征，成为近代中医学史上的一个独特现象。以丁甘仁、夏应堂、谢观、章次公等为代表的医界翘楚，他们不仅是中医理论家、临床家，还是当代中医教育的先驱者，培养了一大批的海派中医人才。中华人民共和国成立后，以程门雪、黄文东、王玉润院长，以及第一届国医大师裘沛然、颜德馨、张镜人教授等为代表的医家们，延续了海派中医的宗旨和精髓。他们或登上讲坛，传道授业，或著书立说，解惑释难，或投身临床，探赜索隐，在不同的领域形成自己的学术特色与风格，丰富了海派中医的学术内涵，深刻地影响着全国中医界的学术发展。

　　把前辈名家授课音像资料整理出版，这是我在大学工作之时，严世芸老校长与很多老师的共同愿望，但这个想法总未能全面实现。现上海中医药大学基础医学院夏文芳书记主动请缨，组织了一批师生对录音资料进行了系统整理，并编辑出版，以期让更多的中医人从海派中医大师的教学中汲取养分，并研究和继承其精髓。大师们既有丰富的临床经验，更有深厚的经典功底。大师们授课资料的整理出版，特别是他们对中医经典的阐释解读，为中医后学们提供了学术养料，对促进中医人才的发展必将大有裨益，也会让我们体验到上海中医药大学的前辈们追求卓越、惟精惟一的学者风范，感受到名师投身教书育人、宅心淳厚的温度。我想这是对基础医学院建院六十周年一种最好的纪念。

　　读书或不能速求甚解，需要循序而至精。但正如段逸山教授讲的，学习中医典籍要读懂字上之义，更要读通字下之义。通过学习本书，也会感到与前辈相比我们需要狠下功夫的地方。我想读大家论述，还要与深化国学素养并进。以研读《黄帝内经》来讲，可以体会到《大学》修身、齐家、治国、平天下，道德修养，以人为本，人与社会、天地人的精诚之要；有《中庸》"博学之""审问之""慎思之""明辨之""笃行之"的科学求真学习之道；有《论语》辞约义富，浅近易懂，用意深远，雍容和顺，纡徐含蓄，简单的对话和行动中展示人物形象的特点；有《孟子》类比推理，案例叙事的策略逻辑；有《诗经》的辞藻之美与生活场景；有《尚书》的"惟精惟一，允执厥中"十六字心传的最佳路径；有《礼记》和谐之道，体现于必先五胜，调畅气血，以致中和的条文中；有《周易》医者易也，变化之道的科技哲学；还有《春秋》笔法与留白之妙。我们要领悟中医药奥旨和生命规律，就要有"钻进古人肚子里"的意境和历史"穿越"，当然及时从临床与科研实践中获取印证更是不可或缺的。

上海正在全力建设国家中医药综合改革示范区，创新推动中医药学术发展是时代赋予上海中医人的共荣使命和神圣职责。

九万里风鹏正举，成大事，望东南。

是以为序，岁在壬寅夏日。

上海市卫生健康委员会副主任

上海市中医药管理局副局长

中华中医药学会副会长

上海市中医药学会会长　胡鸿毅

《辞海》分科（中医卷）主编

上海中医药大学附属龙华医院消化科主任医师

2022 年 8 月 28 日

前　言

　　《海派大师讲中医实录》一书，收集整理了上海中医药大学图书馆珍藏的一批中医名家讲座录像、录音资料。这些名家长期在上海地区从事中医临床、教学和科研工作，学验俱丰，是海派中医的代表人物。20世纪80年代，上海中医药大学开设中医系列讲座，他们应邀登上讲坛，阐发经旨，讲述经验，为中医学术传承和人才培养做出了重要的贡献，也留下了这批宝贵的录像、录音资料。

　　中医学的发展，要传承精华，守正创新，这是一个历久弥新的话题。老一辈的中医专家们，已经为我们做出了绝佳的榜样。他们深研经典，融汇新知，精心临床，勇于创新，这套《海派大师讲中医实录》就记录了他们在守正创新的过程中的点滴心得。抗心希古，任其所尚。在中医药事业蓬勃发展的当下，我们不仅要继承老一辈中医名家的学术经验，更要学习他们潜心学问、钻研临床的崇高精神，薪火相传，为中医药事业的传承发展再做贡献。

　　《海派大师讲中医实录》分为基础篇（上、下册）和临床篇（上、下册）二部四册。基础篇按照内经、中医基础理论、中医诊断、中药、方剂、伤寒、金匮、温病、各家学说的次序，临床篇按内科、外科、妇科、儿科、五官科、针灸科的次序，共收录了32位名家的讲座实录。这些讲座深入讲解中医经典，解析临床病症和治疗方法，都是各位名家的心得之谈。其中提出的不少思想、方法，对今天的临床仍有指导价值。

应当说明的是，本书收录讲座首以内容为序，次按长幼序齿。书中诸位名家出现的先后次序与其学术地位无关。

为体现"实录"的原汁原味，对讲座内容基本不做删改。编者为每个讲座添加了内容提要和分节标题，涉及古籍引文的，均按通行本修正补全，以便于检索阅读。

本书在编写过程中，得到了上海中医药大学科技处、图书馆的大力支持，还有许多本科同学参与了本书录音整理、文字输入的工作，在此一并致谢！

由于编者水平所限，书中不妥及疏漏之处在所难免，伫候广大读者补充完善、批评指正。

上海中医药大学基础医学院

二〇二二年八月

目　录

◆ 张镜人讲座实录 ◆

◆ 李鼎讲座实录 ◆

◆ 吴敦序讲座实录 ◆

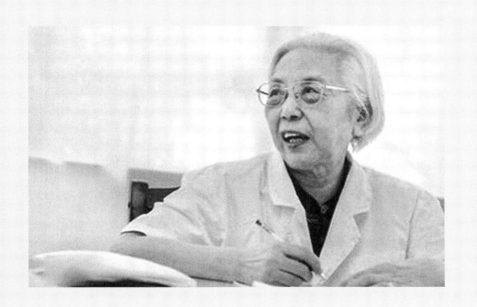

凌耀星简介

凌耀星（1919—2015），女，上海中医药大学教授，全国著名内经学专家，上海市名中医，享受国务院特殊津贴。其远祖凌云，为明代弘治年间御医。"归安凌氏"乃闻名遐迩的中医世家，凌耀星为第十六代传人。

凌耀星先生幼承庭训，18岁即随父侍诊。1946年，她参加全国国医资格鉴定考试，名列第21位，为女中魁首。1956年，凌耀星先生应聘进入刚创建的上海中医学院，从事《黄帝内经》（简称《内经》）教学和研究工作。历任《内经》教研组副主任、主任、顾问，上海中医药大学/上海中医研究院专家委员会教学组长，上海市中医药学会中医基础学分会顾问，上海市全国优秀中医临床人才研修项目顾问。兼任全国高等医药院校中医专业试用教材编审委员，中国中医研究院（现中国中医科学院，下同）研究生部客籍教授，《中医杂志》特约编审，并被列入上海市高级专家名录、全国高校古籍整理研究学者名录。

凌耀星先生精于文献整理，提出学术新说。她主编的《难经校注》《难经语译》获得国家中医药管理局 1994 年度科技进步奖二等奖，并主编《实用内经词语辞典》等学术著作，发表论文 60 余篇。她创建了三焦的两个系统学说，总结出《内经》脏腑辨证补泻规律、十二经脉病候中的辨证论治思想，剖析了阴阳五行理论中的唯物论观点，并据《难经》提出了"以肾（命门）–元气–三焦为轴心的整体生命观""独取寸口，脉证相参的整体辨证观""以五行生克规律为指导的整体生命观"等一系列学术观点。

凌耀星先生注重教学研究和改革，曾担任历版全国统编教材副主编、主编、主审。她善于以理论指导实践，以实践验证理论。临床上，凌耀星先生擅长运用《内经》理论治疗癌症及疑难病，颇有特色；先后出版了《中医治癌秘诀》《中医治疗疑难病 130 例纪实》《中医药治疗小儿多动症》等临床研究学术专著。

第一讲　怎样学习《内经》

内容提要

　　本讲围绕如何学习、学好、利用好《内经》这部中医经典展开。主要内容包括《内经》理论的来源背景，文字文理、医学医理的学习阐释，以及对于《内经》中的难题、精华与糟粕的学习、处理。本课程目的是要求学习者不可忽视经典，亦不可盲从，从实践中锻炼出眼力，古为今用，学好《内经》。

　　按照学校计划，我们研究生要读一些古典著作。但是对这个问题，大家看法有些不一致。有的同志认为，要多读一些，理论基础要打得好一些，为今后的研究工作打下基础。也有些同志认为，我们现在的主要工作是实验和临床，是否还需要再学一些古典著作？也有些同志认为，我们的专题范围很小，做什么学什么就可以了，是否还需要全面学习？也有的同志认为，我们已经学了《中医基础学》，是不是还需要学《内经》？对于这些不同的意见，我认为还需要统一一下。

　　怎么学习《内经》呢？起初，我们准备做一些专题报告。后来我和黄文东院长研究下来，认为研究生还是要学一些古典著作的。《内经》是中医的理论基础，《中医基础学》就是从《内经》和几本古典著作中提炼出来的。《中医基础学》对于我们学习祖国医学以及临床起了很大的作用，这是中华人民共和国成立以后，中医研究工作取得的重大成果。现在的《中医基础学》，为我们学习中医带来了很大的便利。但是我们应该知道，《中医基础学》无法替代几部古典著作，比如《内经》。因为《内经》里还有很多东西，没有被吸收，没有被挖掘。

　　一方面，我们说《内经》是原始的材料。对学习中医的本科生，学一些《中医基础学》就可以了。但是对于研究生，要求要高一些，因为他们要做一辈子中医研究的工作。那么也应该看一看原始材料，至少应该了解一下。打个比方，这个比喻可能不是很恰当。我们学矛盾论，是不是学了一百例对立统一规律，或者矛盾论浅说就可以了？当然不是。我们还是应该学一学矛盾论的原文。在这方面，《内经》是原始材料，可能里面有些东西，对我们将来的研究工作有启发。

另一方面，我们也要考虑到，历代各家学说往往是根据《内经》里的一两个论点或几个论点，结合他们自己的临床体会，在这上面发挥提高。此外，我们还能看到，历代对医案的评述，多是用《内经》的一两句论点来写的。如果我们一点都不了解《内经》原著的话，那么今后我们对古代医书的理解也要打些折扣。

所以《中医基础学》还不能够代替《内经》。另外，是不是可以学一点，做一点，用一点，再拿一点？这也不行。因为《内经》理论是一个整体，各部分往往是互相联系的。比如《内经》讲病机。它的病机是怎么来的？它是从实践而来的，往往与治疗密不可分。有些在治疗方面有效的方法，反过来有助于理解病机，同理，也可以从病机反过来帮助理解生理。中医理论的由来与西医学有所不同，它是一个整体，不能分开。以我们的研究课题为例，对于一些老慢支（慢性支气管炎），是不是只学中医中与肺有关的理论就可以了？《内经》里面讲："五脏六腑皆令人咳，非独肺也。"咳嗽不仅仅是一个肺的问题，其他的相关脏腑病了以后，也可以影响到肺，而引起咳嗽。所以不能孤立地看咳嗽，也不能孤立地来看肺。肿瘤更是如此，全身都可能出现。所以只学一部分是不行的，我们还是要比较全面地学《内经》，至少要了解一下《内经》。

另外，许多外国人也学中医。我们的研究生很可能会出国，如果被外国人发现中国研究生连《内经》都没有读过，那好像讲不过去。时间很短，我们要花些精力，学好《内经》。如果我们仅做一个专题报告，学得浅些就算了。如果我们要上一些课的话，就一定要学好。抓而不紧，等于不抓，那才是浪费时间，希望大家要花些精力。如果随便听听，不用些苦功夫，那是学不到什么本领的。

到底怎样学？我给大家讲一讲如何学习《内经》。我们时间有限，充其量几天的时间。如果我们能掌握一些方法，以后就可以自学，因此这里花点时间讲一讲怎么学《内经》是很必要的。关于如何学《内经》，我自己也没学好，心得谈不上，体会也很肤浅，只能说给大家作为一个参考。怎样学《内经》？严格来讲，要批判地继承，对任何一部古典著作都应当如此。我们对《内经》也要批判地继承。《内经》这部书是劳动人民长期与疾病做斗争的经验总结，其中有好多是用生命换来的血的教训。所以这里边有好的东西、宝贵的经验，值得我们研究，值得我们学习。但是另一方面，也可以看到它是两千年以前的东西，它总结的是千年以前的经验，由于当时科学水平的限制，不可避免有一些糟粕混杂在里面。所以，我们一定要批判地继承。但是怎样批判地继承？这不是一件容易的事。因为《内经》中许多精华与糟粕交织在一起，不是很清楚。这类去粗取精的研究整理工作是长期的工作，不是一天、两天、几十个小时就可以解决的。我们现在的学习至少要了解《内经》的大致情况。我们要研究它，就一定要先整理它；而整理它，就一定要熟悉它；要熟悉它，首先要了解它。下面，稍微介绍一下《内经》的情况。

一、《内经》理论的来源

《内经》里有很多关于病的问题。《内经》中谈到疾病的病因、病机、症状、预后、诊断，其理论是有来源的。来源有以下几种。

第一，是实践经验的总结。虽然有些话很简单，可是它的指导意义非常大，它是从许许多多病例中总结而来的。这一类的内容，《内经》中有很多，这是主要的方面，是《内经》里面的主流。比如，大家比较熟悉的"邪气盛则实，精气夺则虚"。又比如，《内经》论痹症："风寒湿三气杂至，合而为痹也。其风气胜者为行痹，寒气胜者为痛痹，湿气胜者为著痹也。"《内经》还讲到，同时生病的人，如果多热则容易好，多寒则难好。这都是经验的总结。同样受病，机体的反应不同，预后也不同。比如，妊娠脉大，出血而脉实，皆难治。也就是，怀孕反而脉大，大出血反而脉实，都是比较难治的。诸如此类，材料很多，在这里我只是举了一些例子。在《内经》里，这些是主要的，也是我们重点学习的内容。

第二，对个别病例的记载，也是来自实践，但是它没有普遍的指导意义，就只能供我们参考。这种情况在《内经》里面也不少，我们要了解。比如"数动一代者，病在阳之脉也，泄及便脓血。"又快又急、中间不整齐的脉，《内经》认为是病在阳的脉，可出现腹泻，或者便脓血。对于这样的记载，可能当时出现了这样的情况。脉是促脉，快而不整齐，可以是在阳之脉，可以在有些心内膜炎、心肌炎中看到这些症状。它的确是在阳之脉，是阳性症状，但是一定会泄、便脓血吗？不一定。有可能当时看到的病历有这样的情况。"数动一代者"，是不是一定就是在阳之脉？也不一定。比如冠心病、心肌梗死一类，也可以数动一代，可是它并不是在阳之脉，并没有阳性症状。这种情况，在《内经》里面也是不少的。再比如这一段："按之至骨，脉气少者，腰脊痛而身有痹也。"脉细气又少，这类情况可见腰脊痛、身如痹。但是这样的脉也可见于许多其他疾病。这种个别病例，或者少数病例的记载，来自实践，但是没有普遍指导意义。这是第二种情况，这种情况也不少。

第三，是一种主观的推测，这些意义不大，甚至是错误的。也可以举一个例子，"诸过者切之，涩者阳气有余也，滑者阴气有余也；阳气有余为身热无汗，阴气有余为多汗身寒，阴阳有余则无汗而寒。"我们看看这一段，它是自相矛盾的。我们暂且不去管它讲得对不对。岐伯把阴阳有余加起来，把滑、涩也加起来。滑与涩是不是可以同时见于一个人的脉象？那是不可能的。要滑就不涩，要涩就不滑。可以看出，这是他主观的推测，是自相矛盾的。这种材料在《内经》里面也有，不过是少数，这种是明显错误的。

第四，也是源于实践，《内经》里记载了一些规律，是有指导意义的，但是由于当时科学水平限制，因而用比喻的方法，或者用阴阳五行之类的道理来解释。这样有的时候就解释得不对了。比如《素问·阴阳应象大论》曰："天不足西北，故西北方阴也，而人右耳目不如左明也。地不满东南，故东南方阳也，而人左手足不如右强也。"对于"人右耳目不如左明"，我们现在还没有体会。我们到眼镜店里去问，也没有得到答案。"人左手足不如右强"，这是存在的。我们可以用现代科学的进化论来解释：这是长期的劳动锻炼，造成大脑出现优势半球，使右手足比左手足强。一般来讲是如此，这是一代又一代，长期进化才能够形成的。《内经》注意到了这个现象，是有这样的情况和规律。但是它解释的时候，没有办法说清楚。之所以用"西北不足"，是因为看到太阳从东边升起，向西边运行，因而认为"天不足西北"。水是从高往低流，往东流的，地势是西北高、东南低的，所以"地不满东南"。用这个现象来解释眼睛和手足的差异，从这里看出，它解释的道理是不对的。但是它提示的内容有一定道理，它是通过长期的观察而得来的。像这种材料，我们特别要注意，因为很容易被表面现象蒙蔽、干扰，而后就将好的东西也丢掉了。当然，这个内容并不是什么了不起的、好的内容，仅仅是告诉我们有这个现象。古人的说理受当时客观条件限制，但是不等于说他们观察到的东西没有科学性。

第五，《内经》不是出自一个人的手笔，它是有一段时间经历的，是在公元200 到 300 年中，由许多医家来写的，所以不可避免有些地方前后有矛盾。这类情况有时讲不清道理，会自相矛盾。如果我们一时不能辨别，则需要暂时搁置。比如《内经》讲到春天的脉怎么样，夏天、秋天、冬天的脉怎么样。这在《素问·平人气象论》与《素问·至真要大论》中的内容是完全不同的。对此，我们也没有什么体会，需要暂时放下。有的地方也可以帮助我们全面理解。这个地方讲了某一部分，那个地方讲了另一部分，那么可以互相补充。这方面，也可以举个例子，是关于妇女怀孕以后脉象的问题。《素问·阴阳别论》里提道："阴搏阳别谓之有子。"《素问·平人气象论》里面是怎么讲的？它说："妇人手少阴脉动甚者，妊子也。"这是从不同角度来讲。比如"阴搏阳别"，是尺部的脉与寸部相对而言的。一般认为，尺部的脉是比较沉的，有别于寸部。但怀孕的人尺部的脉跳动明显，说的就是这个问题。"妇人手少阴脉动甚者，妊子也。"实际上，手少阴脉指尺动脉（手少阴循行经过尺动脉）。一般人尺动脉是不太明显的，怀孕的人尺动脉比一般人跳得明显一点，即"手少阴脉动甚者"。这也可以帮助我们诊断。还有《素问·腹中论》云"身有病而无邪脉也"，结合月经不来，又有呕吐，好像症状很明显，但是她的脉跳动得很好，又滑又有力。这几个条件加起来，可以帮助我们全面地理解妊娠脉。

上述五种，是《内经》里的一些情况，我们需要了解一下。

二、透过文字文理读《内经》

下面，我们从文字文理角度来看一看《内经》。

第一，《内经》这本书距现在有很长一段时间了，年代久远，中间经过了许多战乱，医书的流失是不可避免的。同时，古代以前的那些书，是竹简。从一些古墓挖出来的材料可看到，有的竹简是一厘米宽、七十几厘米长，一条一条的。可以想象，是不是容易断？很容易断。同时竹制品很容易被虫蛀。每条竹简都要用线串起来，这叫编。这样，线容易断。在一串竹简散开的时候，难免有脱线的情况。所以里面有些章节是倒置的，文字前后颠倒是很常见的。错简、漏简、脱简，这类情况也不少。此外，经过这么长的年代流传下来，其间经历多次文字改革。比如以前用过篆文，有大篆、小篆，有时在这些文字改革过程中，这个字变成另一个字，所以很容易搞错。比如《素问·举痛论》里讲的"寒气稽留，炅气从上"，很难理解。但"稽"字变"上"，"上"字变"稽"，两者互换，就容易理解了。这种情况我们也要知道。原文意为，寒气来了以后，卫气马上到那个地方去与它搏斗。所以"炅气从上"当为"炅气从稽"。若不知道缘由，只是看历代医书上的注解（有的仅根据原文来解释）会造成误读。由于《内经》年代久远，里面有断简、错简。有时候一篇中突然插入一段上下不相连的内容，那就是错简；有时候讲到某处，断了，那是漏简。要了解原文的这类情况。

第二，历代注解者把《内经》作为经典著作，经典著作是不可以动的，特别是在封建社会，经典著作一个字也不能动。有些不能解释的，这些注解者也要解释，已误加传误，以经解经，就是知道错了以后他们也不敢改，所以互相抄袭。这种情况我们也要了解，不要认为他们的注解都是对的。对注解怎么个看法？有的时候后面的人抄前面的，看来看去看了几本书，都差不多，还是不解决问题。有的时候以误解误，以曲解曲，这种情况也不少。所以对待注解，我们要独立思考，不要完全相信它。当然有的地方还是要做参考的。

第三，就是《内经》的文理。《内经》的有些文理是特殊的，是古代文理的情况。比如一种是韵文，它是押韵的。有的时候根据韵文就可以知道它的意思，知道文章的特性。比如《素问·宝命全形论》有："帝曰：何如而虚？何如而实？岐伯曰：刺虚者须其实，刺实者须其虚。经气已至，慎守勿失，深浅在志，远近若一，如临深渊，手如握虎，神无营于众物。"其中"实"与"失"同韵，这是一种情况。有的时候，我们可以借助韵文理解。第二种情况是一种互文，为了文章好看，把一个完整的意思拆成两个病句。所以我们理解的时候还是要把它合起来理解，才是完整的。也举个例子。《灵枢·营卫生会》曰："黄帝问岐伯：人焉受气？阴阳焉会？何气为营？何气为卫？"这里探讨的问题是"营安从生，卫于焉会"。营是怎样生的？卫是怎样会的？实际上，黄帝问的问题是"营卫是怎样生会的"。我们要将原意合起来看，我们要连起来一起理解。《素问·生气通天论》曰："因于湿，首如裹，湿热不攘，大筋软短，小筋弛长，软短为拘，弛长为痿。"对于"大筋软短，小筋弛长"，王冰如此解释：大筋受热而缩，则缩而短；小筋受湿而长。这就是没有理解《内经》中的互文。实际上应该怎么理解？当为：大筋小筋软短弛长。意思是，筋可以出现软短，也可以出现弛长。一种是拘挛，一种是痿证。如果按互文规律来讲，就可以理解这两种情况。如果仅按照文字解释，不知道文理的话，那大筋只会软短，小筋只会弛长，实际上这样的理解是不对的。

再看一看《素问·六微旨大论》中："故非出入，则无以生长壮老已；非升降，则无以生长化收藏。是以升降出入，无器不有。"这两句话也是互文。如果分开来讲，生长壮老已是动物的生长发展规律；生长化收藏是植物的生长发展规律。如果分开来讲，那么出入只是动物有的，升降只是植物有的。那就与后面一句话"升降出入，无器不有"相矛盾，意义也就不全了。我们应该怎么来理解？当理解为：如果不出入升降，则无以生长壮老已，无以生长化收藏。这样，动物、植物都在里边了。所有的生物都是要升降出入，所以说"升降出入，无器不有"，是这样的意思。《内经》中有很多这类互文。

再看《素问·举痛论》中的两句。"寒气入经而稽迟，泣而不行，客于脉外则血少，客于脉中则气不通，故卒然而痛。""客于脉外则血少，客于脉中则气不通。"这两句话也是互文，如果分开的话，那么意义就零碎了。客于脉外只有血少；客于脉中只有气不通。实际上应该理解为：客于脉外是血少，气也少；客于脉中则气不通，血也不通。这样理解，意义就全了。这里只是举些例子，说明《内经》的文章有这样的特点。注意到互文，理解就更深一些。

此外，还有复句。有的时候，《内经》为了句子优美，写了一句，再补充一句，使其更加好看。比如《素问·生气通天论》中："天地之间，六合之内。"天地之间，就是六合之内。"六合"是指上下东南西北，就是天地之间。所以这两句话是复句，也可以说是重句。这类内容，《内经》中也是有的。

第四，介绍一些错误的断句。有的时候句子断得不正确，意义就不对了。因为古代的文章，没有标点符号。举个例子，《素问·评热病论》有："帝曰：劳风为病何如？岐伯曰：劳风法在肺下，其为病也，使人强上冥视，唾出若涕，恶风而振寒，此为劳风之病。帝曰：治之奈何？岐伯曰：以救俯仰。巨阳引精者三日，中年者五日，不精者七日。咳出青黄涕，其状如脓，大如弹丸，从口中若鼻中出，不出则伤肺，伤肺则死也。"对于这一段文字，一般有两种解释。根据书上的断句是这样的："以救俯仰。巨阳引精者三日，中年者五日，不精者七日。"这个讲的是什么问题？讲的是劳风，看起来肺里有痰要出来，可能是肺炎或者肺痈疡这一类的病。

"以救俯仰"也有两种解释：一种是头颈强（前面有"强""上"这两个字）这类的疾病；另一种认为"俯仰"指呼吸不顺畅，所以前后仰和喘。下面的"巨阳引精者三日"，有人这样断句："巨阳引精者，三日。"这样断句的注解意思是：巨阳指太阳，太阳与少阴相为表里，少阴是肾，肾藏精，是精之府，精是属阴的，不能够自引，一定要太阳来引，才能够呼吸，少壮之人能够激活，三日就好。这样的解释，费力兜了很大的圈子。我们如果用另一种方法断句，断为："以救俯仰，巨阳引。精者三日，中年者五日，不精者七日。"怎么理解？首先是治俯仰。因前面黄帝问"治之奈何"。"俯仰"，一种解释是头项强；另一种解释是呼吸困难，这两种解释我们不置可否。"巨阳引"是什么？就是太阳经里的"引"，引指什么？指针刺。《素问·阴阳应象大论》中有"从阴引阳，从阳引阴"，也属于针刺。所以"引"属于针刺。如斜项甚，可刺背的三节五椎之旁（第三脊椎和第五椎的旁边），拿手去按，觉得很舒服，然后刺它。背的三节五椎之旁是什么？是太阳经的穴位，就是背部的俞穴，像肾俞、膏肓这一类穴位，可以治疗肺病，也可以治疗头项强。因此，"巨阳引"就是用针刺的方法治疗这些疾病。"精者三日"与"不精者"是相对而言的。"精者"泛指青少年，病三天就可以好；中年要五天；"不精者"是年龄比较大，身体比较差的患者，要七日才能好。那么，怎么才算好？一定要咳出青黄涕。这样就比较清楚了。所以如果断句不当，往往花了很大的力气，还没有把《内经》的原意解释清楚。这又是一种情况，断句也很重要。

第五，就是一字多义，一个字有多种意思。古代文字词汇比较少，往往同一字用在这个地方是这种意义，用在那个地方是另外一个意义。对此，我举些例子。《素问·金匮真言论》曰："夫精者，身之本也。"大家知道肾藏精。精指的是什么？精指一些宝贵的物质，或者指生殖方面的一些物质。这是指先天之精，或者水谷之精。《内经》里指的是一类物质，精是一个名词，但用在其他地方，还有另外一种意思。比如《素问·生气通天论》"阳气者，精则养神，柔则养筋"，这也是个互文，"精"和"柔"这两个字是相对的，他们都是形容词，而不是一个名词。在《素问·生气通天论》里，"精"就是清静的意思。在《素问·生气通天论》里有："是故谨和五味，骨正筋柔，气血以流，腠理以密，如是则骨气以精。谨道如法，长有天命。""骨气以精"，此处的"精"字也是一个形容词，意思是"正"，是指骨正筋柔。"骨气以精"，是骨气正常的意思。还有前面讲的"精者三日，中年者五日，不精者七日"，这个"精者"指青少年，"不精者"指老年，精的意义又不相同了。《素问·脉要精微论》有言："夫精明五色者，气之华也。"这个"精"字指眼睛。"夫精明五色者，气之华也。赤欲如白裹朱，不欲如赭；白欲如鹅羽，不欲如盐；青欲如苍璧之泽，不欲如蓝；黄欲如罗裹雄黄，不欲如黄土；黑欲如重漆色，不欲如地苍。五色精微象见矣，其寿不久也。"原文中"五色精微象见矣"的"精"，当解释为精细。

一个字的含义不同，所以我们在看的时候要根据上下文来理解。不能认为某个字一定是哪个意义。一个字，有的是动词、有的是形容词、有的是名词。

第六，名词概念不同。这一点很重要，如果不了解这一点，有时会导致误读。以阴阳为例，阴阳在《内经》里面有很多不同的概念，一般有如下几种情况。一种是抽象的哲学概念。它并不指某些具体的东西，而是一个方向的概念。比如"阴阳者，天地之道也"，这就是抽象的概念。第二种情况，就是具体的、相对的一种事物。它是指具体的东西，是相对的。有的时候指经络，有的时候指的是脏腑，或者内外，或者上下，或者升降，或者出入，或者阳性反应，或者阴性反应。所以，阴阳有的时候是一个作用，有的时候是一个性质，有的时候是一个方向，有的时候是个时间，也有的时候是一个位置。要看具体用在哪里，它的概念是不同的。这是第二种情况。第三种情况，是直接指阴精和阳气。知道这样一些概念以后，学习《内经》时就不会混淆。

三、释读《内经》疑难原文的对策

怎样来对待《内经》中难以解释的东西？我们学《内经》常常碰到这样的情况，每个人学《内经》都会碰到这些。有些人喜欢以古解古、以经解经，一定要把它解释通。上述的这些情况，有些本来就是错误的，如果硬要解释通，肯定要花费很多时间，结果一无所获。所以我认为首先要领会它的精神实质。比如这一段，我不太理解，那么不要生硬地把每一句都搞清楚，而是要理解这一段到底要讲什么问题，它的主要论点是什么，有没有指导意义。这样就可以了。如果这一点也不能做到的话，那么暂时放下，不要勉强解释，不解比曲解要好。

四、《内经》精华与糟粕的应对

我们要怎样对待精华与糟粕，这是研究《内经》比较突出的一个问题。我记得我们的程院长（编者按：上海中医学院首届院长程门雪先生）曾经讲过要怎样来对待精华与糟粕？他具体的话我已经记不清了，我转述一下大概。他认为：当从取其精华方面着手，扬精华弃糟粕；而不要从弃糟粕方面来留精华。用他简单的一句话来概括，就是"沙里淘金"。他说：我们要像地质工作者那样去探宝，用这样的眼光去看《内经》，不要像纺织女工织布那样挑刺。我是这么理解的：要以地质工作者去探宝的心情去读《内经》，不要像纺织女工用挑刺的眼光去找刺。如果你用挑刺的眼光去看，那么《内经》里面往往这也不是、那也不是，好像没有什么好学的。因为它毕竟是两千年以前的东西，我们不能用现代的眼光、现代的水平，去衡量和要求古人，不能这样。如果用这样的眼光去挑剔，来看哪些是糟粕，哪些是不对的，那么我们将会一无所获。我体会程院长的第一点意思就是：我们以取精华为主，有多少我们取多少，糟粕则暂时放下，对于明显错误的，我们要批判。

第二，根据程院长的意思，我领会到这样的意思：对于有些还搞不清楚的问题，不要轻易否定。举个例子来看，对于五运六气这个问题，历代有不同的看法。有的人非常重视，认为"不识五运六气，读遍方书何济"。也有的，像马莳，认为五运六气是医中之至宝，最好的宝贝。他们都持肯定态度，而且很重视。但缪希雍在《神农本草经疏》里则提出，五运六气是后人所撰的，无益于治疗，有误于后学。对治疗没什么用处，是误人子弟的。缪希雍在《神农本草经疏·论五运六气之谬》曰："原夫五运六气之说，其起于汉魏之后乎，何者？张仲景，汉末人也，其书不载也。华元化，三国人也，其书亦不载也。前之则越人无其文，后之则叔和鲜其说。予是以知其为后世所撰，无益于治疗，而有误乎来学，学者宜深辨之。"缪希雍是这样看待的。这是两个极端。那么就现在来讲，大家的看法也不一致。到底五运六气是一个糟粕，还是一个精华？大家意见不一。一般来讲，否定的多。那么我们要区别，它到底是精华、还是糟粕？或者里边有一些精华，也有一些糟粕？这要根据客观实际。此外，它到底研究些什么东西？这个也是要注意的。

五运六气研究什么？它主要研究了自然界气候周期性的变化规律。它认为，自然界存在一种规律性的现象，周期性的变化。自然气候影响到生物，许多生物在这样的变化环境中，也有周期。所以流行病也有周期性的变化。发现自然界有这样的规律，要研究它，是为了掌握这些规律以后来推算、预防疾病的发生。总的精神是这样的。那么它怎么来推算和解释呢？它是用当时的天干——甲、乙、丙、丁、戊、己、庚、辛、壬、癸，地支——子、丑、寅、卯、辰、巳、午、未、申、酉、戌、亥，用天干地支来推算。实际上这些东西并不神秘，它是一种计算的符号。与现代的1、2、3、4或A、B、C、D是一样的，古代历法就是这样，它拿这些东西来推算。它推算出的规律是不是完全符合客观规律？这个我们现在还不知道。但是我们要看一看它讲的东西客观上到底有没有？问题在这个地方。根据现代的研究，有些规律性的现象是有周期性的。五运六气讲的是10年、12年（天干为十、地支为十二）有一个周期（小的五运六气为5～6年有一个周期），是气候变化的一个周期与人的流行病的一个周期。那么现代科学，它发现了什么？发现了太阳黑子的活动，这些我不懂。我看到其中讲到，太阳黑子的活动是有周期性的，这个周期性影响到地球上气象周期性的变化，非常明显，也影响到人的疾病。这个周期性就是太阳黑子的活动，大概是十一年左右一个周期，中间五六年也有一个小周期。这与五运六气部分内容相符。所以《内经》里面花了很大的篇幅来描写运气学说，到底有没有道理？以后还要研究。但是在目前的情况下，我认为里面还是有些道理的。所以不要轻易地否定，尽管它表面看起来是天干地支，不太好看，不太易懂。

还有一个问题，也举个例子。《内经》中常常强调一天昼夜的变化对人体的影响，一年四季的变化对人体的影响，二十四个节气对人体的影响。中医非常重视这些。《素问·生气通天论》有："故阳气者，一日而主外，平旦人气生，日中而阳气隆，日西而阳气已虚，气门乃闭。是故暮而收拒，无扰筋骨，无见雾露，反此三时，形乃困薄。"可见一天四种情况（早上、中午、下午、晚上）的变化过程中，人的气与外界是相适应的。

在讲到经络时，所谓经络的子午流注，是指十二经络和各个脏腑在十二时辰里各有专属的流注时间。过去认为这些问题是没有道理的。但是我最近看了一本书，讲到生物钟的问题，好像与子午流注有很大的联系。生物内有"钟"，具有与白天、黑夜周期交替相适应的时钟结构。生物界里有，植物里有，动物界里也有。研究者将有些早晨开、晚上闭的花放到黑暗的房间里，不让它看到太阳，不让它知道什么时候太阳出来，但是，这花照常开、照常关，不但花如此，叶子也是如此。这反映出生物里面确实有周期规律。人也有这种情况。现代研究发现，人的体温、脉搏、呼吸、血压都有昼夜的变化规律，还有尿中的成分、胆汁的分泌、血液的成分、凝血的时间、直肠的温度、骨髓的新陈代谢、儿童的心电图、眼内压和瞳孔的光反射，都有昼夜的周期性变化。这个问题说明，像这样的一些内容，其中有科学的内涵，我们是不能就这样把它否定掉的。这种情况提示我们，对待古代的东西不能够草率行事。有些东西，我们的祖先是花了很长的时间，仔细地观察实际生活而得出的一些规律性的现象。我们不能用西医学的水平来衡量。

另一方面，西医学并不是到了顶峰，它有许多问题还不能解释。不要认为西医学中讲得通的中医内容就是精华，西医学中讲不通的就是糟粕，这是不妥的。如果这样做，充其量只能说明现代的一些东西，我们2000年前就已经有了，我们的祖先了不起，到此为止。这对于现代科学没有什么帮助。所以我认为，越是西医学还不能解释的问题，古籍中越可能有好东西。只要它是客观存在，只要它是行之有效，只要它不是明显有错误的，我们就要研究它，也可能，越是不能理解的东西，越是精华所在，越是宝藏所在。

第三，谈一谈怎么学习。读书，不要盲目服从。这与上面的"不要轻易否定"是一个事物的两个方面。尽信书，不如无书。如果过于相信古代的书，认为古书完全是对的，一点都不会错，那么它只会束缚我们的想象力，束缚我们的创造力。我们一定要钻得进去，还要跳得出来。所谓"钻进去"，一定要多读书；所谓"跳出来"，一定要多思考。这是辩证统一的。关键在什么地方？不要轻易地否定，不要盲目地服从。对于糟粕，我们要否定；对于真理，我们要服从。这是第三点。

第四，是实践出眼力。我们拿什么标准来衡量？拿实践。我们中有些人从事中医已久，有的来自临床。我们有实践经验，实践锻炼了我们的眼力，锻炼了我们分析事物，从中抓住本质的能力。我们要用自身这些有利的条件来辨别。当然，有些东西我们还没有经过实践，在今后的工作中我们可以在实践中去考验。我们要用实践来衡量，独立思考。只要有基础，实践出眼力。

第五，就是古为今用。我们学《内经》也是这样，并不是为了学《内经》而学《内经》，而是要古为今用。我们是为了今后的研究，从这里为我们打基础，为我们提线索，给我们启发。世界是在发展的，我们的认识也没有止境。所以我们要创建新医学派，首先要把我们的基础打好，然后在这样的基础上，运用我们现在的有利条件来建设创造我们的新医学。

对于怎样学《内经》，就讲这些，供大家参考。

第二讲　上古天真论

　　本讲以《素问·上古天真论》肾的作用为重点，从肾气与人的生长壮老的关系出发，阐发肾气与肾精、天癸和冲任、阳明脉衰、肾藏精等重大理论问题的临床价值和养生意义。

前面谈了怎样学习《内经》的一些方法，下面谈具体内容。这一单元先学习脏腑，首先谈一谈肾。

　　女子七岁，肾气盛，齿更发长。二七而天癸至，任脉通，太冲脉盛，月事以时下，故有子。三七，肾气平均，故真牙生而长极。四七，筋骨坚，发长极，身体盛壮。五七，阳明脉衰，面始焦，发始堕。六七，三阳脉衰于上，面皆焦，发始白。七七，任脉虚，太冲脉衰少，天癸竭，地道不通，故形坏而无子也。丈夫八岁，肾气实，发长齿更。二八，肾气盛，天癸至，精气溢泻，阴阳和，故能有子。三八，肾气平均，筋骨劲强，故真牙生而长极。四八，筋骨隆盛，肌肉满壮。五八，肾气衰，发堕齿槁。六八，阳气衰竭于上，面焦，发鬓颁白。七八，肝气衰，筋不能动，天癸竭，精少，肾脏衰，形体皆极。八八，则齿发去。肾者主水，受五脏六腑之精而藏之，故五脏盛，乃能泻。今五脏皆衰，筋骨解堕，天癸尽矣。故发鬓白，身体重，行步不正，而无子耳。

　　人的生长发育既是自然规律，又是肾精的影响，两者都是肯定的。这一章讲的是什么？主要讲了人出生以后的生长发育过程，讲了生长发育过程主要表现在哪些方面，在每一个阶段有些什么标志。生长发育是哪些东西在起主要作用。在什么样的情况之下，男女有生殖生育的能力。就是说，这一段讲了人的生长发育的过程，讲了生长发育的主要的标志，在每一个阶段里主要的标志是哪些。讲了生长发育过程中，由少到壮，由壮到衰，是什么东西在起主要的作用。还有，讲了什么情况下，男女有生殖生育的能力。它主要讲的是这些内容。

这里要提出几个问题与大家讲一讲：一个是肾气的问题；一个是天癸和冲任的问题；一个是阳明的问题；还有，稍微讲一讲肝气；最后，讲一讲肾藏精的指导意义。

一、肾气肾精

首先讲一讲肾气肾精的问题。在人的生长发育过程中，《内经》认为最主要的物质基础是什么？是肾气，这是人的一个原始物质。肾气，也就是肾脏的精气。它是人生长发育的原始物质，来源于先天，这是很清楚的。肾为先天之本，培育于后天，要靠后天的水谷之气、水谷之精来培育。在人的生命过程中，肾精、肾气，是由少到盛、由盛到衰的。这样的一个过程，体现了人的生、长、壮、老的过程。在这里，《内经》提出了一些标志性的东西，比如说牙齿、头发、骨头（影响人长得高或不高）、体力（表现在动作）、面容的衰败与否，还有就是生殖生育的能力。所有这些变化都是肾脏精气的具体反应，是由少到盛、由盛到衰的具体反映。

肾脏的精气取决于什么？首先，它是先天来的，先天足不足，关系到肾脏的精气足不足。这是第一方面。第二方面是，后天的营养怎么样，这也关系到肾脏的精气。《素问·上古天真论》提到了肾藏精，"肾者主水，受五脏六腑之精而藏之，故五脏盛，乃能泻"。所以，肾脏精气的盛衰反映了全身的五脏六腑精气的盛衰。从这里我们就可以看到，肾在人体中的重要性。

二、天癸和冲任的关系

天癸是什么？一般人讲天癸是月经，这个说法是不对的。这里所讲的天癸，男女都有，当然不是月经。天癸是与肾气有关的一种阴精。它的"至"体现人的性机能的成熟，这是一种物质。正如张景岳所讲的：天癸是人身的一种元阴、元气，是一种物质。出生的时候是很微很少的，以后逐步充实，等到积累多了，女子就有月事（月经），男子就有精气溢泻了。所以张景岳认为天癸是在前的，精血是在后的，所以天癸不是月经，先有天癸至，然后有月经。张景岳的分析说明人生长发育到一定的阶段，身体已经盛了，然后肾以及与肾有关的天癸也就成熟了。天癸是能促进精气溢泻和月经产生的一种物质。所以它与肾气的盛衰有着不可分割的关系。女子有了月经，男子有了溢精，男女的交合就产生下一代的先天之精。所以说，先天之本是由上一代来的先天之精，男女之精合成下一代的先天之精。在《内经》的其他方面也讲到"生之来谓之精"，"精者身之本"，就说明了这问题。它包括男女双方，这就是天癸。

女子二七，即十四岁。女子到了十四岁的时候天癸至，任脉通，太冲脉盛。所以女子到二七时，有月事以时下，为任脉通，太冲脉盛。等到七七四十九岁的时候，任脉虚，太冲脉衰少，天癸竭，地道不通，月经不来了，所以形坏而无子。从这里可以看出，冲任与妇女的月经、生育是密切相关的。这是为什么？因为冲任起于胞中。冲任都是奇经八脉，都起于胞中，与督脉是"一源而三歧"，即一个源头分三条。所以，冲、任与胞是直接联系的，与妇女月经及生育密切相关。后世也有这么个说法：任主胞胎（后世的话），冲为血海（《内经》的话）。在后世的说法是，任脉和督脉都是与胞胎有关系的，而冲脉主要与血海有关。为什么叫太冲脉？王冰注解为："太冲者，肾脉，与冲脉合而盛大，故曰太冲。"合，从而使脉更盛大了。冲任与女子月经有关，这说明冲任与性功能的成熟是密切相关的。

那么与男子有没有关系？在《内经》其他篇幅中也讲到，冲脉、任脉绕道口唇，所以男子有胡子。男子有胡子，所以没有月经。女子因为有月经，经常出血，所以冲任不容易使口唇红，也没胡子。《内经》中又提出了两种情况，一种叫"天宦"，另一种叫"宦者"。天宦指天生的生殖功能有缺陷的，我们现代一般指两性人。《灵枢·五音五味》中讲："黄帝曰：其有天宦者，未尝被伤，不脱于血，然其须不生，其故何也？岐伯曰：此天之所不足也。其任冲不盛，宗筋不成，有气无血，唇口不荣，故须不生。"所以，他不会生育，也没有胡子。后面又讲了宦者，就是封建社会里的太监，他是用人工的方法去掉生殖器的。《灵枢·五音五味》中说："黄帝曰：士人有伤于阴，阴气绝而不起，阴不用，然其须不去，其故何也？

宦者独去何也？愿闻其故。岐伯曰：宦者去其宗筋，伤其冲脉，血泻不复，皮肤内结，唇口不荣，故须不生。"《内经》认为，宦者"去其宗筋，伤其冲脉"，冲任受伤了，所以也没有胡子，也不能生育。

从这方面看，任脉和冲脉是与男女的性功能密切相关的。这是《内经》对这方面的认识。在关于女子生育的方面，冲脉还有其他作用。冲脉为血海。女子月经需要血，怀孕以后养胎也要血，所以月经能够以时下主要是因为冲脉盛。血要是不盛的话，不可能有月经。血亏了以后，也会没有月经。所以冲脉一定要盛，然后才有月经。

三、阳明脉衰和肝气衰

讲到女子阳明脉衰，大家会提出问题，这里的"阳明脉衰，面始焦"主要指什么？因为妇女特别注重面容的憔悴，或者面容的变化，所以特别提出面容与阳明脉的关系。阳明脉是行于头面的，面部是阳明脉分布的地方。阳明又是全身的水谷之海，精血源于水谷，所以阳明脉衰以后，女子可以见到面容憔悴。另外还有一些材料，在《素问·痿论》里面讲到，阳明是五脏六腑之海，五脏六腑的精气可以润宗筋。宗筋包含人所有的筋，包括生殖器在内。在《素问·痿论》中讲道："阳明者，五脏六腑之海，主润宗筋，宗筋主束骨而利机关也。冲脉者，经脉之海也，主渗灌溪谷，与阳明合于宗筋。"这说明阳明也关系到精血的来源。精血的来源又与妇人的月经，人的生长、衰弱密切相关。

此外，这里也讲到了肝气，肝气主要还是从筋方面来讲的。"肝气衰，筋不能动"主要是针对男子提出来的。"七八，肝气衰，筋不能动，天癸竭，精少，肾脏衰，形体皆极。"这可能是考虑到当时的男子参加重体力劳动，"筋不能动"，是劳动力减退的体现。因为肝主筋，气力小了，所以针对男子提出了肝气衰。

四、肾藏精的指导意义

前面主要学习了《内经》原文的精神，现在我们看一看这一章到底有什么指导意义。我们下面提出几点。

第一点，男女的生长发育是有一个过程的，精气是主要的，但它有一个自然规律，不能违背这个规律。所以到了七七以后，到了八八以后，人的生殖能力自然就消退了，但是也存在普遍性中间的特殊性，少数的、极个别的，如果他的精气特别充盈，那么可以超过七七、八八，这是其一。

第二点，讲到了男女有别。女子以七为一个阶段，男子以八为一个阶段，这说明女子成熟得比较早，衰退也比较早。这个情况，我们现在看也是客观存在的。这是通过许多人长期的观察，然后得出的结论。那么这样的结论对于我们有什么用？我认为，现在我们也在用。比如说结婚的年龄为什么女子要早一些，男子晚一些。退休的年龄也是女子要早一些，男子要晚一些。这都说明，这是自然的规律，女子衰败得比较早一些。此外，女子以血为主，我们总是讲到脉，冲、任、阳明脉，都着重于血；男子以气为主，肾气衰、阳气衰竭、肝气衰，都提到气。虽然这里没有明确地提出这一点，我们也可以看出它的含义。实际上，我们临床上治疗疾病时，女子以血为主，男子以气为主，是有这些情况的，是有这些体会的。这是第二点。

第三点，先天的问题都是以肾为主的。比如，如果我们现在临床上碰到先天不足、发育不良、先天智力发育不全、智力障碍，或者是未老先衰，像这样的一些情况，都是以补肾为主。所以先天不足的病，我们都着重于补肾。还有，原文里讲到牙齿、头发、骨头、动作，这些方面如果表现出不足的话，也常常从肾入手来治疗。骨头、牙齿、头发这些方面，如果出现一些病变的话，也要补肾。这是第三点。

第四点，突出肾的重要性。这是这一段最主要的内容。既然肾的精气关系到全身，五脏六腑之精藏于肾，那么全身精气的盛衰就体现了肾的盛衰。这个问题在临床上也有体现。任何疾病，特别是慢性病，当阴阳气血消耗到一定阶段、一定程度的时候，总会影响到肾，或者肾阴、肾阳。所以我们有一句话叫久病入肾。这不仅仅因为肾是先天之本，更主要的是因为肾是一身的精气之本。这一点的指导意义可以说是非常大。后世各家学说有一个很重要的学派——温补学派，实际上是补肾派。补肾派主要的理论根据是什么？就是看到肾在人体中的重要性，看到肾是全身精气的体现，就是从这个方面来的。六味丸、八味丸为什么这样时髦？从古至今，这两种药都是很时髦的，也体现了肾的重要性。我们的现代研究，从研究内容来看，中医所讲的肾确实范围非常广。有很多慢性病，若从生化方面来研究，都与中医的肾有关。早几年，第一医学院（现复旦大学上海医学院），他们研究了六种慢性病，如高血压、红斑狼疮、功能性子宫出血、妊娠毒血症、支气管哮喘等，他们研究发现，这一类病都能通过治疗肾而提高疗效，从生化的角度来看，其中有共同的物质基础。这说明中医强调肾的重要性，不是空话，是从临床上来的，是从实践而来的，是有物质基础的。

第五点，这一段对于妇科也有指导意义，这主要是冲任、肾的问题。我们知道，任主胞胎，冲为血海。血还关系到什么？血还关系到心主血脉，肝主藏血调血，脾主统血。在妇科的治疗方面，要常常考虑到肾、冲任，还要考虑到心、肝、脾。我建议你们去看一看老中医的医案，看一看妇科方面的，很多医案里都提到冲任，或者是冲任不足，或者冲任亏损，或者冲任失调、冲任不固、冲任失职，或者风寒客于冲任。总之，妇科病，不管是月经不调，或者是崩漏，或者是闭经，或者是痛经，不外乎冲任出了问题。从这里可以看出，这段对于妇科方面的指导意义。药物方面，当归是调冲任的，鹿角、二仙（仙茅、淫羊藿）这些都是调冲任的。

鹿角的作用：壮元阳，补气血，壮筋骨，温宫止漏。

仙茅的作用：温肾阳，壮筋骨，调冲任。

淫羊藿的作用：补肾阳，强筋骨，祛风湿，调经血。

另外，我们看到调冲任也与内脏的调整分不开。调冲任不能离开肾。比如冲任的亏损，冲任的不足，着重是补肝、补肾、补脾。冲任的不固，冲任的失职，同样是补肾、补脾，因为脾统血。冲任的不调，着重调心肾、调肝肾、调相火和肾阴，着重这些方面。还有伏火，我们用黄柏和知母调相火，冲任的相火。

黄柏的作用：清热燥湿，泻火解毒，退热除蒸。

知母的作用：滋阴降火，润燥滑肠。

还有风寒客于冲任，造成痛经，或者月经闭止，我们常常用暖宫药，如艾叶等，从温肾这方面来考虑。

艾叶的作用：理气血，逐寒湿，温经，止血，安胎。

《内经》这一段强调了冲任对于女子月经、生育等方面的重要作用。从历代的医案可以看出，冲任的确指导了实践。它的理论根据是从这里来的。举个例子，某医院研究功能性子宫出血，有好多功能性子宫出血是不排卵的，所以患者不能生育。专家们分析：有些绝经期前后的功能性子宫出血原因是肾衰，经绝期前后，

"七七肾气衰"，冲任因衰而失调，所以出现更年期综合征，导致出血；有一些是肝肾的不调，也有些是属于分娩、流产之后产生的子宫功能性出血，这也是伤了冲任，伤了肾；也有些是结扎输卵管而导致的，这也是伤了冲任，伤了肾；也有的是劳累过度伤肾；也有些是原发性的，原发性的是先天的，先天也关系到肾；也有些是慢性病引起的，这符合久病入肾。总的讲起来，研究人员认为这些都关系到肾。肾的问题，有肾阴虚、肾阳虚，或者肾阴阳两虚。通过补肾来治疗，绝大部分病例是可以好转的，最后可以排卵。经常出血一般属脾不统血，所以可以通过补脾治疗。有的病例补脾5个月至2年还是没有好转，后来加了补肾的药，患者就排卵了，功能性子宫出血也就好了。这说明，补脾没有治到点子上。病虽然是脾不统血，但是根源还是在肾，所以月经主要关系到肾。从这里我们可以看出，《内经》这一段对妇科方面的指导意义是非常好的。这是第五方面。

第六点，《内经》提到，如果男子生殖方面有问题，存在性功能方面的问题，比如说遗精、早泄，或者是阳痿、不育。对于这一类疾病，我们该怎么办？补肾！还是补肾。男子以气为主，补肾气，着重补肾阳。所以这样一类病首先考虑到肾，或者是肾阴虚，或者是肾阳虚，也可能是相火旺。这中间要辨证论治，而重点还是肾。这是第六方面。

第七点，这里也启发我们，在养生方面，当怎样预防早衰。《素问·上古天真论》主要讲怎样养生、怎样保持长寿。中医是很反对纵欲的。对于这方面，西医学不是很考究，认为纵欲（多泄精液）并没有很大的影响。但是中医非常重视这个问题，认为如果纵欲过度，是伤身体的，可以引起早衰。对女子来讲也是如此。如果结婚太早，多育，多生产，多流产，也会伤身体。不但自己如此，纵欲了以后还可能影响下一代的先天之精，影响下一代的体力、智力，下一代的健康。所以，这一理论对于养生方面的指导意义也是非常重大的。我们的古人很重视养生，它可以预防疾病，可以防止早衰，可以增进健康，可以延长寿命，这也是这一段的指导意义。

第三讲　灵兰秘典论

内容提要

　　本讲以《素问·灵兰秘典论》中黄帝与岐伯针对十二官脏腑相使贵贱的讨论为切入点，具体讲解了五脏六腑各自的特点、功能以及相互的关系，以及脏腑功能正常与否对于维持人体正常生理功能、导致病理变化的重要作用。

　　下面讲一讲《素问·灵兰秘典论》。

　　黄帝问曰：愿闻十二脏之相使，贵贱何如？岐伯对曰：悉乎哉问也！请遂言之。心者，君主之官也，神明出焉。肺者，相傅之官，治节出焉。肝者，将军之官，谋虑出焉。胆者，中正之官，决断出焉。膻中者，臣使之官，喜乐出焉。脾胃者，仓廪之官，五味出焉。大肠者，传道之官，变化出焉。小肠者，受盛之官，化物出焉。肾者，作强之官，伎巧出焉。三焦者，决渎之官，水道出焉。膀胱者，州都之官，津液藏焉，气化则能出矣。凡此十二官者，不得相失也。

　　故主明则下安，以此养生则寿，殁世不殆，以为天下则大昌。主不明则十二官危，使道闭塞而不通，形乃大伤，以此养生则殃，以为天下者，其宗大危，戒之戒之！

　　至道在微，变化无穷，孰知其原！窘乎哉，肖者瞿瞿，孰知其要！闵闵之当，孰者为良！恍惚之数，生于毫氂，毫氂之数，起于度量，千之万之，可以益大，推之大之，其形乃制。

　　黄帝曰：善哉！余闻精光之道，大圣之业，而宣明大道，非斋戒择吉日不敢受也。黄帝乃择吉日良兆，而藏灵兰之室，以传保焉。

　　《素问·灵兰秘典论》是讲藏象的最原始的一篇文章，这篇文章不长，很短。它主要介绍了两个内容：一个是脏腑的生理功能，一个是内脏的生理活动是一个统一的整体。在这个地方我提出几点要注意的：第一点，我们中医讲的生理不能用西医学的生理来衡量，来比较，因为毕竟当时的科学水平不可能像现代生理学那样讲得头头是道、清清楚楚、明明白白，它有的地方比较笼统，这要给大家说清楚的。第二点，西医学脏器的内容与中医学内脏的内容含义是不相同的，这个学过中医的人都知道。同样的"心"，概念是不相同的。这一点特别要提出来。虽然大家知道，我还是要强调一下，因为这是完全不同的两个概念。我们中医讲的五脏，里边包含了西医学一些内脏的内容。但是它们的概念不相同，含义也不同，希望同学们不要轻易画等号。如果轻易画了等号，就会限制我们对中医的理解，限制祖国医学今后的发展，充其量只是到西医学为止。比如，中医某个概念等于西医的某个概念，那就不能超出西医的范围了。我们看现在的经络，最近有开针灸的会议，但在几年以前刚开始时，很多人认为经络就是神经，持这种观点的人不在少数，不是一个两个。如果我们当时就把经络当作神经的话，那么现在就不会有那么多设想了。现在的设想是从各个方面来理解经络，有的从酶的方面，有的从信息传递方面，有的从生物电方面，也有的从神经的角度，也有的从脊髓的角度。从各种各样的方面来探讨，设想很多，设想多了以后大家就可以集思广益来解决这个千古之谜。

　　中医其他方面也有很多千古之谜，所以我们不要轻易地画等号。

　　有人认为不可以把五脏比喻成什么官，不可以如此，这不是科学的态度。做比喻有什么不可以？毛主席常常做比喻，钟馗打鬼也可以做比喻，所以这没有什么好奇怪的。问题就是，我们怎样通过这些比喻来看它到底讲的是什么东西，要说清楚什么问题，主要是这个。那么事实上，诸如什么官，我们现在也在用。五官科，就用五官；器官，也是一个官。所以，不要认为中医所论的君、宰相、将军等，讲得很通俗，因而看不上眼；另一点也要提出来，有些用官字来比喻内脏的功能，简易，容易懂，但是另一方面也不能否认它的含义笼统。中医五脏的概念，是一个综合性的功能单位，范围非常广，绝不可能是一个官职所能概括的。因此，我们在理解这些内容的时候，一方面要通过比喻来理解它要讲的是什么；另一方面也必须联系到其他的文章。对于所讲不足之处，要充实它的内容，补充其中没有讲到的地方。这样，我们就可以理解得更深一些。还必须指出，《内经》讲的毕竟是官职，所以有些功能，免不了需要些推理。我不准备每一个脏腑都仔仔细细地讲，主要选几个重要的来讲一讲。

一、心者，君主之官也，神明出焉

心是"君主之官"，"神明出焉"。君主是什么？是最高领导。神明是什么？它的意思比较多，在《内经》里主要有两种意思。一种是复杂变化的主宰。如《素问·阴阳应象大论》中："阴阳者，天地之道也，万物之纲纪，变化之父母，生杀之本始，神明之府也。"另一种意义是精神意识，思维活动。神明主要是这两个方面的内容。《内经》用这两个方面的内容，即神明的作用来体现君主的地位。

我们从这几个方面来说明它。第一点，"心者，五脏六腑之大主也。"这是《灵枢·邪客》篇中提出的："心者，五脏六腑之大主也，精神之所舍也。"精神在心里面。从这方面，我们可以看出，古代人认识到人体复杂微妙的一些生理、病理的变化，是由一个总的主宰在那里统一领导的，下面的五脏六腑、器官组织、全身的各个部分，都是在这样一个统一领导下分工合作，以此维持正常的生理功能，这就是后面所讲的"故主明则下安"，好像一个政体，一个国家一样，主明则下安。如果领导失职，总指挥失灵，那么全身的五脏六腑，下面的这些组织将闭塞而不通，它们相互之间的关系就失调了，失常了，产生了种种病变。这就是"主不明则十二官危"。这是古人对于身体里面最高指挥的认识。古人认为这个最高指挥是心，并把它描述为心的功能。尽管我们现在认为这些是大脑的功能，可古人看到的是心，这说明，心包含了大脑的功能。此外，古人还认识到这样最高领导的重要性，所以它是君主之脏。这是第一个。

第二，神明的另一个意思是精神和思维。我们再看中医原著："两精相搏谓之神，随神往来者谓之魂，并精而出入者谓之魄，所以任物者谓之心，心有所忆谓之意，意之所存谓之志，因志而存变谓之思，因思而远慕谓之虑，因虑而处物谓之智。"所以，认识事物、处理事物这样的思考过程，都是心所主，思维意识归属于心。《素问·脉要精微论》曰："衣被不敛，言语善恶，不避亲疏者，此神明之乱也。""神明之乱"是指精神失常，也说明精神是心的神明的一个方面。关于心藏神，《素问·调经论》曰："神有余则笑不休，神不足则悲。"这就与情志相关。思维活动、精神情志等，这些都属于心。《内经》把心和神明摆在君主之官的位置，体现古人认识到精神、情志、思维与人的整个生理、病理有着密切的关系。人的生理、病理与精神活动密切相关这一问题，在中医方面是比较突出的。中医对精神活动是非常重视的，认为精神活动关系到人的全身功能。

《灵枢·本脏》言："志意者，所以御精神，收魂魄，适寒温，和喜怒者也。"意、志都是属于心的。"御精神"指驾驭精神、调节精神。魂魄也是属于精神、感觉、神经活动之类的。"适寒热"是指对外面寒热的调节适应。"和喜怒者也"是指对于情志的调节。这都是在讲这方面的调节功能。后文提道"志意和则精神专直，魂魄不散，悔怒不起，五脏不受邪矣"，强调了志、意对全身的主导作用，它与全身的调节都是有关系的。这就是心的神明作用。神明的作用表现在这个方面。心在这样一个重要的地位，处于君主的地位，所以古代人认为心不能伤，伤了以后就要死。

《灵枢·厥病》中讲："真心痛，手足青至节，心痛甚，旦发夕死，夕发旦死。"真心痛一旦发作，很快就会死，不会超过 24 小时。"旦发夕死，夕发旦死"，形容死得很快，不一定就是这个时间。还有，如果针刺，刺中心脏的话，一个循环下来就要死。所以，心在身体中处于主要的地位，心不能受邪。但是在临床上我们是能碰到心受邪，但是没有死的。心是受损的，怎么解释？《内经》从另外一个角度来解释。《灵枢·邪客》云："心者，五脏六腑之大主也，精神之所舍也，其脏坚固，邪弗能容也，容之则伤心，心伤则神去，神去则死矣。故诸邪之入于心者，皆在于心之包络。"心很坚固，很厚。"邪弗能容也"，指邪不能容纳，不能留的。"容之则伤心，心伤则神去，神去则死矣"，是说如果邪留在心脏，要伤心，心伤就要死了。所以没有死，是因为邪主要不是在心，而是在心的包络。后世有这样的话，就是从这段得来的。心包络，代心受过。温病学说中可看到热入心包。实际上，热入心包的时候人就出现神昏谵语、热度很高、昏迷等症状，我们叫它热入心包。这是神明乱了，心伤了，而心伤要死的，心包络代心受过，所以邪是在心包络的。叶天士的"温邪上受，首先犯肺，逆传心包"，就是从此处而来的。当然，心包是心的外围，邪如果已经到了心包的话，那么很快就会到心脏，也说明了病的严重性。

第三要讲的是"心主血脉"。这与神明、君主，也是分不开的。"心主血脉"，说的就是现代解剖学中的心，全身五脏六腑的精气、血液都是靠心的供应，所以心跳一旦停止就意味着人的死亡。从这个角度来看，也说明了心是君主的地位，心在人体里的重要性。血脉与神明相连，血脉如果不到，那么神明也不可能正常。《素问·八正神明论》说："血气者，人之神，不可不谨养。"血气是神的物质基础，血液运行正常，才能起到心的神明作用，才能够维持正常的生理活动。所以，心主血脉，与心是君主之官，也应该联系起来。以上几点说明了"心者，君主之官也，神明出焉"，我们从上面几个方面来理解。

二、肺者，相傅之官，治节出焉

下面看一看"肺者，相傅之官，治节出焉"。相傅是君主下面的最高的一位领导，一人之下，万人之上。治节就是帮助心来治理一切，治理一身的活动的。肺对心的帮助，主要体现在哪里？主要体现在肺主气，主要体现在气与血的关系（心主血脉），还有五脏都有的精神活动。五脏里面都藏着神：心藏神，肺藏魄，肝藏魂，脾藏意，肾藏志。这些是五神脏。五神脏结合起来，共同帮助心的神明活动。神脏的意思下面再讲，这里先讲肺主气。

肺主气主要表现在两个方面，一个就是呼吸，另一个是主宰一身之气。《灵枢·五味》曰："其大气之抟而不行者，积于胸中，命曰气海，出于肺，循喉咽，故呼则出，吸则入。"胸部这个地方叫气海，因为肺里面包含了气。人通过呼吸来维持生命，肺主呼吸，天气通于肺。心跳停止要死，呼吸停止也意味着死亡。从这一点来讲，肺也占着重要的地位。呼吸之气与血脉不可分割，人身体里面有真气，这是最主要的。

这个真气从哪里来？一方面是谷气，从水谷之气而来的，另一方面来源于天气。所以真气受于天，与谷气合并而充养到全身。这就是真气。真气是人全身生命的物质基础。血中不能无气，人不呼吸也死，所以人要有吸有呼。有吸有呼才是一个有神的、有生命的人。所以，要肺朝百脉，心主血脉。朝是什么？好像上朝一样，宰相听取汇报、布置任务，这样的职能。百脉都要通过肺，然后肺输精布于皮毛，然后毛脉合精，通过肺主气与脉的结合，变成真气充养到全身的每一个角落。

这也是相傅之官治节的体现，所以呼吸非常重要。

另外，古代练气功是很重要的一个方面。我们古代就有气功，气功主要是调节和守意。守意着重在心，调节着重在呼吸，呼吸要调匀。明·章潢在《图书编》中指出："肺在诸脏之上，而诸脏之气，咸由之以吐纳也。"肺位于诸脏的上面，而诸脏的气，全身的气，由之吐纳。全身的器官、脏腑都要吐纳。吐纳，在肺进行，为气得所养。怎么样来得到所养？以鼻息来调匀。全身呼吸怎么样吐纳得养？主要是以呼吸调理，所以叫调呼吸。现在研究练功的过程发现，练功时人身体里面的整个代谢就在发生变化，血液里面血氧含量增高，二氧化碳含量降低，可以使血压上升，也可以使它下降。有个教授讲过，意守丹田可以使血压下降，还做了一个报告的。此外，对肠胃的蠕动，都可以产生影响。这说明，对于调呼吸，虽然我们现在不太研究这个学问，但不是说我们古代没有。通过呼吸来调整内脏，这也说明了肺（相傅之官）对于心的辅助作用。

气功这个问题有待以后再好好研究，此处不深入下去了。这是关于呼吸对于人体的影响，调息对于人体的影响。

下面讲肺主一身之气。这一身之气不仅仅是呼吸，也包括了营气、卫气，特别是卫气的输布。经是血脉，肺是十二经脉之首，起于中焦。十二经脉从中焦开始，营卫之气通过肺，敷布到全身。肺经起于中焦，向下联络大肠，回绕过来沿着胃的上口，通过横膈，属于肺脏，从"肺系"（肺与喉咙相联系的部位）横行出来（中府），向下沿上臂内侧，行于手少阴经和手厥阴经的前面，下行到肘窝中，沿着前臂内侧前缘，进入寸口，经过鱼际，沿着鱼际的边缘，出拇指内侧端（少商）。其手腕后方的支脉，从列缺穴分出，一直走向食指内侧端（商阳）与手阳明大肠经相接。肺将营卫之气输布到全身每一个角落，使全身的组织发挥生理功能。从这个角度来看，也是肺帮助心完成治节的作用，显示出相傅的地位。

三、肝者，将军之官，谋虑出焉

上节课讲了肺，接下来简介一下肝。"肝者，将军之官，谋虑出焉。"为什么叫它将军之官？可能是从这方面考虑的，我们认为：肝是一个刚脏，肺是娇脏；肝病容易怒，怒而发脾气，大怒容易伤肝，抑郁（肝气郁结）可以致病；肝喜欢疏泄，喜条达；肝阳容易亢盛。从这几方面来考虑的话，肝的性质很像将军，谋虑是从将军推理出来的。这是一个方面。

第二方面，肝藏血，肝调血。《素问·五脏生成》曰："故人卧血归于肝。肝受血而能视，足受血而能步，掌受血而能握，指受血而能摄。"这里说明肝有调血的作用。人睡的时候有大量的血藏于肝，而活动的时候血被分送到各个部分，这是肝的调血作用。如果人大怒以后，怒为肝之志，使调血的功能受到损害，会出现一些异常的病变。比如大怒以后，血可以上逆，到不应该来的地方，出现吐血、衄血、咯血；血上冲到头面，可以脸部发红、头胀、头痛、眼睛发红、耳鸣，头面血多了以后就失眠。这种情况说明，它们与怒有密切的关系。肝的调血作用，与肝的志意、肝的情志有密切关系。肝气郁结以后，血就郁结，气郁结以后血也止了。这些说明肝与大怒有关，也就与将军之官联系起来了。

还有一个就是肝主筋的问题。将军是坚强有力的。"肝主筋"就是主人的力。"肝者，罢极之本"，说明肝病、肝虚以后，筋不能动。《素问·上古天真论》中"肝气衰，筋不能动"，行动就没有力了。肝有了病，肝气衰了以后就没有力了。"肝受血而能视，足受血而能步，掌受血而能握，指受血而能摄"，都是属于肝主筋的作用。"食气入胃，散精于肝，淫气于筋。"所以没有力可以考虑到肝，肝病就没有力。肝如果受邪，肝风动的时候，会出现抽筋、痉挛、角弓反张这些症状。由于筋表现在人的强与不强，所以古人把它与将军相联系。

四、脾胃者，仓廪之官，五味出焉

脾不准备多讲，它主要是"五味出焉"。"脾胃者，仓廪之官，五味出焉"，所以脾肯定有消化功能。我认为这个地方文字上可能有些错简。《素问·六节藏象论》言："肾者，主蛰封藏之本，精之处也，其华在发，其充在骨……肝者，罢极之本，魂之居也；其华在爪，其充在筋……脾、胃、大肠、小肠、三焦、膀胱者，仓廪之本，营之居也，名曰器，能化糟粕，转味而入出者也，其华在唇四白，其充在肌……凡十一脏取决于胆也。"其中的"脾、胃、大肠、小肠"，我认为这里也可能有错简，有可能是："脾，仓廪之本，营之居也，其华在唇四白，其充在肌；胃、大肠、小肠、三焦、膀胱者名曰器，能化糟粕，转味而入出者也……凡十一脏，取决于胆也。"是不是这样更好？应该是这样，原文可能是错简。

五、三焦者，决渎之官，水道出焉

下面由于时间的关系，谈一谈《素问·灵兰秘典论》三焦的问题，三焦是主要的。"三焦者，决渎之官，水道出焉。"三焦是决渎之官。三焦有形无形？历代对于三焦的问题有很大的争论，争论的焦点集中在有形无形。有人认为打开脏腑看不到三焦，所以它是无形的。有的说它既然是一腑，不可能没有形，一定有形。所以会有有形无形之争。在西医学来看，三焦可能指淋巴系统、循环系统、消化系统，或者泌尿系统等。

六、胆者，中正之官，决断出焉

这里先解决一下胆的问题。《素问·灵兰秘典论》言："胆者，中正之官，决断出焉。"什么叫中正之官？中正是秦汉时代的一个官名，主管民间的诉讼，判断是非曲直，是司法官员。因为中正之官，又决断出焉，所以"凡十一脏取决于胆也"。这个问题怎么来理解？胆在《内经》里面有两种理解：一种理解就是现在我们所讲的胆。《内经》认为胆里面藏精汁，所以它也关系到消化道。《灵枢·四时气》言："邪在胆，逆在胃，胆液泄则口苦，胃气逆则呕苦汁，故曰呕胆。"这个方面来看，《内经》的胆就是西医学的胆，它与胃、消化密切相关。胃逆以后，胆汁也可以逆上来、呕出来，这是一种理解。

第二种理解就是这里所讲的胆主决断，是中正之官，这里主要指勇气和胆量。《灵枢·邪气脏腑病形》云："胆病者，善太息，口苦，呕宿汁，心下澹澹，善恐，如人将捕之。"在这一段里我们看到，前面一节讲呕胆汁，呕宿汁是呕得很厉害以后才出来的胆汁。后面讲到人的精神症状，很害怕，心中跳动，好像有人要抓他一样。对于这个问题，我是这样理解的：是不是古代人看到这样一些病例，把两者联系起来了。因为前面是胆的病，所以认为后面也是胆的病。既然胆的病是怕的，那么从病理反过来理解生理的话，生理应该胆是不怕的，应该是有勇气、胆量大的，所以把勇气与胆联系起来。这样流传到民间，就认为胆与胆量的大小有关，而后一直沿用到现在。我们现在临床上也是这样用的。比如，有些人痰火上扰，胃中不和，而晚上睡不好，对此，我们用什么方？温胆汤。温胆汤里边的成分是什么？就是调理胃的药。为什么叫温胆汤？是因为患者睡觉的时候觉得心惊肉跳的，睡不好。医生认为这属于胆寒，所以叫温胆汤。实际上它不是温胆，还是用调理胃、和胃、降胃、清胃火、清痰火这类的药物。

七、凡十一脏，取决于胆也

这样，"凡十一脏，取决于胆也"这句话就没有什么奇怪的了。既然胆是主决断的，那么决断的事情当然要问胆，应该这样来理解"凡十一脏取决于胆"。我们现在讲的胆小或胆大，与医学上的胆没有什么关系，这一点是可以肯定的。因为胆囊是可以拿掉的，拿掉了胆囊以后这个人的胆子不会变小，这是可以肯定的，所以这一点是错的。但是另一方面，"十一脏取决于胆"这句话有没有意义？有意义。不一定是胆，是勇气，十一脏取决于勇气，有没有道理？有道理的。《素问·经脉别论》上有这么两句话："勇者气行则已，怯者则著而为病也。"受邪以后，不一定都生病，有这么一种情况，有些人是勇者，勇者不怕受邪。"勇者气行则已"，有的时候由于勇气和意志，正气行了以后，"病则已"，"已"就是"了了"，不生病了。"怯者则著而为病也"。"著"意为留下。这一点讲得确实是很有道理的。一个人的主观能动性，一个人的精神面貌，与疾病的发生、发展、减轻、治愈有着非常密切的关系。这一点中医是非常重视的。从这一点来讲"十一脏取决于胆"，可以理解为"十一脏取决于勇气"，这是很有道理的。

第四讲　咳　论

内容提要

　　咳，是临床的常见病、多发病，有时也会迁延不愈。那么《内经》当中是如何认识咳的？本讲主要讲述了咳的病因病机，及其分证——五脏咳与六腑咳的主症特点、病机以及治疗的提示，举隅历代咳的论治法要。

　　我们知道咳嗽是一个很常见的症状。咳嗽看起来是一个很小的病，可是有的时候也很讨厌，不太容易好。所以有这么一句话：咳嗽咳嗽，医家对头。很轻很轻的病，有的时候搞了很久也没有好。所以咳嗽这个问题，在《内经》里面讲得比较详细。

一、咳的成因

我们看看《素问·咳论》的这段原文。

　　黄帝问曰：肺之令人咳，何也？岐伯曰：五脏六腑皆令人咳，非独肺也。帝曰：愿闻其状。岐伯曰：皮毛者肺之合也，皮毛先受邪气，邪气以从其合也。

　　第一部分主要讲咳嗽的成因。这句话讲到了咳的成因的第一点。《素问·咳论》里讲了三点咳的成因。第一点就是这句话，主要的内容是：咳嗽的成因主要是外感。肺主皮毛，皮毛受邪，首先犯肺。另外一方面，肺主鼻，由鼻而进去的，也是侵犯到肺。叶天士讲"温邪上受，首先犯肺"，温邪犯肺以后可以引起咳嗽。风邪也常常和其他的邪夹杂在一起，比如风热、风寒和风燥。这些都可以引起咳嗽，这是此篇所讲的咳的成因的第一条：外邪。外邪主要是首先犯到肺，因而咳之。

> 其寒饮食入胃，从肺脉上至于肺则肺寒，肺寒则外内合邪因而客之，则
> 为肺咳。

第二条，就是外内合邪。外邪是寒气或者风气等。那么内邪是什么？主要指寒饮食入胃。饮食是寒的，伤了脾胃。在《灵枢·邪气脏腑病形》篇里有这么一句话"形寒寒饮则伤肺，以其两寒相感，中外皆伤，故气逆而上行"，"形寒寒饮则伤肺"，形寒（形体受寒）就是外邪，寒饮（饮食生冷）则是内伤，伤了胃，所以伤肺。两个寒都感受了以后，内外皆伤，里边外边都伤了，故气逆而上行，所以咳嗽。这一条就是说，里边有邪，外边也有邪，两个邪合起来影响到肺而引起咳嗽。

我们常常看到这种情况，有些人伤了脾胃，会损伤人的阳气，伤了阳气以后，水液的代谢会受影响，很容易引起痰饮。伏饮往往是寒性的。里边有了伏饮的话，再受到外邪，就容易引动伏饮而咳嗽。所以有的人受了外邪后不一定咳嗽，但是在某些人身上，他一感受外邪马上就咳嗽。《内经》中这种情况叫外内合邪，喻嘉言又引申了。此处讲的内外合邪都是寒，形寒、寒饮都属于寒。如果外受暑温，夏天在外受了暑温，素蕴内热，而内部自然酝酿着内热。这样也是外内合邪，也可以引起咳嗽。一般引动伏邪主要指的是寒饮，还可以引申为外部受了暑热，里边也有伏热（内热），这些都可以影响到肺而引起咳嗽。这样引申以后，有些内热的人，受了外邪后也容易引起咳嗽。这是第二种情况。对于有些容易感受、容易受邪而咳嗽的人，可用这个理论来解释。

> 五脏各以其时受病，非其时各传以与之。

第三种情况是"五脏各以其时受病，非其时各传以与之。"五脏各有自己所主的季节受病，五脏受了邪以后，也可以传到肺而引起咳嗽，这是脏病传肺。脏病传肺，指内脏有了病，可以影响到肺而引起咳嗽。当然，不影响到肺的话不会咳嗽。

这一段中"各传以与之"，这个"之"字有两种不同的解释。有很多人，比如说张景岳等，认为"之"指的是五脏。"非其时各传以与之"就是说：不在五脏当令的时候，由于肺受损以后传到五脏，开始的时候咳嗽，以后又出现其他脏器的一些证候，所以认为这是肺传到其他脏。这个解释也是有理由的，因为下面一段话讲："故五脏各以治时感于寒则受病，微则为咳，甚者为泄为痛。""微则为咳"，就是说开始的时候是比较轻微的，仅是一个咳嗽，以后慢慢发展了，传到五脏六腑，所以出现泄和痛。所以他们认为"各传以与之"的"之"字指五脏六腑，肺受了邪气以后可以传到五脏六腑。

但是也有好些人认为"之"字应该指肺，就是说五脏六腑各以时受病，但是有的时候五脏六腑不在当令的时候，也可以生病。"非其时"，就是说肺本来是主秋天的，其他的时间不会咳嗽，所以"非其时"的咳嗽是五脏六腑受了邪以后传到肺。这个"之"字应该是肺。

> 乘秋则肺先受邪，乘春则肝先受之，乘夏则心先受之，乘至阴则脾先受之，乘冬则肾先受之。

有先受，就一定有后受。那么后受是什么？当然是肺。所以有这样两个解释，都有理由。那么这两个理由，实际上都是存在的。肺的病可以传到五脏六腑，五脏的病也可以传到肺。那么我们在看到病的时候会发现，咳嗽的同时也可以兼见其他脏器的证候。

"肺为华盖"，肺脏是脏腑的华盖，呼则虚，吸则满，它本身只受得本脏的正气，受不得外来的客气（客气指邪气）。如果受了客气，就会咳嗽。另外，肺只受得脏腑的清气，受不得脏腑的病气。所以，如果病气犯了肺，也可以引起咳嗽。本脏的正气与外来的客气，这就是第一条外感，肺伤受邪，可以咳嗽。另外，它受得脏腑的清气，受不得脏腑的病气，就是其他脏腑影响到肺。

张景岳在这个问题上讲得更明白。他认为："外感之咳，其来在肺，故必由肺以及他脏，此肺为本，而他脏为标也。"这样来看，张景岳把这一条分作外感之咳和内伤之咳。外感之咳是由肺发展后，影响到其他脏腑的；而内伤之咳主要是其他脏腑的病变影响到肺而引起的咳嗽。

从咳的成因来讲，这一段主要讲了这三个问题。我们现在看，其中的确也是包括了所有咳嗽的情况。由肺影响到脏，可以确定，这是可以传变的，可以产生其他脏器的一些证候。那么由内脏影响到肺的话，内伤致咳，也的确常见。譬如我们现在所知道的，肝火上炎，可以热火行经，阻碍肺的肃降，可以引起咳嗽。心火上炎，或者肝火上炎，可以煎熬津液，也可以导致肺燥而咳。这也是内脏影响到肺。脾虚生湿，积湿为痰，变成痰饮，痰饮上积于肺，也可以影响肺的气机，使它不能肃降，而引起咳嗽，这也是内伤之咳。还有肾的阳虚，阳虚水泛也可以上犯于肺，引起咳嗽，这是肾阳虚。当然肾阴虚也可以，肾阴虚以后，金水不能相生，造成水涸金燥，也可以引起咳嗽。所有这些，都属于内伤之咳。

所以不论是从肺影响到内脏，或者从内脏影响到肺，都可以引起除了咳以外的一些其他的症状。其他一些兼见的症状就可以作为我们辨证的依据。为什么这样讲？如果肺影响到内脏，这是要治肺的；如果是内脏咳嗽，其他脏腑影响到肺的话，那么光是治咳嗽效果往往不好。治病必求于本，所以一定要分清，哪个方面影响到肺引起咳嗽的，要治本。治本首先要辨证，辨证就要根据这些兼见的证候。

二、五脏咳

下面就把咳嗽分成五脏之咳、六腑之咳，也就是把肺的咳嗽分成多种类型，列出许多症状。根据这些症状我们可以诊断，如心咳、肺咳、肾咳、脾咳之类。在这里，我提出两点要大家注意。

第一，根据证候来分析病机所属，实际上就是我们中医辨证论治的精神。我们说《内经》奠定了中医辨证论治的理论基础，从这个地方，我们也可以看出它的精神。咳嗽虽然是肺的症状，可是不仅仅关系到肺。咳既不全归于肺，也不离肺。这是辨证论治的第一个精神，在这一篇里面告诉了我们。

第二，每一条里所列举的证候比较简单，可以说是代表性的证候。这些代表性的证候，有的时候与某一脏有关系，所以就以之为某一脏的咳。这些证候一般与某一脏是有关系的，但是更需要明确，它所讲的某脏咳不一定就是这个脏的病。这是要注意的。它列举的证候与这个脏的部位，或者这个脏的功能，或者这个脏的经脉有联系，因而就与这个脏的咳相联系了。所以，某脏咳未必就是这个脏的病，这一点要明确。但是它所讲的这几类咳，这些经典症状，都是我们常见的，经常可以碰到的。这对我们治疗的指导意义是很大的。也就是说，我们治疗咳嗽，除了治疗肺以外，还有很多治疗方法，可以根据证候来辨证治疗。

下面讲五脏咳。

帝曰：何以异之？岐伯曰：肺咳之状，咳而喘息有音，甚则唾血。

首先讲肺咳，它提出三个症状：一是咳嗽，二是喘息有音，三是甚至吐血。喘息是指气急有音，还有痰的声音。当然，咳嗽主要是肺，所以肺的咳嗽有腥感，可以引动伏邪。肺的咳嗽分寒热。《金匮要略》中"咳而上气，喉中水鸡声"，为喉咙有声音，有痰，这主要是属于肺的，用射干麻黄汤止咳化痰。射干是比较凉的，这方偏凉些。

射干麻黄汤组成：射干 9g，麻黄 12g，生姜 12g，细辛 9g，紫菀 9g，款冬花 9g，五味子 3g，大枣 7 枚，半夏 9g。功用：宣肺散寒，化饮止咳。

对于寒性的咳嗽，可用《金匮要略》里的小青龙汤，有细辛、干姜、五味子。若为寒转化为热的，可以用小青龙汤加石膏。其他还有麻杏石甘汤。

小青龙汤组成：麻黄 9g，芍药 9g，细辛 9g，甘草 9g，干姜 9g，桂枝 9g，五味子 9g，半夏 9g。功用：解表散寒，温肺化饮。

麻杏石甘汤组成：麻黄 6g，杏仁 9g，生石膏 24g，甘草 6g。功用：清泻里热，宣肺平喘。

对于肺寒的咳嗽，《金匮要略》里边还有甘草干姜汤，痰多的用葶苈大枣泻肺汤等。

甘草干姜汤组成：甘草 12g，干姜 6g。功用：温中益气。

葶苈大枣泻肺汤组成：葶苈 15g，大枣 12 枚。功用：泻肺去痰，利水平喘。

类似止咳的方子有很多，如紫苏散、桑菊饮（用于外感的咳嗽），如果咯血要润燥止血。

紫苏散组成：紫苏叶 9g，桑白皮 9g，青皮 9g，五味子 9g，杏仁 9g，麻黄 9g，甘草 9g。功用：宣肺散寒，止咳化痰。

桑菊饮组成：杏仁 6g，连翘 4.5g，薄荷 2.4g，桑叶 7.5g，菊花 3g，桔梗 6g，甘草 2.4g，苇根 6g。功用：疏风清热，宣肺止咳。

对于咳嗽，朱丹溪提出了一个药，他主张用罂粟壳。这个药不错，用在干咳、无痰、刺激性的咳嗽，特别是咳嗽咯血时。罂粟壳可以敛肺止咳、涩肠止泻、止痛。但对一些有痰的咳嗽，罂粟壳最好不要用。朱丹溪认为罂粟壳是收涩药，治疗咳嗽单取敛肺镇咳之功，有痰的不好用。他也提出罂粟壳可以治疗痢疾，下痢也好用。当然，对于急性痢不可用，该药只是止泻的。如果里边没有什么邪，单是下痢的话可以用。

一般的普通咳嗽都属于肺咳，不详细讲了。

下面讲心咳。

心咳之状，咳则心痛，喉中介介如梗状，甚则咽肿、喉痹。

心咳提出了几个症状：一个是心痛；一个是喉中梗阻，咽喉肿，或者是声音嘶哑。那么，为什么要讲心咳？主要是由于它"咳则心痛"，心窝部痛，所以认为这是心咳。另外，因为咽喉痛、咽喉肿。根据经脉的循行路线，手少阴心经有一条支路，它"上挟咽"，是心经经过的路线。所以说，咳嗽伴随这样的证候，就是心咳。此外，这个证候主要属于热、火。心主火，所以认为是心咳。实际上，这就属于我们刚才所讲的："虽然名为心咳，并不是心的病"。根据它的症状描写，很像是外感风热的咳嗽。"喉中介介如梗状"，咽喉肿，是说也有喉痹、咽喉不利，或者声音嘶哑，有咽喉炎的证候。

"咳则心痛"，我们考虑是不是因为咳得厉害，心窝部比较痛。这也可能是气管发炎。患有气管炎，咳的时候胸骨后面有些痛，但绝不是心痛。我们认为，如果心咳属于外感风热的咳嗽，那么应该还有些其他的症状，比如口渴、痰黄稠、咳痰不爽，或者是干咳无痰。"咳则心痛"，要咳到心窝部痛，咳得一定比较厉害，可能痰咳出不爽。所以，像这种情况用药要祛风散寒、祛风清热，可用桑菊饮、紫苏散，再加些清热解毒的药。针对心咳"喉中介介"，甘桔汤很好。

桑菊饮组成：杏仁 6g，连翘 4.5g，薄荷 2.4g，桑叶 7.5g，菊花 3g，苦梗 6g，甘草 2.4g，苇根 6g。功用：疏风清热，宣肺止咳。

紫苏散组成：紫苏叶 9g，桑白皮 9g，青皮 9g，五味子 9g，杏仁 9g，麻黄 9g，甘草 9g。功用：宣肺散寒，止咳化痰。

甘桔汤组成：桔梗 9g，甘草 9g。功用：清利咽喉。

下面讲肝咳，肝咳之状要跟脾咳连起来一起看。

> 肝咳之状，咳则两胁下痛，甚则不可以转，转则两胠下满。
>
> 脾咳之状，咳则右胁下痛，阴阴引肩背，甚则不可以动，动则咳剧。

肝咳是两胁下面疼痛，不太能活动，若动或转侧，下面胀满疼痛。脾咳中，"阴阴"和"隐隐"一样，痛隐隐地引肩背，甚至不可以动，动了以后咳得更厉害。

这两条的共同点是胁下痛，脾咳则右胁下痛，主要是古代人认为右胁下面是脾的位置。这是错误的，肝在于左，脾在于右，实际上我们现在不去管它。总之，肝咳、脾咳，它都是胁下痛，可以是右胁下痛，也可以是左胁下痛。不过一般来讲，咳嗽胁痛的话，往往右胁比较多一些。

若看到有胁下痛兼见咳嗽的话，可以从肝来治疗。有关治疗，朱丹溪讲："咳引胁痛，宜疏肝气。"如果咳嗽而胁下痛的话，应该要疏肝气。一方面疏肝气，可用青皮、香附之类的药。一方面加化痰的药，如白芥子、二陈汤之类。

二陈汤组成：半夏 9g，橘红 9g，白茯苓 15g，甘草（炙）9g。功用：燥湿化痰，理气和中。

判断为肝咳，单凭一个胁痛还是不够的，应该兼见其他一些肝的症状，比如脉比较弦，或者与情绪有关，气郁不升。若兼见这些症状，可以认定是肝咳。

肝咳在历代都有讲述，比如李东垣。他认为肝咳要用小柴胡汤治疗，他对小柴胡汤治疗肝咳深有体会。他认为治疗咳嗽用药要轻，不能用药很重。他用清轻之药稍稍散之，少量少量地散它，效果反而比较好。李东垣认为：用柴胡、黄芩、半夏各 1 钱（3g），陈皮 5 分（1.5g），再加人参 5 分（1.5g）、茯苓 2 钱（6g），更为奇妙。

他的理论是什么？因为气足了以后，邪容易出来，汗也容易发，所以他认为加 5 分人参非常有道理。但是一般人看了都怕，不敢用人参。这样许多咳嗽长久不能好，他是这样讲的。

小柴胡汤组成：柴胡 30g，黄芩 18g，人参 18g，半夏（清）18g，甘草（炙）

18g，生姜（切）18g，大枣（擘）12 枚。功用：和解少阳。

对于小柴胡汤止咳，我也用过人参，的确是肝咳，两胁下痛，脉弦，用了人参，其他的药跟李东垣差不多，也是用的量很少，用下去效果的确非常好。有一个人咳了 2 个月，嘴发苦，脉弦，两胁下痛，咳痰黄，这样的情况，开了 3 剂，没有吃完 3 剂，他就不咳了。所以，用小柴胡汤治肝咳，分量要轻，的确有这么个情况。

另外，肝咳还要再分，有的是肝火旺、木火刑金而引起咳嗽的话，那么要清肝，用黛蛤散——青黛和蛤壳。

黛蛤散组成：煅蛤壳 180g，青黛 18g，上为末，每服 9～15g，布包，水煎服。功用：清肝泻肺，化痰止咳。

该方治疗老慢支（偏热的）效果比较好，如果有咳嗽的话，那就更恰当了。当然，胁痛不一定都是肝咳，要看情况，也有些属于痰饮的。我们说的胁痛、咳嗽，包括胸膜炎。干性胸膜炎更容易咳，引起疼痛。有的时候的确也会不可转侧，转侧以后更痛，或者咳了以后更痛。

黑龙江的某医院治疗 20 例结核性渗出性胸膜炎，他们用什么？他们不用抗痨药，也不用放水。这些病例大多是单侧右胁症状比较严重，咳则气短。他们用加减小柴胡汤，用柴胡、半夏、葶苈子，还有金银花、连翘、杏仁、茯苓、通草、茉莉。用这个方以后，小便增加，7～10 天渗出液就吸收了。

所以，肝咳和脾咳也没有多大的区别，都是胁痛。我们认为胁痛一种是气比较多，另外一种是痰饮比较多。如果痰饮多的话，要考虑脾，考虑从脾论治。《内经》这里的脾咳也有胁痛。脾虚生痰，有痰饮也可以引起胁痛。对此，现在用香砂六君子汤，温化痰饮。香砂六君子组成：人参 3g，白术 6g，茯苓 6g，甘草 2g，陈皮 2.5g，半夏 3g，砂仁 2.5g，木香 2g。功用：益气健脾，行气化痰。

所以肝咳和脾咳两者相似。我们可以这样来分：如果偏热，痰不多，有气上面的证候，有气郁的证候，这个从肝论治；如果属于虚性的，痰多的，气虚比较多的，这个从脾论治。以上属于肝咳和脾咳，下面讲肾咳。

肾咳之状，咳则腰背相引而痛，甚则咳涎。

此处对肾咳的描述，主要用的是"腰背相引而痛"。腰者肾之府，肾的经脉"贯脊，属肾，络膀胱"。由于膀胱经行于背，所以认为腰背痛的咳属肾咳。"甚则咳涎"，我们可以看出肾咳咳的时间往往比较久，又有痰饮。关于肾咳，张景岳认为这主要是劳损咳嗽。劳损咳嗽有两种情况，一种是阴虚，一种是阳虚。他认为阴虚为多。他说："内伤之嗽，必因阴虚……水亏于下，火炎于上。"肺经的虚是由于肾水之涸，即肾水的干枯。所以，这种劳损的咳嗽，如果是由于阴虚的话，要用壮水滋阴来治疗，就是要补肾。他主张用左归饮、左归丸，还有一阴煎、四阴煎。他主张用这些药，这是治疗肾阴亏而引起咳嗽的方法。

左归饮组成：熟地黄 9～30g，山药 6g，枸杞子 6g，炙甘草 3g，茯苓 4.5g，山茱萸 3～6g。畏酸者少用之。功用：补益肾阴。

一阴煎组成：生地黄 6g，白芍 6g，丹参 6g，麦门冬 6g，熟地黄 9g，牛膝 5g，甘草 3g。功用：滋阴清热，润肺止咳，止血。

四阴煎组成：生地黄 6～9g，麦冬 6g，白芍 6g，百合 6g，沙参 6g，生甘草 3g，茯苓 4.5g。功用：滋阴生津，保肺清金。

对于阳虚，张景岳认为是元阳下亏，生气不布（布敷），脾困于中，肺困于上，为痰涎呕恶，这种要补阳，可用八味丸、理中汤之类。

八味丸组成：巴戟天 45g，高良姜 30g，茯苓 30g，川楝子 60g，吴茱萸 45g，山药 45g，胡芦巴 30g，五味子 45g。功用：平补气血，坚固牙齿，活血，化痰止咳。

理中汤组成：人参 9g，干姜 9g，甘草 9g，白术 9g。功用：温中祛寒，补气健脾。

另外有一张方，叫金水六君煎。这个大家知道的，这张方是很好的，它可以治疗阴血不足，肺肾两虚，水泛为痰。对于很黏稠的、味道为咸的痰（咸味入肾），金水六君效果很好。

金水六君煎组成：当归 6g，熟地黄 9～15g，陈皮 4.5g，半夏 6g，炙甘草 3g，茯苓 6g。功用：养阴化痰。

关于金水六君煎，我们看到在《上海中医药杂志》中，裘沛然老师写的一篇文章，里面讲到程门雪院长治疗的一个病例。一个患者咳嗽很久了，一直不好，咳出来的痰是咸味的，程院长就给他用了金水六君煎这张方子，吃下去几剂以后，痰也消了，咳也止了。若药用得恰当，效果是很好的。

一般而言，金水六君煎的药物中，半夏、陈皮化痰，而其他的药物本不止咳，可是效果很好。张景岳没有提到腰背痛（肾咳腰背痛），而是抓住"痰咸"这一特质。所以，《内经》所述的症状只是代表性的。痰咸，这也属于肾，抓住这方面就可以认为是肾咳，所以程门雪院长用金水六君煎治疗。可见，《内经》要学得活，不一定仅抓住腰背痛这个情况。

上面所讲的五脏咳的症状只是举个例子，我们从这些症状里可以看出来，从中可以领会《内经》的精神。辨证施治要抓住症状的特点，看它们与哪个脏有关系，以此来治疗。

我记得程院长曾经和我们说过："我们治病没有什么多大的诀窍，治病好像用钥匙一样，你只有一把钥匙，只能开一把锁。如果钥匙多了，若锁不对，就可以多换几把钥匙，方法就多了。"咳嗽也是如此。看着是一个很简单的病，但是有的时候就是搞不好。若分析方法多了，思路就广了。

的确，这就是辨证施治的精神，也是我们中医的特点。这是五脏咳，下面我们看六腑咳。

三、六腑咳

帝曰：六腑之咳奈何？安所受病？岐伯曰：五脏之久咳，乃移于六腑。脾咳不已，则胃受之。胃咳之状，咳而呕，呕甚则长虫出。肝咳不已，则胆受之。胆咳之状，咳呕胆汁。肺咳不已，则大肠受之。大肠咳状，咳而遗矢。心咳不已，则小肠受之。小肠咳状，咳而失气，气与咳俱失。肾咳不已，则膀胱受之。膀胱咳状，咳而遗溺。

这个地方讲了六腑咳。

前面提道："故五脏各以治时感于寒则受病，微则为咳，甚则为泄为痛。"五脏咳的证候，都围绕"痛"，或者咽喉痛，或者两胁痛，或者腰背痛。《内经》论咳，把痛作为代表性的证候，围绕着"痛"，提出主要症状。

这里的六腑咳，就是围绕一个"泄"。我们看看症状是不是这样的："咳而呕"，呕虫是从上面出来了；"咳呕胆汁"也是从上面出来；"咳而遗矢"，咳的时候大便出来了；"咳而失气"，咳的时候屁出来了；"咳而遗溺"，咳的时候小便出来了。以上症状都围绕一个"泄"。所以，《素问·咳论》把"泄"作为六腑的共同点提出。这些症状有什么特点？它主要说明哪些问题？

六腑和五脏有表里关系，我们不一定要拘泥于这个理论。这里所讲的六腑咳，主要有这几个情况：第一，病得久，咳得久，由五脏咳导致六腑咳。第二，咳剧，咳得厉害，咳到呕吐、呕胆汁，咳到遗矢、遗溺。总之，咳得厉害。第三，出现虚象，所有症状都是虚证的表现。这里讲的六腑咳，都有这些共同的特点。

我们以胃咳为例。"胃咳之状，咳而呕，呕甚则长虫出。"这的确是从实践中来的，有的咳嗽与虫有关。我们现在知道蛔虫的生活史，蛔幼会到肺的微血管里去，的确可以引起一些咳嗽的症状，甚至引起咯血。像这种情况，光止咳是没用的。你一定要先把虫打掉，然后咳会好。所以，这个情况的确是从实践中来的。无论是干咳，或者是喘，或者痰里有血丝。

有这么个医案：有一位姓方的患者咳嗽 3 年，时间久，饿的时候胸也痛，上嘴唇有白点。这可能是虫斑。一般诊断虫斑看下唇，患者是上唇有白点。给他用什么药？用百部膏，百部一味煎膏，加槟榔和乌梅。百部可以润肺止咳，灭虱杀虫。槟榔和乌梅并不是治咳嗽的药。吃药以后不到 10 天，打下四十几条虫，胸也不痛了，咳嗽也停止了，从此以后患者也不咳嗽了，不治咳而咳自愈。这就是《内经》中的胃咳之症，咳甚有虫。

六腑咳主要是这样，咳呕胆汁等症，都是咳得比较厉害。又如，小孩百日咳，咳到后来会呕吐，说明咳得比较厉害，咳得比较久。怎样治疗咳嗽？还是要根据前面所讲的辨证施治。

下面讲三焦咳。

久咳不已，则三焦受之，三焦咳状，咳而腹满，不欲食饮，此皆聚于胃，关于肺，使人多涕唾而面浮肿、气逆也。

前面所讲的，无论哪种咳，久咳不已都会影响到三焦。上、中、下三焦的气机受影响后可以出现"咳而腹满，不欲食饮"，即脾胃功能不好。"此皆聚于胃，关于肺"，说明与肺、胃有关。其症状还可以有"多涕唾"，即痰涎比较多；"面浮肿、气喘"，说明咳得久了，气机不利以后，就会出现痰饮水肿等情况。我们前面讲过，三焦主要是肺、脾、肾，其本在肾，其标在肺。脏逆而咳，标是在肺，本在肾，根本在脾和肾。如《景岳全书·肿胀》所言："盖水为至阴，故其本在肾；水化于气，故其标在肺；水惟畏土，故其制在脾。"

为什么讲"聚于胃，关于肺"？这也可以看作是互文。"聚"和"关"这两个字，未必一个是"聚"，一个是"关"。肺和胃的关系非常密切，肺与咳嗽有关，无须多言，这是肯定的。为什么要特别提出胃？因为胃是五脏六腑之主，五脏六腑都以胃为根本。我们可以从以下几个方面来考虑。

首先从病因考虑。我们开始讲的形寒饮寒则伤肺，意思是形体受寒，或者饮食生冷，均可损伤肺脏。因为肺为娇脏，当风寒之邪侵犯肌体，皮毛先受之。"皮毛者，肺之合也"，故肺先受病。若再饮食生冷，脾胃受寒，母病及子，更伤于肺，内外皆伤（肺、胃都受伤），故引起咳嗽。

四、咳的治疗

帝曰：治之奈何？岐伯曰：治脏者，治其俞；治腑者，治其合；浮肿者，治其经。帝曰：善。

这里提的治法指的是针刺。《内经》里药剂比较少，大多提供治疗原则。"治脏者，治其俞。"此处的"俞"一般有两种解释。其一，认为"俞"是背俞，即指位于背部脊柱两侧体表和五脏六腑生理、病理反应有密切关系的一些反应点（穴位）。背上的腧穴有肺俞、大杼、风门、膏肓等，主要在足太阳膀胱经上。其二，根据《灵枢》，这个"俞"指五输穴，如手上、脚上的这些穴位。"治脏者治其俞"的五输，在手上有太渊、大陵、神门这三个穴位，脚上有太白、太冲、太溪这三个穴位。

对"治腑者治其合"这句话，大家没有不同意见。合穴包括曲池、足三里这些穴位。"浮肿者治其经"，可取相关脏腑的经穴分别治之。这些治则对我们有一定的指导意义。一般治咳，的确有两类：一种是用背上的腧穴，如肺俞、脾俞、肾俞、风门等背上的腧穴；另外一种是用膝肘关节以下的五输穴。

举个例子。治咳嗽，肺俞是常用的。如果夹有外感发热，可加合谷、曲池、尺泽、风门等穴位。这是外感方面的。如果夹有气虚，可选脾俞、足三里等为主穴。如果痰多，可选用风门、肺俞为主穴，以风门穴化痰。阴虚，则用肾俞、太溪，它们属于足少阴肾经。阳虚，则用灸法，灸足三里、命门、肾俞、脾俞等。这里所讲到的背部俞穴、五输穴，常用于治疗咳嗽。

另外一方面，我举些历代治疗五脏咳、六腑咳的方法，可以记一记。治疗五脏咳，肺咳用麻黄汤。心咳用桔梗汤。甘草、桔梗这两样药，桔梗用得多一些。肝咳用小柴胡汤，前面讲的。脾咳用升麻汤，用升麻、芍药、甘草、葛根，使阳气上升，使肺的浊气下降（升清降浊）。胃咳用乌梅丸。胃咳会疼，有疼的咳嗽用乌梅丸。胆咳用黄芩半夏干姜汤。大肠咳用赤石脂、薏苡仁。小肠咳用芍药甘草汤。肾咳用附子细辛汤。膀胱咳用茯苓甘草汤。三焦咳，这种咳嗽类似于老慢支，可用二陈汤或者香砂六君子等。

对于内伤咳嗽，喻嘉言提出了一些治疗原则。内伤咳嗽由于病因不同，治疗原则也不同。治疗原则为："火盛壮水，金虚崇土，郁甚舒肝，气逆理肺，食积和中，房劳补下，用热远热，用寒远寒，内已先伤，药不宜峻。"他认为，火盛则壮水，金虚则崇土。郁甚舒肝，即郁得厉害要用舒肝的办法。气逆理肺，气机上逆需调理肺。食积和中，吃东西太多积食需和中。房劳补下，房劳伤肾应补肾虚。喻嘉言治疗的面更广，办法更多，更灵活。比如，同样是肝咳，症状不同，也可以治其他脏，比如刚才讲的"金虚崇土"，肺咳不一定治肺，也可以治肝、治脾。"火盛壮水"，肝火上炎，心火上炎可以滋肾。这样办法就更多了。

《素问·咳论》这篇很简单。岐伯先提出一些咳的成因，然后，对咳辨证施治。这体现了中医辨证施治的基本精神。《素问·咳论》中这些症状，都是临床常见的。以《素问·咳论》为指导，是可以取得疗效的，我们也举了些例子。学《内经》要活学，学得活，学以致用。

第五讲　举痛论

内容提要

　　本讲主要阐发疼痛产生的病因、病机，分述疼痛的类型，以及通过望诊、问诊、切诊对于疼痛进行诊断。最后，特别强调气在疼痛的发生、发展过程中扮演的重要角色。

　　这一篇主要讨论疼痛，所以叫《举痛论》。其内容主要包括三个方面：其一，疼痛的病因。其二，气机失调的病因和病机。其三，关于问诊、望诊和按诊方面的知识。主要是这三方面的内容。关于痛的问题，痛不是一个病，而是一个症状，是一个常见的症状。我们在农村调查研究，常见病有三个字，一个虫，一个喘，还有一个就是痛。所以，痛是一个常见的症状。我们祖国医学没有专门的止痛药，但是有好多药都可以止痛。平时用的，像理气活血、消瘀通经、温中散寒、攻下、泻火、养血等药，都可以止痛。这些止痛药，主要是针对病机的，所以我们首先要搞清楚痛的病机。

一、痛的病因和病机

　　这一篇首先介绍痛的病因和病机，内容以五脏的卒痛为主，即五脏突然疼痛。当然，这些疼痛机理，也适用于一些肢体方面的痛。下面我们先看看原文。

　　余闻善言天者，必有验于人；善言古者，必有合于今；善言人者，必有厌于己。如此，则道不惑而要数极，所谓明也。今余问于夫子，令言而可知，视而可见，扪而可得，令验于己而发蒙解惑，可得而闻乎？岐伯再拜稽首对曰：何道之问也？帝曰：愿闻人之五脏卒痛，何气使然？岐伯对曰：经脉流行不止，环周不休，寒气入经而稽迟，泣而不行，客于脉外则血少，客于脉中则气不通，故卒然而痛。

这几句话说明：善于谈论自然界现象的，一定要应验于人。这说明《内经》的作者是主张理论联系实际的，不主张讲空话。讲自然界的一些现象及一些道理，主要是为了应用。"善言古者，必有合于今"，将过去的为今所用。善言人的，一定要合于自己。"如此，则道不惑"，此处的"道"就是规律、道理，可以不迷惑。"要数极"，主要是讲医学方面的道理就可以很清楚了。

下面，主要讲到黄帝提出的一些问题："今余问于夫子，令言而可知，视而可见，扪而可得，令验于己，而发蒙解惑，可得而闻乎？"黄帝现在要探讨的问题是能问得清楚、看得见、摸得着的。岐伯说，你要问什么问题？"帝曰：愿闻人之五脏卒痛，何气使然？"此处的"卒"，不是"丢卒保车"的"卒"，音读促，意为突然发生的。"岐伯对曰：经脉流行不止，环周不休，寒气入经而稽迟，泣而不行，客于脉外则血少，客于脉中则气不通，故卒然而痛。"这几句话介绍了痛的主要机理。这里提到经脉或者血少，或者是气不通。"客于脉外则血少，客于脉中则气不通"，这两句话也是《内经》中的互文。也就是说，客于脉外，则血少、气也少；客于脉中则气不通、血也不通。这是两个主要的机理。就是说，血气的少，或者血气的不通，都可以引起疼痛。而引起疼痛的主要原因是寒气。这里提到痛的主要纲领，无论疼痛发生在什么部位，无论疼痛发生于什么毛病，它的主要机理基本上是如此。

二、疼痛的表现

下面具体讲内容。

帝曰：其痛或卒然而止者，或痛甚不休者，或痛甚不可按者，或按之而痛止者，或按之无益者，或喘动应手者，或心与背相引而痛者，或胁肋与少腹相引而痛者，或腹痛引阴股者，或痛宿昔而成积者，或卒然痛死不知人有少间复生者，或痛而呕者，或腹痛而后泄者，或痛而闭不通者，凡此诸痛，各不同形，别之奈何？岐伯曰：寒气客于脉外则脉寒，脉寒则缩踡，缩踡则脉绌急，绌急则外引小络，故卒然而痛，得炅则痛立止；因重中于寒，则痛久矣。寒气客于经脉之中，与炅气相薄则脉满，满则痛而不可按也。寒气稽留，炅气从上，则脉充大而血气乱，故痛甚不可按也。寒气客于肠胃之间，膜原之下，血不得散，小络急引故痛，按之则血气散，故按之痛止。寒气客于肠胃之间，膜原之下，血不得散，小络急引故痛，按之则血气散，故按之痛止。寒气客于夹脊之脉，则深按之不能及，故按之无益也。寒气客于冲脉，冲脉起于关元，随腹直上，寒气客则脉不通，脉不通则气因之，故喘动应手矣。寒气客于背俞之脉则脉泣，脉泣则血虚，血虚则痛，其俞注于心，故相引而痛。按之则热气至，热气至则痛止矣。寒气客于厥阴之脉，厥阴之脉者，络阴器系于肝，寒气客于脉中，则血泣脉急，故胁肋与少腹相引痛矣。厥气客于阴股，寒气上及少腹，血泣在下相引，故腹痛引阴股。寒气客于小肠膜原之间，络血之中，血泣不得注于大经，血气稽留不得行，故宿昔而成积矣。

首先黄帝提到各种各样的痛法。"其痛或卒然而止者，或痛甚不休者，或痛甚不可按者，或按之而痛止者，或按之无益者，或喘动应手（跳动的）者，或心与背相引而痛者，或胁肋与少腹相引而痛者，或腹痛引阴股者，或痛宿昔而成积者（里面有肿块的），或卒然痛死不知人（就是可以休克昏过去）有少间复生者（有的人慢慢地醒过来了），或痛而呕者，或腹痛而后泄者，或痛而闭不通者，凡此诸痛，各不同形，别之奈何？"怎么来鉴别、诊断这些疼痛呢？它们的机理是什么呢？

下面，是这些问题的回答。"岐伯曰：寒气客于脉外则脉寒，脉寒则缩踡，缩踡则脉绌急，绌急则外引小络，故卒然而痛。"这是一种情况，首先提出寒气。古人认为痛与寒邪关系最密切，为什么寒会引起疼痛？寒的概念到底是什么？这个问题，特别是寒的概念，我们在《中医基础学》里面已经谈过了，这里再复习一下。这里所讲的寒是一个病因概念，是外邪的概念。但还不仅仅如此，因为这个病因不仅仅是致病因素的概念，不仅仅是寒冷这一个单纯的物理因素的概念。这个因是辨证求因的因。也就是说，病因作用于人体以后，人体产生的一系列的病理变化。如果这些症状符合寒的特性，我们就以病因为寒。这里面包含了辨证的意义。这些症状是由病机产生的，寒的意义包含了病因、病机和辨证等综合的因素。

那么寒引发的证候特性有哪些呢？我们复习一下，从病因概念来讲，寒包含了寒冷，还有寒冷条件下的一切致病因素，都包含在此。所以寒的范围很广，包含了由寒所引起的，包含了冬季或者是寒冷条件下的一些多发病和流行病，也包含了非寒非冬条件下，但是出现的症状符合寒性特点的一些病症。它的特性是哪些？第一是冷，发于冬季，或者受寒，或者恶寒（怕冷），或者是体温低，或者是手足冷。这是第一个特点，很冷。第二个特点是收缩。《内经》上讲寒性收引，无汗，表皮发冷；肌肉收缩，则颤抖，人发抖；内脏收缩，比如胃收缩，会泛吐清水；肠道收缩，会肠鸣腹痛、腹泻。这是第二个特点，寒的性质是收缩的。第三个特点是凝滞。比如血行不利，这是寒性的症状。还有，像水液的停滞，水肿，很多是属于寒性的。这是第三个特点。第四个特点是清澈。《内经》里病机十九条讲"诸病水液，澄澈清冷，皆属于寒"。如果吐出来的是清水，这个是属于寒性的。咳稀痰、流清涕、小便清长，这些都属于寒。第五个，白色。面色苍白，唇角苍白，指甲苍白，舌苔白，吐出来的痰是白的，都是属于寒的。第六个，衰降。如果身体里面阳气不足，功能衰退，这也是寒性的症状。恶寒，脉迟，吃东西不消化（完谷不化），功能衰退，阳气不足，都属于寒性。第七个是化热。寒还有一个特性，是化热。因为寒要闭，收敛以后，热气不能发散，所以就会发热。当然，六气都可以发热，寒的化热比较突出。以上七条都是寒的特性，凡是一些证候符合这些特性的，都是受了寒。所以，它既是病因概念，又是病机概念，又是辨证概念。其中的收缩、凝滞、化热，与痛的关系更为密切。

了解寒的特性以后，再来看下面。"寒气客于脉外"是脉寒，脉寒以后就收缩，因为寒有收缩的特性，血管要收缩。收缩以后，有的地方"脉绌急"可以牵引小络。这是第一个病机：脉管收缩以后，局部的血就少了，"引小络"从而引起疼痛。这个病机对于内脏疼痛尤为重要。小血管的收缩、局部出血引起组织缺血缺氧而引起疼痛，这个机理在内脏疼痛中是主要的。如冠心病心绞痛，主要由于冠状动脉供血不足，冠状动脉狭窄、痉挛，收缩以后局部供血不足，心肌缺氧、缺血、营养不够而引起疼痛。这是一个情况。

"炅"指热。"得炅则痛立止"是指血管收缩后，有些疼痛可以用热敷缓解。

举个例子：雷诺病，手指发白，局部冷、麻、刺痛，主要是血管末梢收缩，这时候，如果按摩一下手指，或者浸入热水泡一泡，或者甩甩手，它的发展可以停止。所以"得炅则痛立止"，这是显而易见的。

"因重中于寒，则痛久矣"，意为反反复复地受寒，引起持续的疼痛，或者疼痛反复发作。后文的"寒气客于经脉之中，与炅气相薄则脉满，满则痛而不可按也。寒气稽留，炅气从上，则脉充大而血气乱，故痛甚不可按也"，这又是另一种情况了。这种情况是：脉满空大，寒邪停留于脉中，人体本身的热气则随之而上，与寒邪相搏，使经脉充满，气血运行紊乱，故疼痛剧烈而不可触按。这就是刚才讲的，寒的特性中的寒化热，是邪正相搏的结果，出现脉满充血（血管充血），这种热会出现炎症性的疼痛。比如生了疮痛，上面红肿热痛，局部"脉满"，是充血的。这种痛是不可按的，按下去更痛了。这又是一种情况，也可以引起疼痛，与上面的情况不同。

下面又是一种情况。"寒气客于肠胃之间，膜原之下，血不得散，小络急引故痛。"其中，"肠胃之间，膜原之下"指腹腔里面，或血管，或肠黏膜。这种情况以致血气凝滞而不散，细小的络脉拘急牵引，所以疼痛。这种情况是由于血气不得散所以疼痛。对于这种情况，有时候揉一揉就好了。比如腹部的疼痛，揉一揉，血气散而镇痛。因而后文说："按之则血气散，故按之痛止。"下一句："寒气客于夹脊之脉，则深按之不能及，故按之无益也。"后面被骨头挡住了，前面摸不到深处，因而"按之无益"。这是一种情况。

下一种疼痛为："寒气客于冲脉，冲脉起于关元，随腹直上，寒气客则脉不通，脉不通则气因之，故喘动应手矣。"这种情况可见于腹腔的疼痛，能摸到跳动，动脉的搏动，有可能是腹主动脉的跳动。这种病可能是腹主动脉上长了瘤子，腹主动脉瘤；也可能是腹腔痛的地方有个肿块，而这肿块靠在腹主动脉上面，摸上去跟着腹主动脉跳动，也可以"喘动应手"；也可能是胃肠道或者腹腔的一些疼痛；如果这个人比较消瘦，也可以摸到脉的跳动。岐伯在此提出的病机是脉不通，气血也不通。

另一种疼痛："寒气客于背俞之脉则脉泣，脉泣则血虚，血虚则痛，其俞注于心，故相引而痛。按之则热气至，热气至则痛止矣。"这一段讲什么？讲到背俞之脉（指足太阳膀胱经），有很多内脏的腧穴在这里面。比如心俞、肝俞、脾俞、胃俞、肾俞，都在这里面。这里所讲的"其俞注于心"，可以是心，也可以扩大一些，包括了胸腹腔的其他脏腑。有时候这些脏腑的疼痛可以反映到背俞穴上面来。按压背俞穴，可能有相应的疼痛。我们在这些腧穴压痛点上，按摩、揉，或者艾灸，往往可以止痛。这里所讲的"按之则热气至，热气至则痛止矣"，就是这个情况。岐伯讲的"其俞注于心"，当然可以认为是指心痛。脉泣以后，就是血虚，血液不流通，心肌缺血、缺氧，可能出现心绞痛。很多心绞痛的发作，是因为受了寒。心绞痛可以放射到肺部，引起肺部相应部位的疼痛，这也是一种情况。

"寒气客于厥阴之脉，厥阴之脉者，络阴器系于肝，寒气客于脉中，则血泣脉急，故胁肋与少腹相引痛矣。"这种情况，可能像肝气的痛，以及一些疝气的痛。疝气的痛，常常源于寒，要用温性的药物。这也是一种情况。

"厥气客于阴股，寒气上及少腹，血泣在下相引，故腹痛引阴股。""厥气"指寒气，"阴股"指大腿内侧，该句意为寒气侵入大腿内侧。"寒气上及少腹"，指寒气有时会引起胁肋和少腹牵引作痛。"血泣在下相引，故腹痛引阴股"，说明有的时候腹部疼痛可牵引大腿内侧。若疼痛日久不愈，可能发展为小肠气积，这也可能是疝气。

"寒气客于小肠膜原之间，络血之中，血泣不得注于大经，血气稽留不得行，故宿昔而成积矣。"这又是一种情况。"血气稽留不得行，故宿昔而成积矣"，是说有些疼痛由于肿块，如肿瘤引起的，因为"血气稽留不得行"而疼痛。

从这几条来看，《素问·举痛论》提出了疼痛的病机。一种是血管收缩，血少；一种属于血管扩张，充血；一种属于气血不行，血瘀。这三者相互联系。比如疮痈出现时，气血肯定是壅堵的，气机肯定是不通的。所以我们在治疗一些疮痈热结时，一方面要用清热解毒药，另一方面也要加些活血药。比如，仙方活命饮，有消炎的作用，其中也有当归、赤芍等活血药。不通了以后，有的地方可以有血瘀，有的地方可以血少。这三者互相都有关联的。这些是疼痛主要的病机。

仙方活命饮组成：白芷 3g，贝母 6g，防风 6g，赤芍药 6g，当归尾 6g，甘草节 6g，皂角刺 6g，穿山甲 6g，天花粉 6g，乳香 6g，没药 6g，金银花 9g，陈皮 9g。功用：清热解毒，消肿散坚，活血止痛。

上面讲了疼痛发生的病因病机，接着讲疼痛发生的部位。

寒气客于五脏，厥逆上泄，阴气竭，阳气未入，故卒然痛死不知人，气复反则生矣。寒气客于肠胃，厥逆上出，故痛而呕也。寒气客于小肠，小肠不得成聚，故后泄腹痛矣。热气留于小肠，肠中痛，瘅热焦渴则坚干不得出，故痛而闭不通矣。

《举痛论》提出了疼痛发生的几个地方。其一，发生在经络。前文提及，寒邪客于脉外，牵引小络疼痛，又如寒邪侵袭夹脊之脉、冲脉、背俞之脉、厥阴之脉，这些都属于经络。经络里面包含血管、神经，也包含其他一些东西。这是病变发生的部位，发生在经络。其二，发生在肠胃之间，膜原之下，指胸腹腔里面的一些筋膜之间。其三，发生在脏。《举痛论》提道："寒气客于五脏，厥逆上泄，阴气竭，阳气未入，故卒然痛死不知人，气复反则生矣。"有些疼痛可以导致昏厥、休克。这种内脏突然地疼痛，有可能是急腹症、内脏大出血等。我们现在知道，有些急腹症，像急性胰腺炎、绞窄性肠梗阻或内脏穿孔，这种疾病的确可能痛死人，有的时候经过抢救能够复苏，这类疼痛病位在脏。

下面是六腑的疼痛。

"寒气客于肠胃，厥逆上出，故痛而呕也。"有些疼痛兼见呕吐的症状，这个症状是很重要的。消化道疾病，如急性胃炎、阑尾炎、腹膜炎，会呕吐。其他伴有疼痛的疾病，也可以发生呕吐，像急性心肌梗死，也可出现反复性呕吐。有些软组织创伤后的腹痛，也会伴随呕吐。肺炎、肺痈肿，也可引起呕吐。呕吐发生在痛的阶段，要引起注意，要看疼痛发生的部位和伴随的症状。这是痛和呕。

"寒气客于小肠，小肠不得成聚，故后泄腹痛矣。"有的疼痛，也可以伴随腹泻。伴腹泻的疼痛病位主要在小肠和大肠，有寒性的，也有热性的，这个要辨证。

"热气留于小肠，肠中痛，瘅热焦渴则坚干不得出，故痛而闭不通矣。"这种是痛而大便秘结。这种情况也要注意，急性的腹痛（急腹症），如肠梗阻会大便秘结，肠扭转也可以引起便秘。其他一些内脏的疼痛，也可以反射性地引起肠道运动减慢，引起便秘，比如胆结石、肾结石。这些实证居多，会出现疼痛，需要辨别诊断。

这里我们需要注意几点：第一点，疼痛发作的情况。有的疼痛马上就可以停止，有的疼痛是持久的，疼痛发作的情况是鉴别的一个点。第二，是否喜暖。有的疼痛是得热（如热敷）以后，痛能缓解。所以喜寒、喜暖也能帮助我们诊断，喜暖是寒性的，喜凉是热性的。第三，按之痛止。按后，有的加深，有的无益，有的摸不到，岐伯提出了这几种。按之痛止的，属于虚证；血气不得散的，把它散开就好了；按之不解的，一般在深部。第四，要注意"相引而痛"。《内经》所谓的"外引小络，故卒然而痛"，有的是血管的牵引痛，也有的是肌肉、经络的牵拉痛，或者有一些粘连、疤痕也可以因牵拉引起疼痛。此外，还有一些可能是放射痛，病变在这个部位，可以放射到另一个部位，即岐伯讲的"寒气客于背俞之脉则脉泣，脉泣则血虚，血虚则痛，其俞注于心，故相引而痛"。这一方面，西医学也有所补充，如痛于心，可以相引（放射）到肺。这就是"相引而痛"。第五，摸上去"喘动应手"，或者摸上去有肿块，可以用按诊帮助我们诊断。第六，是昏厥。有些痛是可以导致昏厥的。这可以帮助我们考虑，是不是有内脏穿孔，或者是急腹症，或者是心肌梗死这类疾病。第七，注意一些兼见的症状，特别是一些胃肠道兼见的症状。所有这七条，都是帮助我们来认识和诊断的。

痛的确是一个常见的症状。要解决疼痛，不仅仅在于止痛。因为痛不仅是一个内在的病机反应，还是一个机体的防御功能，给患者发出一个"此处有危险"的报警信号。如果盲目使用止痛药，可以止痛，但另一方面，反而可能贻误病机。所以，止痛药是不能滥用的。我们祖国医学有些止痛方法是针对病机来解决疼痛的，既可以止痛，又可以解病。在这一方面是比较好的。

三、诊　断

帝曰：所谓言而可知者也。视而可见奈何？岐伯曰：五脏六腑固尽有部，视其五色，黄赤为热，白为寒，青黑为痛，此所谓视而可见者也。

帝曰：扪而可得奈何？岐伯曰：视其主病之脉，坚而血及陷下者，皆可扪而得也。

前面所讲的痛，主要是患者的主述，主观的感觉，言而可知的。现在讲"视而可见"的，就是医生看，望诊。岐伯认为"五脏六腑固尽有部"，即五脏六腑在脸的表面各有分布，分布的位置《灵枢》中也有讲，讲到面部哪个地方是肺，哪个地方是心。这内容的确有一定的道理。杂志上曾有一个报道，在眉毛上部、中间，阙上这个穴位，将巴豆、朱砂做成膏，贴在阙上，起泡后挑开，涂一些龙胆紫，该法可以消除白喉的假膜，降温，使病情迅速好转。因为肺部在两个眉毛的上面，肺主咽喉，说明这里面有些道理。所以"五脏六腑固尽有部"，某些部位与内脏有着密切的、特殊的联系，这值得我们进一步研究。

《举痛论》这一段主要讲五色："视其五色，黄赤为热，白为寒，青黑为痛，此所谓视而可见者也。"这个论述的确是通过许许多多病例总结而来的。虽然不尽如此，但是可以说已经基本讲出了纲领。我们在《中医基础学》中已经讲过，再复习一下。比如黄为热，黄疸为湿热（眼白发黄），舌苔变黄是已经化热了，咳痰是黄色的说明有内热，小便黄也说明内热，带下黄为湿热。这可以指导我们用药。赤就更明显了，赤为热，脸发红，嘴唇红，牙龈红，舌苔舌质红，小便红，都说明热。皮肤上局部的病变，如疮疡，红则为热，否则不为热。白为寒。如果面色苍白，可能是贫血，阳气不足。还有外感风寒，也可以面色苍白。阳气暴脱，也是寒，要用参附汤、四逆汤，所以这也是寒性的。休克、里寒腹痛，也会面色苍白。青黑为痛，主要是指瘀血。瘀血往往引起疼痛。最显著的是外伤，受伤后有青黑和疼痛。比如心肌梗死，血行不利则会痛。这段对于我们诊断望色，有纲领性的意义。

"帝曰：扪而可得奈何？岐伯曰：视其主病之脉，坚而血及陷下者，皆可扪而得也。"此处的脉主要指经脉。"坚而血及陷下者"，"坚"是坚实，是邪盛；"陷"是陷下，是不足。这里出现两个相反的情况，一个是比较坚硬，里面是充盈的；一个是凹下的，摸上去是软的。这方法我们可以应用到好多方面。比如局部疼痛，可以用摸法。摸上去软绵绵的，属于虚证，硬的属于实证。充血而大的、硬的属于实证；凹陷的属于虚证。以上主要讲痛和望诊。

四、百病生于气

帝曰：善。余知百病生于气也。怒则气上，喜则气缓，悲则气消，恐则气下，寒则气收，炅则气泄，惊则气乱，劳则气耗，思则气结，九气不同，何病之生？岐伯曰：怒则气逆，甚则呕血及飧泄，故气上矣。喜则气和志达，荣卫通利，故气缓矣。悲则心系急，肺布叶举，而上焦不通，荣卫不散，热气在中，故气消矣。恐则精却，却则上焦闭，闭则气还，还则下焦胀，故气下行矣。寒则腠理闭，气不行，故气收矣。炅则腠理开，荣卫通，汗大泄，故气泄。惊则心无所倚，神无所归，虑无所定，故气乱矣。劳则喘息汗出，外内皆越，故气耗矣。思则心有所存，神有所归，正气留而不行，故气结矣。

下面介绍气，"百病皆生于气也"。这一段讲气，也是比较有名的一段。对于气的问题，中医里面讲得最多，几乎无处不在。必须要搞清楚气这个概念。《中医基础学》中学过气了，我们再来复习一下。古代的唯物主义者用气来解释一些复杂的自然现象，包括人的生命活动的一些现象，都是用气来解释的。因为在古代的条件下，有许多道理的确是讲不清楚的，那么就用气来解释。虽然比较笼统，但在古代的条件之下，它还是属于唯物主义的。比如，地气上为云，天气下为雨，云、雨都是在讲气；阴气、阳气，水气、火气，也都是讲气的。

在人身上，也都是气。《中医基础学》里面讲的宗气、卫气、营气、元气、精气、五脏之气、经脉之气、饮食之气、正气、邪气，都是气。那么，气到底是什么？气是不断运动着的一些精微物质，是物质的概念。它充斥于人体之中，分布到人体每一个角落。它是不断运动、不断运行的。它转化为各个组织器官的能量，而体现出各种各样的功能活动。所以，认为气就是功能，这是不全面的。气本身是物质概念，是物质产生的能量体现出来的功能。全身充满着气。气是不断运动的，转化为各个组织器官的能量，体现出各种各样的功能活动。所以，气有各种各样的名称。

气的反常情况就是病理。气的病理不外乎这几种，比如气虚、气脱等，这都属于气的病理，都是病机，可以反映出各种各样的症状。所以我们讲，百病生于气，一切的症状反映了气的病理变化。

哪些因素可以引起气的病理变化呢？一切对身体有影响的、致病的，都可以引起。我们这里提出了九种，可归为三类：情志变化、劳伤、寒热。这些病因可以引起人的一系列的变化，产生气的病理，出现许许多多的症状。比如"怒则气上，喜则气缓"，这些都是综合性病机的概念，而不是一个具体的证候概念。虽然只用一个"气"字，如"怒则气上，喜则气缓"，但这一个字，也的确是许许多多病例的总结，所以是很宝贵的。《内经》中的解释，有的是很好的，也有一些属于古人的想象，所以我们也要分析。

上面讲到"怒则气上，喜则气缓"，下面就是解释了。"岐伯曰：怒则气逆，甚则呕血及飧泄，故气上矣。"这是解释气逆，怒可以使肝气上逆。《灵枢·五变》中讲"怒则气上逆"，发怒可以使气上逆，和这段意思一样。大怒以后，情绪不节，血涌到上面来，怒可以使气血往上，可以表现出各种各样的症状。大怒以后，面色发红，眼睛发红、口渴，甚至耳鸣，也可能呕血。发怒过极，也可能导致脑出血。这些都是往上的。肝气犯胃可以呕吐，可以呃逆，可以嗳气，甚至可以呕血，这是肝气犯胃。那么肝气犯肺，则可以喘、咳、声音发哑。肝气犯脾，也可以往下，如飧泄、泄泻。总的来讲，气血是往上的。所以总结为一句"怒则气上"。

"喜则气和自达，营卫通利，故气缓矣。"喜让人精神舒畅，轻松愉快，至少不紧张，这对于人是有好处的，是正常现象，是和缓的。

下一句是对"悲则气消"的解释。"悲则心系急，肺布叶举，而上焦不通。"这主要是形容一个人悲伤过度，哭泣过久以后出现肺部胀满、吸气很短的现象。特别是小孩子哭过以后，肺部胀满、吸气短促这种情况。下面的解释，则是一种想象：因为肺布叶举了，所以上焦不通（上焦出气，荣卫之气是通过上焦来布输的）。既然上焦不通，营卫之气不得散布全身，就会郁气在中。气化热以后会消耗气，所以气消耗了。这个解释是一种想象，但这种现象是存在的。悲伤以后，人比较憔悴，很委顿，很消沉，这是"消"的一种表现。

下面是"恐则气下"的解释。"恐则精却，却则上焦闭，闭则气还，还则下焦胀，故气下行矣。""恐则精却"，却就是退。恐则气下，恐是往下的，精往里面退却。受到恐吓后，精气内收，所以手足发冷、脸色苍白、目不敢视、耳不敢闻，甚至大小便失禁，这都是精却的表现，都是往下的。上面讲的"闭""还""胀"，主要是说明气下的问题。这是用想象来解释的：恐惧就会使精气衰退，精气衰退就会使上焦闭塞，上焦不通，还于下焦，气郁下焦，就会胀满。

下两句分别解释寒、热对气的影响。"寒则腠理闭，气不行，故气收矣。""寒"有收缩的特性，毛窍收缩以后，营卫不能顾护，所以寒使腠理闭，可以导致高热，这是容易理解的。"炅则腠理开，荣卫通，汗大泄，故气泄。""炅"是高热。大暑天，腠理开，荣卫通，汗大泄，这种情况下气就泄了。这时节容易中暑，中暑以后，大量出汗，人没有力气，四肢无力，头晕目眩，甚至会血压下降，脉搏微弱，皮肤湿冷，面色苍白，甚至可以厥，或者昏倒，这就是气泄。对于这类情况的气泄，我们要补气。所以，中暑用白虎人参汤；碰到厥的话，可以用独参汤、白虎加人参汤。这也容易理解。

下一句解释"惊则气乱"。"惊则心无所依，神无所归，虑无所定，故气乱矣。"要区别一下惊与恐，其病机有所不同。恐则气下，惊则气乱。这里面有什么不同？一方面，惊与恐在程度上有所不同，惊比较厉害，恐的程度差一些。另一方面，惊是突然发生的，意外的事件，外来的因素为主；而恐是过去曾经经历过的，或者听到人家讲过的，或者看到过某件可怕的事情，所以一直心里惴惴不安，这个主观的成分比较多。惊是突然来的，意外的，所以惊了以后心无所依，心无所依靠，神无所归，虑无所定，所以气乱了。有些人突然受到惊吓可能导致一些疾病，特别是精神病。对于小孩子，这个情况很明显。有时候，小孩子突然摔跤，或者被吓了一下，然后发高烧，说明里面的气机乱了，所以发高烧。这是惊则气乱。

"劳则喘息汗出，外内皆越，故气耗矣。""劳"指过度劳倦、疲劳，又是喘又是汗出。里面喘，外面出汗，消耗很多气，所以劳要气耗。重体力劳动者要多吃一点，特别是夏天容易出汗，再加上"炅则腠理开"，又气泄，又气耗。所以，强劳动力或者在高温车间的工作者，要给他们吃营养菜。这是我们社会主义制度的优越性，这也容易理解。

"思则心有所存，神有所归，气留而不行，故气结矣。"思考时，思想集中，有的人精神、思想解不开，这种情况可以造成气结。这种情况我们常常可以碰到。所以《内经》特别提出，精神因素与人的疾病有非常密切的关系。中医对精神因素是非常重视的。我们看看《中医内科学》，病因中常常提到七情、情志这些问题，在实践中我们也看到人的精神状态和人的情绪变化的确在有的时候可以成为发病的因素。

情绪可以促使病情的恶化，也可以使病情好转，精神因素与健康关系密切。比如，对于一些癌症患者，常常要瞒着他。医务人员生了癌症，可能死得快一些，因为大家都懂得这病的厉害。所以，精神因素与病机的变化可以有很重要的联系。我们知道从西医学来讲，消极的、负性的精神情绪可以使大脑皮层的功能混乱，在有些特定的条件下可能产生功能性或器质性的病变。对于功能性的病变，我们可以理解，但有些神经官能症患者，病情与精神因素就密切相关了。经常会遇到这种情况：一个患者，自述有很多病，全身都是病，最后要哭了，的确，他是存在这些痛苦的，但却没有器质性病变。器质性的病，也可以受情绪影响而发病。比如消化性溃疡，在很大程度上与精神因素密切相关。还有，冠心病与精神因素长期的刺激也有密切的关系。所以，负性的、消极的精神因素是可以起不良作用的。相反，积极的、良性的精神状态，可以使大脑皮层的功能得到改善，而使原来不好的情况得到减轻。所以，要这样理解精神因素对病的气的影响。我们医生要重视这个问题。生病的是人，是一个患者，我们不但要治病，也要治人。要做思想工作，要尽可能地想办法调动他的主观能动性，树立乐观主义精神，增加患者抗病的信心，这样可以帮助他好转，同时要尽可能地避免一切对他有不良影响的精神因素。这个方面，也可以说是我们医务人员的一个重要工作。

第六讲　汤液醪醴论

内容提要

汤液醪醴，就是治疗用的煎汤或酒。顾名思义，本讲主要讲述《内经》治疗的内容，这其中包括方药的使用，以及"神不使"的诸多弊端。以"水肿"病的不同病状预后为例，强调"神"在治疗过程中的重要作用。

现在讲的属于治法。为什么要选这一篇？因为这一篇有关于治疗的很重要的原则，所以我选了这一篇。

一、汤液醪醴

黄帝问曰：为五谷汤液及醪醴奈何？岐伯对曰：必以稻米，炊之稻薪，稻米者完，稻薪者坚。帝曰：何以然？岐伯曰：此得天地之和，高下之宜，故能至完；伐取得时，故能至坚也。

《素问·汤液醪醴论》中有一方属于《内经》十三方。《内经》有十三个方，这篇有一个方。什么叫汤液醪醴？汤液是用粮食煎汤，或用粮食做酒来治疗疾病的。醪醴实际上是一种酒。古人用这些东西来治疗疾病。我们看一看原文，简要介绍一下。黄帝问：拿五谷来做成汤液醪醴，怎么样？岐伯回答道：汤液醪醴一般用稻米来做原料，用稻秆烧，因为稻米最完备、最好，稻薪最坚。"帝曰：何以然？岐伯曰：此得天地之和，高下之宜，故能至完。伐取得时，故能至坚也。"这是对"至完""至坚"的解释。因为稻米，播种下去到秋天才收，得四时之气；陆上生，水里长，得天地之和；生长于高下适宜的地方，所以气味完足，最好。所以古代用米作为药。为什么拿米作为药？我们要考虑当时的条件。这个时候的黄河流域，米是名贵的，不太有米吃。患者补充营养时才用米，所以稻米为药。

《内经》里也常常用米作汤剂，像十三方中的半夏秫米汤。《内经》十三方中，有三个方里有米或者酒：半夏秫米汤、左角发酒、鸡矢醴。

张仲景也常常用米和酒做药的，比如白虎汤、桃花汤、竹叶石膏汤、麦门冬汤，其中都有米。

白虎汤组成：知母9g，石膏30g，炙甘草3g，粳米9g。功用：清热生津。

桃花汤组成：赤石脂24g（一半全用，一半筛末），干姜6g，粳米30g。功用：温中涩肠止泻。

竹叶石膏汤组成：竹叶9g，石膏30g，制半夏9g，麦门冬18g，人参5g，炙甘草3g，粳米8g。功用：清热生津，益气和胃。

麦门冬汤组成：麦门冬35g，半夏5g，人参5g，甘草3g，粳米5g，大枣4枚。功用：清养肺胃，降逆下气。

当时做药常常用酒，还会用醋。古代多用五谷粮食做药，如薏米、杏仁、芡实都属于粮食；枣子、山药、赤小豆都可用于做药。古代的制方，也是逐步发展起来的。

我们再看后文。

> 帝曰：上古圣人作汤液醪醴，为而不用，何也？岐伯曰：自古圣人之作汤液醪醴者，以为备耳。夫上古作汤液，故为而弗服也。中古之世，道德稍衰，邪气时至，服之万全。帝曰：今之世不必已何也？岐伯曰：当今之世，必齐毒药攻其中，镵石针艾治其外也。

上古时期，制作汤液醪醴，有时候做成了，但不一定马上用。中古的时候要用些药物了。因为中古道德稍衰，疾病就多了，邪气常至，吃些药病可以好。今世的人，虽然服了汤液醪醴，为什么病还不一定会好？"岐伯曰：当今之世，必齐毒药攻其中，镵石针艾治其外也。""齐"指配法。"毒"指治病的药。治病的药都有些偏性，所以称为毒。

怎么理解这一段？从这一段可以看到医学的发展。开始的时候只是用米汤、酒这一类治病；后来有药物、方剂；又有外科的石针、艾等。所以，医学是在发展的。但是古人解释医学的发展，不是从"医学有所发展"的角度来讲的，而是从"现在疾病多了"这一角度来讲的。这种讲法好像比较可笑，其实，谁也没有看见中古和上古的情况。这主要是理想中的对比，是指现在一定要用这些治疗方法，现在的疾病不是汤液醪醴能解决的，应该这样来理解。

现在的疾病好像比以前多了。以前没有这么多冠心病，现在冠心病很多，我也有冠心病。是不是大家也有这样的想法？所以这种想法不止古代有，现在也有。冠心病以前也不少，古人不知道是冠心病，叫它"恶风"，或者讲"心痛彻背，背痛彻心"，这些记载是有的。这些病是客观存在的。因为我们现在能发现以前不能发现的疾病，所以我们现在感觉冠心病增加了，实际上不是病多了，而是医疗技术发展了。所以，从厚古薄今的思想上出发，必然会出现这样的说法。这种说法并不奇怪，古代如此，现代还有。

二、神不使

> 帝曰：形弊血尽而功不立者何？岐伯曰：神不使也。帝曰：何谓神不使？岐伯曰：针石，道也。精神不进，志意不治，故病不可愈。今精坏神去，荣卫不可复收。何者？嗜欲无穷，而忧患不止，精气弛坏，营泣卫除，故神去之而病不愈也。

一个病情发展到了形体弊坏、气血竭尽的地步，治疗就没有办法见效，这是什么原理？"岐伯曰：神不使也。"这里讲的"神不使"，不仅仅是精神因素，还有机体本身的一些调节、抗病功能。

之后，黄帝问：那么，什么叫"神不使"？"岐伯曰：针石，道也。精神不进，志意不治，故病不可愈。"针和石是一些医疗工具。此处的针石实际上包括了毒药（药物），因为前面提到"必齐毒药攻其中，镵石针艾治其外也"。"针石，道也"，指医疗的方法，医疗的手段，从外在加上去的一些力量。但关键问题还是在人体本身，这个人如果"精神不进，志意不治"，则难治。《太素》注解为"精神越，志意散"，意思是一样的。实际上就是说，精神和志意不能正常的治理。这可能是互文。刚才讲的"神不使"主要指神志。但是古人常常志意不分，所以《灵枢·本脏》里也讲到志意的问题："志意和则精神专直，魂魄不散，悔怒不起，五脏不受邪矣。"此处的"志意"就是《素问·汤液醪醴论》里所讲的"神"。"志意"包括了什么？包括了这个人的精神状态、内脏活动，以及对外的抗病功能。"志意"指的就是"神不使"的"神"。所以"精神不进，志意不治"属于"神不使"的情况，牵扯到精神因素，也包括了一些内脏的活动，一些抗病功能，所以病不可愈。

下一句："今精坏神去，营卫不可复收。"意为：精坏了，神去了，营卫就不能够正常运行了。这情况就是所谓的"神不使"。"何者？嗜欲无穷，而忧患不止，精气弛坏，营泣卫除，故神去之而病不愈也。"为什么会这样？主要是因为嗜欲无穷，忧患不止这个精神因素。这两句话和前面相呼应。前面讲到，现在有些病汤液醪醴都医不好，需要用很多方法来治疗。那么，为什么现在疾病很多？只能归咎于"道德稍衰"，只能从这个角度来理解，认为疾病多的原因是精神因素。所以这里讲"嗜欲无穷，而忧患不止，精气弛坏"。"营泣卫除"的"营泣"就是血脉运行不利。"泣"包括两个意义：一个是不利；一个是枯泣，就是上面"形弊血尽"的意思。"卫除"就是保卫机体的卫气撤除、撤防了，不能很好地保卫机体了，所以"神去之而病不愈也"。这个观点说明，药物之所以能够对人起作用，主要是因为"神"的缘故。

《素问·五常政大论》中讲："根于中者，命曰神机，神去则机息。根于外者，命曰气立，气止则化绝。故各有制，各有胜，各有生，各有成。故曰：不知年之所加，气之同异，不足以言生化。此之谓也。"其中的"神去则机息"，意为神去了，功能止息了，那么药物当然不起作用了。《灵枢·营卫生会》篇也讲了："黄帝曰：夫血之与气，异名同类，何谓也？岐伯答曰：营卫者精气也，血者神气也。故血之与气，异名同类焉。故夺血者无汗，夺汗者无血，故人生有两死而无两生。"

神者，正气也。这样看，这里所讲的神包括的范围是很广的，关系到人的正气、血气、内脏等所有这些功能。所以任何治疗方法或者药物都是通过肌体本身才起作用的。比如，有些药物在试管里并没有什么抗菌作用，但是用到人体中可以治疗一些细菌感染的病。我们碰到很多这种情况，这说明什么问题？药物本身在试管里没有什么抗菌作用，为什么到了人体里面以后，可以起抗菌的作用？这就说明了

"神"的作用，"神"对人的机体起作用。

针刺也要通过刺激肌体本身而起作用。一些经络敏感的人，疗效就特别好。有些患者神经阻断了以后，没有感觉的话，有的时候针刺上去没有效果，也说明这个问题。还有比如有些疮疡，如血栓闭塞性脉管炎，患者局部脚趾的组织已经坏死了，那么药物不能对这个部位发挥作用，内服也好，打针也好，药物都不能到这里发挥作用，因为这个地方"神不使"。所以，对于这样的地方，不能通过药物来治疗，要用截趾的方法。

又如冠心病，用一些药，如硝酸甘油等，含了以后急救的时候能派上用处，但如果心跳已经停止，含在嘴里也没有用，这还是"神不使"。所以，人要是对药物有反应并不是一个坏现象；吃下去的药一点反应也没有，不一定是好现象。一般而言，局部如此，整体也是如此。这一段主要讨论病得很厉害，治疗方法不起作用，所以治不好。

> 帝曰：夫病之始生也，极微极精，必先入结于皮肤。今良工皆称曰：病成名曰逆，则针石不能治，良药不能及也。今良工皆得其法，守其数，亲戚兄弟远近音声日闻于耳，五色日见于目，而病不愈者，亦何暇不早乎！岐伯曰：病为本，工为标，标本不得，邪气不服，此之谓也。

病初起的时候，都是极微极精，非常精微的，不太能感觉到。"必先入结于皮肤"，意思是病初起时比较轻浅。病是初起的，极微极精的，但是高明的医生一看这个情况，判断为病已经成了。这个病是"逆"，这样逆的病是凶险的，"针石不能治，良药不能及"。"今良工皆得其法，守其数"，良工的医术是高明的，他治疗的方法一定是正确的，也就是他用的方法、用的药物的剂量都是正确的。

下一句"亲戚兄弟远近音声日闻于耳，五色日见于目"，是说亲戚、兄弟等患者身边的人，天天能听见患者的声音，看见患者的脸色。这样的话，医生能尽早诊断，一有病就可以发现。"而病不愈者，亦何暇不早乎"，然而还是病到不能治好的程度。这段时间并没有浪费，治疗还是及时的，很早的，那么这样的情况为什么会不好？所有不利因素都被排除了。

有的人认为，病不好主要是因为药不对证。但我认为这个理解不对。因为前文提到了"良药不能及也",同时讲到良工,是良工用良药。什么叫良药?针对患者的疾病所用的药,所以不是药不对证,这说法不对。第二种观点认为,是因为不早治,没有及早治疗,这也可以否定。因为文中提到,是天天看见,住在一起的,并不是不早。还有观点认为,是患者与医生不合作,属于"恶于针石者",不喜欢用药,这也不对。因为前文提到"针石不能治",不是说不肯治,而是不能治。

那么为什么不能好?剔除了如上这些因素,后文提道:"病为本,工为标,标本不得,邪气不服,此之谓也。"可见,主要的原因是"标本不得"。什么叫"标本"?"病为本,工为标"。此处的"病为本"指患者本身内在的因素,就是刚才讲的"神机"。"工"就是"针石,道也",即医生治病的一些医疗手段,这是"标"。把"标"放进去,与"本"不相得,也就是药进入人体后,不能对肌体起作用,肌体没有反应,所以邪气不能被制服。

"标本"两个字在《内经》的不同场合有不同的解释。有的地方指药与证,证是本,药是标,如药不对证,就医不好;也有的地方将标本指为邪与正,邪为标,正为本;也有的地方把标本指为先病与后病,先病为本,后病为标,后面的病是先病所引起的;也有的地方标本是指病机与症状(现象与本质)。这就是标与本的关系,所以标本在不同的场合有不同的理解。在这里"病为本"是指人的"神机"和"神不使"。"工为标"是指医生的针石、药物等手段。"标本不得"主要是患者本身的功能不起作用,虽然用的药物是正确的,用药是及时的,诊断也是对的,可是"邪气不服""标本不得",是这个道理。这一段为什么要这样写?因为前面一段讲病,"疾不可为",病得非常厉害,很重,所以药石都不灵,以此说明"神不使"。《内经》用这一段否定了其他的一些因素,最后突出"神不使",说明一个非常轻的病,如果"神不使",还是不会好。

三、水 肿

> 帝曰:其有不从毫毛生而五脏阳以竭也,津液充郭,其魄独居,精孤于内,气耗于外,形不可与衣相保,此四极急而动中,是气拒于内,而形施于外,治之奈何?岐伯曰:平治于权衡,去宛陈莝,微动四极,温衣,缪刺其处,以复其形。开鬼门,洁净府,精以时服,五阳已布,疏涤五脏,故精自

生，形自盛，骨肉相保，巨气乃平。帝曰：善。

这一段又举了一个水肿的病例，虽然讲的是水肿，但我们要注意看举这个例子的目的。"其有不从毫毛而生"，是说有些病不是从毫毛而生的，不是外感病，不是"必先入结于皮肤"。"五脏阳以竭也"，主要是里面的阳气出了问题，是"阳气竭"。对这个"竭"有两种理解：一个是衰竭；一个是绝。两种理解都可以。所谓衰竭，是阳气不足或阳气受阻绝。这些都会使阳气不能敷布。我们知道津液的运行靠阳气的敷布，阳气如果不能敷布，那么津液就要停滞、停留。所以津液的停留就变成了水肿。"津液充郭"的"郭"，指周围的皮肤、腹腔、胸腔，津液充斥在这些部位。"其魄独居"，形容津液和阳气分离。因为"魄"一般指阴津，这里指津液。"五脏阳以竭"以后，"津液充郭，其魄独居"。"精孤于内"，实际上是阳气与津液分离以后，使"精孤于内，气耗于外"，就是两者分离了。因为阳不能化气行水，精中无气，使精孤于内，这样形体就浮肿，肿得很厉害。"形不可与衣相保"，形体浮肿，衣服不合适了，衣服穿不上了。"此四极急而动中"，这种患者四极（四肢）急（胀急，肿胀而急）并且动中（喘咳）。所以在《素问·水热穴论》中也讲了："故水病下为胕肿大腹，上为喘呼不得卧者，标本俱病，故肺为喘呼，肾为水肿，肺为逆不得卧。"此处说，肿得厉害的时候，下面浮肿、大腹（肚子里有水）。胸水、腹水压迫以后，喘呼，不能平卧。"四极急而动中"就是指这个情况。四肢是肿的，中间有喘、咳，胸腹腔里有水。"是气拒于内，而形施于外"。这两句话就是形容前面的情况。"气拒于内"是形容喘满的，喘促而且胸满，不舒服，气逆，喘息好像气隔拒于内，所以是形容喘满不舒的。"形施于外"。"施"就是松的意思，松弛，形容形体外表很松，说明浮肿。这样的病，全身肿得非常厉害，不但四肢肿、皮肤肿，而且胸腹腔都有水。

那么怎么治疗？岐伯曰，"平治于权衡"，治这种病要达到权衡。我非常欣赏"权衡"这两个字，这是《内经》所讲的平衡，是相对的、动态的平衡。《内经》里面没有"平衡"这两个字，只讲权衡。就是哪个地方不平，就通过调整而达到"平治于权衡"，重新回到动态的相对平衡。那么怎么样达到"平治于权衡"？《内经》中提出了很多方法。

第一，"去宛陈莝"。我个人认为，应该把它倒过来，"去宛莝陈"。如果不把

"去宛陈莝"倒过来的话，解释是比较勉强的。如果这样理解就是"去掉宛陈莝"，所以还是"去宛莝陈"，这样理解比较好。我们又看到《素问·针解》篇有："菀陈则除之者，出恶血也。"《灵枢·小针解》也有差不多意思的话："宛陈则除之者，去血脉也。""菀"通"宛"。这句话说明：要除掉宛的、陈的。由此，倒过来看"去宛莝陈"就更正确了。"去"和"莝"就是除的意思，"宛"和"陈"都要去掉。"宛"就是瘀积。"陈"就是陈旧。"莝"就是斩草，像斩草一样除去它。所以要把陈旧的东西去掉，要"莝"掉体内瘀积的、陈旧的东西。这种方法适用于肿得厉害，必须排水的情况。张景岳等医家提出，像这种情况，攻的方法是必不可少的。比如十枣汤、浚川散、舟车丸等，都是用芫花、甘遂、大戟这一类药荡涤里面瘀结的水。

十枣汤组成：芫花，甘遂，大戟。功用：攻逐水饮。

浚川散组成：大黄，甘遂，郁李仁，牵牛，木香，芒硝。功用：通便逐水。

舟车丸组成：甘遂，大戟，芫花，木香，槟榔，青皮，陈皮，大黄，牵牛，轻粉。功用：峻下逐水。

像这样肿得很厉害的时候，单用利小便、发汗不能完全解决问题，必要的时候得峻下逐水，当然一定要有实证才能用此法。这个方法，后世一直在用。李东垣也认为，如果是大实大满的，大小便不利的，要"权宜寒热之药下之"。"权"就是权宜的，暂时的。"下"，就是攻下。"权宜寒热之药下之"就是说临时要用一些寒热之药，或者是寒性的药，或者是热性的药，也就是在泻药里加些凉药，或者加些热性的药。"权宜寒热之药下之"，一般就是这样用的。所以，《内经》的"去宛莝陈"有的时候用于去恶血，主要是针刺放血，或者从去恶血、去瘀方面来考虑。那么我们现在可以扩大一些，可以从大便的攻下来考虑。这是第一种方法。

第二，"微动四极"，微微地运动四肢。为什么要运动四肢？主要是运动能使阳气布散。因为刚才讲了，阳气是主角。

第三，"温衣，缪刺其处"。"温衣"是指衣服要保暖。缪刺是一种针刺方法，就是左刺右、右刺左。缪刺与巨刺不同。巨刺是经刺，主治经脉为病，取其经穴；缪刺主治络脉为病，取其络脉。

第四，"以复其形"，消掉水，从而恢复患者的形态。

第五，"开鬼门，洁净府，精以时服"，就是用发汗的方法，用利小便的方法来减掉水分。"开鬼门"就是发汗;"洁净府"就是利小便。这两个办法在《金匮要略》里讲得更清楚:"师曰:诸有水者,腰以下肿,当利小便;腰以上肿,当发汗乃愈。"在上面、在表的,宜发汗;在下面的话,要利小便。发汗使水邪从表而散;利小便使水邪从下而去。"精以时服",是指按时服用精良的食物,使精气得到及时的补充,指饮食疗法。

"五阳已布",意为五脏的阳气能够重新敷布。前面提到,患者五脏的阳气不能布敷。"疏涤五脏",五脏的阴邪可以被疏涤。而后"故精自生,形自盛"。一般水肿时精液变成水,本身的精反而不能生了,当肿消除时,形自盛。"骨肉相保,巨气乃平。""巨气"指大气、正气能够自生。"乃平"即恢复正常。这个地方是讲治水。

从这些治疗的方法来看,开鬼门、洁净府、微动四极、温衣、缪刺其处等,主要是使身体的气化能够正常,除了"去宛莝陈"的方法之外,不仅仅是一个利水的问题。为什么这样治疗?主要是为了使阳气重新敷布。所以,张景岳这样论治水:"故凡病水者,水即身中之血气,但其为邪为正,总在化与不化。"水本来是人身体的气血,正就是气血,邪就是水肿,水化了就是正,不化就是水,就是邪。所以,治疗水肿不仅仅是一个治水的问题,因为水本身是一个好的东西,要使它重新回到气化。所以治水要治气,气行了以后,水自然就不会积起来。我们看一看张仲景治水的药物:腰以上水肿用越婢加术汤、麻黄附子汤、甘草麻黄汤这一类,这些方子多用附子、麻黄、桂枝这类药。

越婢加术汤组成:麻黄 12g,石膏 25g,生姜 9g,炙甘草 6g,白术 12g,大枣 15 枚。功用:疏风泄热,发汗利水。

麻黄附子汤组成:麻黄 9g,甘草 6g,附子 3g(炮)。功用:散寒温阳,利水消肿。

甘草麻黄汤组成:甘草 6g,麻黄 12g。功用:治里水。

为什么要用这些药物?主要是宣通营卫,振奋阳气,使气化功能恢复正常。所以,不仅发表的药如此,利小便的药也是如此。比如《金匮要略》里的防己茯苓汤,是泻脾水的,里边有桂枝,也有黄芪,就是要使阳气重新敷布,达到正常的气化。

防己茯苓汤组成:防己 9g,黄芪 9g,桂枝 9g,茯苓 18g,甘草 6g。功用:益气健脾，温阳利水。

另一张五苓散，治疗小便不利、口干、气化不利的病。它一方面利小便，用茯苓、泽泻、猪苓等；另一方面用桂枝和白术。桂枝也是振奋阳气、帮助气化的。

五苓散组成：茯苓，泽泻，猪苓，肉桂，白术。功用：温阳化气，利湿行水。

《内经》这段介绍了治疗水肿病多种多样的治疗方法和综合疗法，不仅仅是一个药物的治疗，还包括一些物理的疗法，以及针刺、护理。这些论述的主要目的不是提出治法，目的在于与前面对比。第一部分讲疾病严重，"神不使"，那是药所不能及的。第二部分进一步说，有些病看起来不严重，如果"神不使"的话，那么这个病也治不好。

这一段与前面的第二段又是一个对比。前面说，病看起来不厉害，但是"神不使"，那么病治不好。这一段，病看起来很厉害，但是如果能够正确治疗，神能够使的话，阳气就能恢复，精能够自己生了，形能够自己盛了，能够疏涤五脏了，那么这些药物就起作用了，即使这个病看起来很严重，还是可以好的。所以说"病为本，工为标"，这种情况是标本相得。神能够使，是主要的。但是在必要的时候，"工为标"也不可少。从这个地方，我们可以体会到，《内经》的这些原文是有深刻意义的。这三部分，一层一层地深入进去，来说明问题，目的是为了说明中医治病的一个根本原则——以病为本是主要的，神要使，通过机体本身起作用。

第七讲　脉要精微论

内容提要

　　本讲从多方面讲述《内经》的诊断内容，包括诊脉的条件、原理及方法，脉象特征与疾病关系，疾病的判断，脉象与季节的关系，以及脏腑在脉上的分布，其中也提及了梦指示疾病的作用。

　　《内经》里有好几个专门论脉的篇章。《脉要精微论》是一篇，还有《玉机真脏论》《平人气象论》《三部九候论》等，这些都是专门论脉的，而这几篇中，《脉要精微论》尤为全面。今天我要和同学们一起学习的就是《脉要精微论》。《内经》中关于诊断的材料，分散在许多的篇章中，谈到了诊脉的条件、诊脉的原理，谈到了脉象、脉与季节的关系，还谈到了脉在脏腑的分布。当然，这里也有些不实用的东西，我们还是应该批判地继承。

　　诊脉是中医诊断的一个特色。西医可以借助许多的医疗器械，还有实验室来帮助诊断。但是在古代的条件之下，由于科学水平的限制，没有这些设备，古人还是要与疾病做斗争，还是要认识疾病的，因此，就需要依靠医生的双手和五官来观察与体验与疾病有关的诸多材料，通过长期的经验总结、摸索，不断提高，中医在脉这方面有独到之处，这是我们祖国医学宝贵经验的一部分。脉的跳动很简单，但可以从很简单的跳动里分析它与病的关系，因为形成脉搏跳动的因素是很复杂的。这些因素结合起来，就形成了脉象。所以，我们要从脉象里体验病理情况，这是一项精细入微的工作，掌握它的要领是很不容易的，所以篇名就叫《脉要精微论》。我们下面一段一段来介绍这篇。

一、诊法常以平旦

黄帝问曰：诊法何如？岐伯对曰：诊法常以平旦，阴气未动，阳气未散，饮食未进，经脉未盛，络脉调匀，气血未乱，故乃可诊有过之脉。

在讲第一段之前，我来请教几个问题。同学们都是大学的毕业生，我们在验血、验肝功能、验血脂，开了化验单以后，我们要叮嘱患者什么问题？就是明天验血之前要空腹，不要吃东西。还有，有些妇女不生育，我们要检查她是不是排卵，要量一个基础体温。基础体温在什么情况下量？就是在人刚醒的时候量。还有，甲状腺功能亢进，我们要查基础代谢。一般患者到医院去查，如果在农村的话，我们有什么办法？有一个办法就是：在天亮，人刚醒过来的时候量他的血压，找出他的脉压，再搭他的脉，把脉搏的数值和脉压加起来，再减掉111，这就是基础代谢率。虽然这个测量方法不太精确，但基本上有个大概的数值。验血也好，量基础体温也好，查基础代谢率也好，都是要在人刚醒过来的时候测量。这是为什么？就是因为人在没有进食时，血液里的成分可以反映他的真实情况，进食会影响人的血液成分，所以在验血、验血脂、验肝功能时要空腹。至于基础体温，人动了以后会影响体温，不能够量出真实体温，所以要天亮刚醒时测量。血压和脉搏也都是这样，因为人动了以后，这些指标都可以变化。这些都说明，人在初醒的时候，脉搏的跳动可以反映身体的真实情况。人在吃了东西以后，以及运动以后，种种因素加上去，就会干扰正常的脉象。所以在本篇的开头就提出了"诊法常以平旦"，最好的诊脉时间是在天刚亮，人初醒还没有动、没有进食的时候。这时候"经脉未盛，络脉调匀，气血未乱"，可以诊出他的有过之脉，可以比较正确地反映身体状态。

所以，我们以前有个老前辈，主张在天亮的时候去摸自己家里人的脉，这样可以掌握他们正常的脉象，初醒的时候，去一个一个摸，摸了以后对正常的脉象有所体会，以后就可以鉴别异常的脉象了。"诊法常以平旦"，就是这个意思。当然，我们现在要"诊法常以平旦"是不可能的。因为患者来看病，不可能是这个时候，医生也不可能在这个时候看病。那么我们在诊脉的时候，要考虑到许多外加的因素，以及内在变化的因素，要尽可能地排除一切干扰。比如，有些人跑得很快来就诊，叫他休息一会再诊脉；刚刚发过脾气，让他等一会儿再诊脉。这样可以排除一些干扰。

二、脉　诊

> 切脉动静而视精明，察五色，观五脏有余不足，六腑强弱，形之盛衰，
> 以此参伍，决死生之分。

第二段讲，脉诊虽然重要，但是不能单凭脉诊，还要与其他方面的材料综合起来分析。所以要切脉，还要看精明，还要观五色，观五脏的有余或不足、六腑的强弱，还有人的形之盛衰，强弱、肥瘦、老少等，以此互相参照，互相综合，以决死生之分。

所以诊脉一定要与其他的诊断方法结合起来。《内经》里有好多地方都提到这个问题。如，《素问·五脏生成》里谈到切脉与望诊、闻诊的联系，《素问·征四失论》中也讲到切脉与问诊的关系。但《内经》里有专门靠脉诊病的，就是不用病家开口，诊脉就可以诊断疾病，对此，要进行批判。一般认为，一定要将诊脉与其他的诊断方法结合起来，要望得清楚，闻得清楚，问得清楚，病史、病情都要了解得清清楚楚，然后再诊脉。这一段也可以说是后面几段的提纲。下面几段介绍切脉的动与静，察五色，视精明，形之盛衰，五脏有余不足、六腑强弱。所以这一段是下面五段的提纲。下面，一段一段分开来讲。

"夫脉者，血之府也……弊弊绰绰其去如弦绝者死。"这个部分讲的是脉象与病的关系，脉象反映了什么病。这个部分相比较而言是最重要的。这段与后文的"粗大者，阴不足阳有余，为热中也"都是在讲脉象。我准备把这两段结合起来一起讲。所以这一段留到之后介绍脉象的部分一起讲。

三、察五色、视精明

> 夫精明五色者，气之华也。赤欲如帛裹朱，不欲如赭；白欲如鹅羽，不

欲如盐；青欲如苍璧之泽，不欲如蓝；黄欲如罗裹雄黄，不欲如黄土；黑欲如重漆色，不欲如地苍。五色精微象见矣，其寿不久也。夫精明者，所以视万物，别白黑，审短长。以长为短，以白为黑，如是则精衰矣。

　　下面先讲察五色。察五色的内容，在《中医基础学》里已经学过了。讲颜色，中医常用日常生活所见到的东西做比喻，来对比看一看哪些颜色是好的，哪些颜色是不好的。总体而言，颜色要有光泽，有光彩，比较明亮，有生气，好像活的，这种颜色是好的。如果是灰暗的，比较像死质的，那就是不好。所以，如果是绿的、青的，颜色要像碧绿一样有光泽；黑的，要像漆，非但漆一次，而且要漆两次，漆两次，颜色会比较亮，这是我们能看到的。一般而言，灰暗得像黄土之类的，这些都是不好的。所以在诊断时，基本上依据颜色来诊断愈后，的确有这样的情况。比如黄疸，阳黄颜色比较鲜明，黄得比较厉害。虽然黄疸黄得比较厉害，黄疸指数比较高，可颜色比较鲜明，只要治疗正确，一般愈后良好。如果是灰暗的阴黄，多见于肝癌。如某人的脸色很不好看，黄而灰暗，是肝癌。又如肝硬化患者脸色黄得发黑，且暗。这些都是愈后不好的。又如麻疹，一般颜色不太鲜红，特别是疹子出了几天后，颜色会暗些。但是初出疹子时，颜色红一些比较好。如果颜色发黑，那么热毒比较足，小孩子发起来会比较厉害。又如生疮，哪怕红肿得很厉害，还是不太要紧。如果这地方发黑发青紫，颜色不好，则可能是这个地方的组织已经坏死了，所以愈后不好。所以，我们要看到这一段的精神，原文的描述是要我们体会到有各类颜色。如"赤欲如白裹朱"，像很薄的白颜色的丝绸，把红颜色裹在里面，丝裹在外面，有些亮晶晶的，又有些白里透红，这种颜色的红，红而不太显露，这是好的。有些戴阳红得很鲜，在久病之后出现这种情况，愈后是不好的。所以，颜色要鲜明，要有生气，但是又不能太显露，要有些含蓄。这样的情况就是好的。这讲的是察色。

　　下面介绍"视精明"，讲视力。五脏六腑的精血上注于目，因而视力的好坏与全身有一定的关系。有的时候视力有些不正常，是某些属于眼睛的、局部器官的病，如近视眼、远视眼、散光等。但是在比较多的情况下，眼睛的病往往与全身的气血有密切的关系，因为眼睛里也有许多重要的部分，比如角膜、晶状体、玻璃体、黄斑区等。这些部分，没有血管等组织，因而主要依靠附近的组织来供应营养，所以当循环有些障碍，或者人身的一些精血、气血不足的时候，就可以影响这些方面。比如糖尿病常常并发眼睛的疾病；肾炎、高血压、血管硬化、妊娠毒血症等，眼睛底部都可能出现一些病变。一些血管的曲张、弯曲、出血、水肿，或者萎缩，这些都反映了全身气血的情况，可以影响到人的视力。所以，我们中医治疗眼科的病，多用内服药。像白内障这些病，我们主要以补肝肾为主，认为病机是肝肾精血不足，此外，也有补脾肾等方法。如青光眼，有肝阴不足、肝阳上扰，也有肝经的风火。这说明视力的情况与全身的精气有密切的关系。《内经》提到的看东西以长为短、以白为黑，这是形容视力的异常，不正常的情况，"如是则精衰矣"，就是精血衰了。这是讲"视精明"。

四、观五脏有余不足

下面介绍观五脏有余不足。

> 五脏者，中之守也，中盛脏满，气胜伤恐者，声如从室中言，是中气之湿也。言而微，终日乃复言者，此夺气也。衣被不敛，言语善恶，不避亲疏者，此神明之乱也。仓廪不藏者，是门户不要也。水泉不止者，是膀胱不藏也。得守者生，失守者死。

"五脏者，中之守也"。这一句的"中"指胸腹部，"守"指职守，就是五脏各有职守。如果它们有病变，可以出现许多症状，我们根据症状可以了解发生了什么病变。

首先解读第一句："中盛脏满，气胜伤恐者，声如从室中言，是中气之湿也。""中盛脏满"与"气胜"是形容肺气胀满，人呼吸比较困难，气很胀。呼吸困难是气胜的情况，不是气消的情况。"伤恐"是形容人的心理情况，就是说，呼吸很困难，有一些窒息的感觉，有一些惧怕的情况，另外，由于呼吸困难，氧不够，引起心跳快，好像有些心悸的情况。同时，患者讲话比较重，重浊不清，很闷，好像关在房间里讲话似的。这是中气不足，里边有痰湿。这个病理是肺气壅滞、痰湿中阻。

下面的"言而微，终日乃复言者，此夺气也"，意为讲话的声音很低微，讲话断断续续，过好久才讲半句话，这是"夺气"，说明这个人气衰少，气虚得非常厉害。这两个一定要结合起来。如果光有"言而微"而没有"终日乃复言"，那不一定是夺气。我们有一些人，某个地方痛，他不能高声讲话，高声讲话，会加剧他的疼痛，那么他只能讲得很轻，但是气不短，所以他的话不是断断续续的，还是连贯的。这种情况我们要考虑，患者是不是什么地方痛，为了规避疼痛，而影响他的高声发言。这些症状还是要与其他症状联系起来。

"衣被不敛"，意为衣服被絮不检点，说明患者有时不知羞耻。"言语善恶，不避亲疏"，意为不管是否客气，是否熟悉，患者会乱讲话。这都是"神明之乱"。

以上三个作为代表，说明五脏的有余不足。

下面"仓廪不藏者，是门户不要也"。仓廪代表人的消化道，消化道不藏就会呕吐、泄泻。"门户不要"的"要"是约束的意思，"不要"即"不约"的意思。《难经》中提出"七冲门"，从口到肛门，共有七个门。嘴唇为飞门，舌头为户门，会厌为吸门，胃的上部为贲门，胃的下部为幽门，大小肠接触的地方为阑门，肛门为魄门。若这些门户没有约束，则"仓廪不藏"，或吐或泻。"水泉不止者，是膀胱不藏也"，指小便不止。《内经》用这两个症状作为六腑的代表，说明有些症状可供我们考察六腑的强弱和五脏的有余不足。

五、望形之盛衰

> 夫五脏者，身之强也。头者精明之府，头倾视深，精神将夺矣。背者胸中之府，背曲肩随，府将坏矣。腰者肾之府，转摇不能，肾将惫矣。膝者筋之府，屈伸不能，行则偻附，筋将惫矣。骨者髓之府，不能久立，行则振掉，骨将惫矣。得强则生，失强则死。

这一节讲的"形之盛衰"属于望诊。"夫五脏者，身之强也"，说明身体各部分的作强，一些运动之所以能够表现强健，主要与五脏有关。祖国医学的生理是以五脏为中心的，全身的精气是以五脏为基础的，所以下面讲到五府。五府与六腑不同，它指头、背、腰、膝、骨，这些是人的形体，它的强健与否，也反映出五脏是否强健。

"头者精明之府"，张景岳注解得比较好"五脏六腑之精气，皆上升于头，以成七窍之用"。七窍（眼、耳等器官）这些器官都是头面精明之府。"头倾视深"，意思是头抬不起来，目陷无光，眼睛往里边陷而且没有光，也可以解释为这个人看东西看不清楚，所以要仔仔细细一直盯着你看，好像要看透你一样，但还是看不清楚。这样的情况说明精神将夺，目已无光。

"背者胸中之府，背曲肩随"中，"随"就是往下垂的意思。如果患者背弯曲，肩往下垂，说明胸中的脏器可能不太健全。

"腰者肾之府，转摇不能，肾将惫矣。"在很多情况之下，腰痛腰酸是肾虚。当然也有些扭伤，或年轻人运动后腰肌劳损，不能说这也是肾亏，要区别开来。

"膝者筋之府，屈伸不能，行则偻附，筋将惫矣。"这个"府"与"腑"意思一样。筋和骨，凡是屈伸不能，走起路来弯腰曲背的，或者不能久立、走的时候摇摇晃晃的，就说明这个人的精气不足了。

下一条，"骨者髓之府，不能久立，行则振掉，骨将惫矣。"骨还是髓之府。"不能久立，行则振掉"，意为不能久站，走起路来摇摇晃晃。这属于髓府的问题。我们也可以看到有些患者摇摇晃晃的，可能有些是脊髓的病，或者是小脑的病，也有些老年人，或者是久病的人，走起路来摇摇晃晃，说明全身的精气衰退了。

这一段介绍"形之盛衰"，说明切脉还是要与其他方面结合起来，其中包括望诊，如望颜色、望眼睛、望体态、望神态，问各种各样的主症，还有听声音。所以，这一段把望、问、闻、切四个诊法结合起来。

六、脉四时动提纲

下面讲四时。"反四时者，有余为精，不足为消。应太过，不足为精；应不足，有余为消。阴阳不相应，病名曰关格。"这一段不好解，很可能是文中有错简，没上文，没下文，因而意义不明。这一段我们不去解它，不要去钻研。

帝曰：脉其四时动奈何？知病之所在奈何？知病之所变奈何？知病乍在内奈何？知病乍在外奈何？请问此五者，可得闻乎？岐伯曰：请言其与天运转大也。万物之外，六合之内，天地之变，阴阳之应，彼春之暖为夏之暑，彼秋之忿为冬之怒，四变之动，脉与之上下。以春应中规，夏应中矩，秋应中衡，冬应中权。是故冬至四十五日，阳气微上，阴气微下；夏至四十五日，阴气微上，阳气微下。阴阳有时，与脉为期，期而相失，知脉所分，分之有期，故知死时。微妙在脉，不可不察。察之有纪，从阴阳始。始之有经，从五行生。生之有度，四时为宜，补泻勿失，与天地如一，得一之情，以知死生。是故声合五音，色合五行，脉合阴阳。是故持脉有道，虚静为保。

这一段论"脉四时动"，就是说四时气候在变化，人生活在这样的自然环境中，也要产生相应变化，这是一种正常的现象。这是《内经》的一个观点，就是说人在自然界中不是孤立的，他与外界环境有密切的联系。脉的方面，这一观点也很好。除了这一篇讲到脉与四时动以外，其他篇中也有，比如《素问·平人气象论》，讲到脉有春弦、夏钩、秋毛、冬石，四时的脉象是不相同的；《素问·玉机真脏论》中也讲脉有春弦、夏钩、秋浮、冬营。虽然讲法并不相同，但是他们的精神是一致的。

"脉其四时动奈何？知病之所在奈何？知病之所变奈何？知病乍在内奈何？知病乍在外奈何？请问此五者，可得闻乎？"这一段也是一个提纲。由下面的几段分别阐述这个问题，之后一大段讲"脉四时动"，后面讲"治病之所在"。

下面介绍"脉四时动"。首先讲四时的变化。"请言其与天运转大也"。自然界也是在运转的，是怎么运转的？就是：春天是暖，夏天是暑，秋天为忿（"忿"比喻肃杀之气，秋天植物及树叶都凋零了，是秋风劲急发怒的表现），到冬天为怒（更厉害）。这四句话说明，四季的变化是一个渐变的过程。春天开始时有些暖，逐渐变热，到夏天为最高峰（暑、很热）。秋天开始时草木凋零，到冬天草木完全枯萎了。再加上下面一段："是故冬至四十五日，阳气微上，阴气微下；夏至四十五日，阴气微上，阳气微下"。这段说明四季是逐渐变化的。这个变化是自然规律，在大自然规律性的变化时，人的脉象也随之出现相应的变化。所以"四变之动，脉与之上下"，所以说"以春应中规，夏应中矩，秋应中衡，冬应中权"。这四句话是互文。《内经》里面经常有这种文法。我们要把这四句话并起来看，春、夏、秋、冬的变化是有规矩权衡的。

什么叫规矩权衡？规矩就是规律，四季的变化有规律，脉也应该有规律。权衡是指相应的，相适应的。衡就是秤杆，权就是秤锤。称东西时，东西重了，要把秤锤往外拉一些；东西轻了则把秤锤往中间靠一些。这样保持一个动态的平衡。这说明，如果外面冷了，或热了，我们的脉应该如何与之适应。这就是权衡的意思。规、矩、权、衡这四个字，意思是春、夏、秋、冬有一定的变化规律，而且，脉与四季变化相应。这种互文在《内经》中很常见。有的注解把规、矩、权、衡这四个字视为脉象。我认为这样的理解不是很好。因为它的上文、下文都讲四时之动，脉与之上下。所以四时之变，人的脉与它相适应，而起一定的变化。当然，这些变化是非常微细的。《内经》的作者为了说明这个问题，特地把它夸大一些，就好像有些东西我们看不清楚，把它放大几十倍，然后能看得很清楚。这段也是这个意思。

"微妙在脉"，说明四时对脉的影响很微小，但是有变化，肯定有变化。我们看有些人的血压，高血压的人冬天血压比较高一些，这也说明四时的脉有变化。人的整个新陈代谢，在夏天与冬天肯定是不相同的。所以，变化是有的，但是这个变化是很微细的。为了说明这个问题，夸大一些，比较容易看清楚。我们理解了以后，再把它缩小，恢复到原来的大小，就差不多了。

下面："阴阳有时，与脉为期，期而相失，知脉所分。分之有期，故知死时。微妙在脉，不可不察，察之有纪，从阴阳始。"这几句说明，我们摸脉要与四时结合起来。这里的"纪"就是纲纪，也就是规律。从什么地方开始？从分阴阳开始。脉首先要分阴阳，以后讲到脉象的时候我们再讲。

"是故持脉有道，虚静为保。"因为脉的变化是非常微细的，所以医生在诊脉时一定要保持虚静，即思想要集中，心不要有杂念，集中精神细心体会脉象。此外，古代没有表，脉搏的快慢也要靠医生的呼吸来衡量，所以也要虚静，如果一会儿呼得快，一会儿吸得慢，脉象也会搭不准确。

七、论　梦

是知阴盛则梦涉大水恐惧，阳盛则梦大火燔灼，阴阳俱盛则梦相杀毁
伤；上盛则梦飞，下盛则梦堕；甚饱则梦予，甚饥则梦取；肝气盛则梦怒，
肺气盛则梦哭。短虫多则梦聚众；长虫多则梦相击毁伤。

这一段谈论梦。它的上文、下文都是讲四时动，而中间夹杂梦，可能也是其他
篇的错简。这一段很可能是在《素问·方盛衰论》中的，介绍什么情况下做什么
梦。这个问题我们不用细钻，不过它提出了一个问题：梦是怎么发生的？到现在为
止，对梦，还有很多迷信说法。如我昨天晚上做了一个梦，这个梦不好。现在也流
传一些说法：什么时候做梦是好的，什么时候做梦不好；大火好，大水不好。诸如
此类。现在还是有人相信这些。可是早在两千年以前，《内经》就已经把梦和生理、
病理联系起来了，这是了不起的。仔细想想，中医的认识还是有道理的。我与同学
们还没有见面的时候，我已经给你们上课了。梦里边上课，在什么地方？在喜马拉
雅山的顶上，讲得透不过气，也没有带氧气袋，醒来时还有胸闷的情况。所以，我
要是没有胸闷的话，可能也不会梦到这种情况。这说明梦与生理、病理是有密切联
系的。

八、四时脉

春日浮，如鱼之游在波；夏日在肤，泛泛乎万物有余；秋日下肤，蛰虫
将去；冬日在骨，蛰虫周密，君子居室。故曰：知内者按而纪之，知外者终
而始之。此六者，持脉之大法。

接下来是对四时脉象的形容。"春日浮，如鱼之游在波"是说，春天阳气初升，
阳气始发，草木萌芽，人的真气开始升发，脉象也是趋于表，好像鱼游在水里面而
不出水面，是形容这种情况。"夏日在肤，泛泛乎万物有余"是说，夏天阳光荣盛，
草木挺拔，人的气向外，腠理疏松，可以大量地出汗，脉象"泛泛乎"，很旺盛，

好像大水一样洪大得很。夏天的脉比较洪大，趋向于表，比较容易诊出来。"秋日下肤，蛰虫将去"是说，秋天草木开始凋零，阳气开始内收，人气开始向里，所以脉"下肤"，即在皮肤下面，比较沉一些，好像蛰虫将要去冬眠。"冬日在骨，蛰虫周密，君子居室"是说，到了冬天，阳气潜藏，真气潜伏，好像蛰虫冬眠，这时人躲到房子里面，不到室外去，所以脉比较深、沉，好像在骨头。如此描述，将四季的脉象与四季变化相对应，这是比较夸张的描述。所以，"知内者按而纪之，知外者终而始之"与"察之有纪，从阴阳始"这两句是有联系的，相呼应的。一方面，要"知内"，即知道人体内部本身的一些情况；另一方面要"知外"，即知道与外部四季相适应的一些情况。"知内者按而纪之，知外者终而始之"，这两句也是互文。与上面的一样，应该是"知内者，知外者，按而纪之，终而始之"。这两句应该这样理解，不一定拆得开。这是对"脉四时动"的解读。就是说，我们在诊脉的时候可考虑一下这个问题，但现在不太考虑这个问题。如果要专门研究脉，可以注意一下这个问题。平常的话，它的变化是很微细的。

九、治病之所在

> 心脉搏坚而长，当病舌卷不能言；其软而散者，当消，环自已。肺脉搏坚而长，当病唾血；其软而散者，当病灌汗，至令不复散发也。肝脉搏坚而长，色不青，当病坠若搏，因血在胁下，令人喘逆；其软而散色泽者，当病溢饮，溢饮者渴暴多饮，而易入肌皮肠胃之外也。胃脉搏坚而长，其色赤，当病折髀；其软而散者，当病食痹。脾脉搏坚而长，其色黄，当病少气；其软而散色不泽者，当病足胻肿，若水状也。肾脉搏坚而长，其色黄而赤者，当病折腰；其软而散者，当病少血，至令不复也。

接下来讲"治病之所在"。这一段讲到五脏的脉，心脉、肝脉、脾脉、肺脉、肾脉，还有胃脉。这时就有一个问题，脉在哪里？那么就要根据脏腑分布，脉上哪个地方是心，哪个地方是肝，以后讲分布的时候会讲到这些。

在这一段里，有些内容是不太容易理解的，也可能有些是个别的实际例子的记录，不是许多病例的总结。所以，《内经》的原文虽然是从实践中来的，但是没有普遍的指导意义。但有些内容还是好的，我们要把它们分析出来。比如第一句："心脉搏坚而长，当病舌卷不能言；其软而散者，当消，环自已。"一般注解认为，这是邪盛缩舌，属实证。邪盛入心经可以舌卷不能言，这是可以的。但是这症状也可以见于津液亏损。津液亏损后也可以舌卷不能言，这时的脉就不是心脉搏坚而长，所以不能把这种描述作为有普遍指导意义的心脉。

有些句子还不能理解。比如后面的一句话"其软而散者，当消，环自已"。这句话当然也可以勉强地解释，但是因为解释勉强，可以有多种多样的解释，然而都解释不通。吴昆认为句子应该这样断"其软而散者，当消，环自已"，断在"消"的后面。"当消"意为这样的情况可以消除。"环自已"意为等到一周后，它自己会好。吴昆这样解释。但是一般认为他的解释是不对的。"消"虽然是虚证，但"消"由于里面有热，脉就不太会软而散，所以认为这话不对。也有人认为"消"是静的意思，静一周就会好。那么到底什么病静一周就会好？他也没有讲症状，所以这个解释也不对。这样的解释都不理想，所以对这句，我们还是不解为妙。

那么这一段里面有什么内容，是我们可取的？我提出几个可取之点。

第一，把"搏坚而长"和"软而散"作为相对的两个脉象提出来。这两个脉象代表什么？一个是实证，一个是虚证。有些病可以出现实证。比如，"肺脉搏坚而长，当病唾血"，如果我们见到吐血的病，脉搏坚而长，说明这个人的吐血，还不能马上止住，他的血还在动，他的气还是旺盛的，可能还会吐血。这里可以这样理解。但是原文的写法，也不太妥当。因为"搏坚而长，当病唾血"，就是说先有这样的脉，然后有这个病，那是不妥的。应该反过来，如果这患者吐血，一下子不能够止，这个脉可能是搏坚而长的。这样讲起来比较客观。

"其软而散者，当病灌汗"。"灌汗"就是血汗，汗出如血。汗出得很多，可以造成卫气虚脱，卫气失散，卫气不固，所以灌汗，脉可以出现软而散。"至今不复散发也"中的"至今"可能是"至令"的意思。这句是说像这样的情况，我们就不能再用发散的方法了，因为已经汗出得很厉害了，脉已经到软而散的地步。"散"，就是浮而无根。这样的情况就不能再用发散的药。这种情况，是虚与实两种脉的对比。诊脉，我们首先，也是最主要的是要分虚、实。

第二，在这个地方讲到浮肿的问题。有两处讲到浮肿。一个是："其软而散色泽者，当病溢饮。溢饮者，渴暴多饮，而易入肌皮肠胃之外也。"这是一种情况的肿。这个肿，"易入肌皮"，就是指溢饮在皮肤里面，又在肠胃之外，在腹腔里面。"色泽"这两个字很重要，皮肤上面颜色很光亮的，说明皮下有水。"脉软而散"，说明这种情况的病机基础主要是虚。

下面还有一类水肿，"脾脉……其软而散色不泽者，当病足胻肿，若水状也"。患者下肢浮肿，颜色不光泽。"若水状"说明这不是水，只是像水一样，说明不是水肿，皮下没有水。但患者也浮肿。如何鉴别这类水肿？与上面对比一下就很清楚：它是色不泽，皮肤不是很光亮的。它也是软而散，说明这个病也是属于虚证。浮肿，大部分情况属于虚证，虽然有的时候积水，可以使局部变成实的，但归根结底，还是虚证。上面"肝脉"的水，还可以到肠胃之外，也就是说在腹腔里也可以有水。而这里"足胻肿"，是指下肢浮肿，重在脾气虚。两者对比一下，可以看得很清楚，虽然同样是水肿：一个属于肝虚的病，一个属于脾虚的病；一个是有水的，一个是足浮肿；同样都是虚，一个在腹腔，一个在足；一个是有亮光的，一个没有亮光的。

第三，讲到伤。这篇有三处讲到伤。"肝脉搏坚而长，色不青，当病坠若搏，因血在胁下，令人喘逆"。"不青"，有人认为"不青"就是"青"，"不"字是衍文。因为患者"坠"，从高处跌落，跌伤了，所以"青"，这是一种情况。另一种情况是，在某一个地方，或者没有马上出现青，以后会青出来的。如上都可以导致血在胁下，有内伤，受伤令人呼吸急促。"若搏"，指或者被人打伤了。第二个情况就是"胃脉搏坚而长，其色赤，当病折髀"，就是股骨、大腿骨折断或受伤。还有一处，在最后"肾脉搏坚而长，其色黄而赤者，当病折腰"，是腰部损伤。这三个受伤都有一个共同点——"脉搏坚而长"，说明受外伤，主要是实证而不是虚证，所以治疗可用祛瘀药来活血化瘀。

> 帝曰：病成而变何谓？岐伯曰：风成为寒热，瘅成为消中，厥成为巅疾，久风为飧泄，脉风成为疠，病之变化，不可胜数。
>
> 帝曰：诸痈肿筋挛骨痛，此皆安生？岐伯曰：此寒气之肿，八风之变也。帝曰：治之奈何？岐伯曰：此四时之病，以其胜治之愈也。

这条讲到病的变化不可胜数。病是可以变化的，不是一成不变的。所以黄帝问："病成而变何谓？"病成形以后，有哪些变化？《内经》举了些例子。

"风成为寒热"。风是外邪的总的代表，外邪可以造成一些以寒热为主症的外感热性病。所以外感病有寒热，我们往往不能丢开一个风字。比如，特别是初起时，任何一个外感热性病，总是有些风的表现，或者风寒，或者风热，或者风湿，总之离不开一个风字。

下面"瘅成为消中"。"瘅"就是热，热慢慢地积累起来。积热以后，可以消中。消中是指消渴一类的毛病，这是热慢慢地发展而伤阴。伤阴以后，可以变为消渴。所以我们治疗一些消渴，主要用滋阴法。还有的地方，必要的时候还要清热，等到消中以后，还是以滋阴为主，像消渴病、糖尿病，我们就用滋阴的药物。

"厥成为巅疾"。"巅疾"指一种突然倒下去的病，此处的"厥"就是逆。什么叫逆？有些上实下虚、当降不降的，应该是往下降的，反而不降，就是逆。像一些肝肾阴虚、风痰上扰、气血逆上的都是逆。这种人本来上实下虚，所以头晕、目眩、血压高。"厥成"，指厥发展到一定的时候，有可能一下子中风，或跌倒。当然，"当降不降"属于逆，那么"当升不升"是不是也是逆？应该也是的。所以，也有些上虚的毛病，相对而言是下实的，如脑缺血，也可以一下子倒下，这属于当升不升，气血不上去。

下面是"久风为飧泄"。"飧泄"就是完谷不化，大便中有不消化的食物残渣。怎么理解"久风"？"久"是说这个病是慢性的，"风"指外来的邪气。慢性的、外来的邪气，也可以造成慢性的腹泻。症状可以是腹痛，也可以是肠鸣。这是一种情况，是外邪引起的。"久风"也可以理解为肝。肝主风，肝脾不和，肝恶脾，也可以产生泄泻。这种泄泻，是与精神因素有关的，长久的腹泻。发作的时候腹痛，又泄泻，肚子也会咕噜咕噜的。这种久风的飧泄，往往有两个特征，就是腹痛、肠鸣。对于这种情况，我们可以在治疗泄泻的药物里加祛风药，这往往是见效的，比如防风、青蒿等，这些加进去，能止住泄泻。这属于"久风为飧泄"。

"脉风成为疠"。"疠"就是麻风，就是现在讲的麻风病。《内经》里已经有很详细的对"疠"的描写了。这种病是很可怕的传染病。在《素问·风论》里面讲"疠者，有荣气热胕，其气不清"，就是血液里面的气不清；"故使其鼻柱坏而色败，皮肤疡溃"，是说鼻的软骨坏了以后，鼻梁就塌下去了，并且脸色败坏，皮肤上生异物或溃烂。又如《素问·长刺节论》记载："病大风，骨节重，须眉堕，名曰大风。"关节沉重，眉毛、胡须、头发脱落，这种病名叫"大风"。综合起来看，麻风病的症状已经写得很详细了，一个是鼻梁塌，一个是眉毛、头发等脱落，另一个是皮肤上的症状，最后还有关节畸形或关节有运动障碍。这些症状都描写出来了。《脉要精微论》"脉风成为疠"，即认为这种疠，是脉风。《素问·风论》里讲的"病大风"也是指风。这些论述都说明这种病是由于外邪导致的，是外邪所引起的。当然，那时古人不知道什么是病原菌，只知道是外邪引起的，认为外邪在血液里面。"脉风成为疠"，说明邪在营气里面。上面的例子，同样是风，"风成为寒热""久风为飧泄""脉风成为疠"，但是它们的病原菌应该是不同的。在古代看来，它们都是外来的邪气，可以成为各种各样的病，已经成了一个病，但是还可以发展，如"厥成为巅疾"。所以，病的变化是不可胜数的，病是可以千变万化的。这是讲"病在外"，前面讲的是"病在内"。痈肿、筋挛、骨痛，这些"寒气之肿，八风之变"，也是外邪引起的一些病。外邪可以造成多种多样的病，可以肿、筋挛，还可以骨痛，也可以是上面讲的一些内科病。

上面的病变化多端，不可胜数，那么怎么治？就是"以其胜治之"，也就是说我们要辨证，还要施治。怎么施治？要给他胜，也就是下面的注解。张景岳对"以其胜治之愈也"是这样注解的："四时之病，即时气也。治之以胜，如《素问·至真要大论》曰：至诸胜复，寒者热之，热者寒之，温者清之，清者温之，散者收之，抑者散之。"这就是"治之以胜"。用与病性性质相反的药物来治疗。要知道、掌握相反面，首先要辨证，了解病情。我们可用对抗的方法来治疗。我们看一看这一段，其中有许多是不太正确的，但是，也有些可取之处。我们提出以上几点，看看是不是有用。供同志们参考！

十、故病和新病

这一课主要讲通过对脉和色的观察，来判断这个病是以前生的、很早就有的，还是新病。这一段我们只能领会它的精神，因为它的内容并不完全正确。我们看一看具体内容。

帝曰：有故病，五脏发动，因伤脉色，各何以知其久暴至之病乎？岐伯曰：悉乎哉问也！征其脉小，色不夺者，新病也。征其脉不夺，其色夺者，此久病也。征其脉与五色俱夺者，此久病也。征其脉与五色俱不夺者，新病也。肝与肾脉并至，其色苍赤，当病毁伤不见血，已见血，湿若中水也。

这段主要是说：如果脉不好，色也不好，那是故病（是旧疾，早就有的）；如果脉和色都还可以，那这个是新病的（新发现的病）；如果色不好，脉还是好的，这是故病。所以，总的来讲，是这个意思：如果色不好，不管脉怎么样，那是故病。我认为这样的说法并不恰当。因为事实上，新病、老病不能光凭脉和色来判断的。久病、新病都有轻重缓急。有的新病，但是很急，完全可以反映在脉和色上面。比如急性肠胃炎，来势很急、很凶，一两天之内完全可以改变脸色。患者脱水了，脉也可以完全改变。这样来讲，脉也夺了，色也夺了。所谓"夺"，就是脸色不光泽，憔悴得很。所以单凭脉和色，不能判断为老病，这明明是新病。也有些老病，脉也不夺，色也不夺，这种情况，我们也常见的。就拿我自己来说，心脏不好，冠心病，查出来心电图很不好，T波倒置，S-T低，左心扩大，主动脉弓硬化，眼底也有变化，可是我色也不夺，脉也不夺，所以不能单拿脉和色来判断。这段主要是领会精神，就是脸色要是不太好看的话，还是要注意的，可能这病很早就已经有了。

最后一句："肝与肾脉并至，其色苍赤，当病毁伤不见血，已见血，湿若中水也。"这几句话与上面这一段不太连贯，也可能是别处的错简抄过来的。古书错简很多，即使要解释这几句话，也不太容易，所以我们就不去钻研了。

十一、脏腑分布

尺内两旁则季胁也，尺外以候肾，尺里以候腹。中附上，左外以候肝，内以候膈；右外以候胃，内以候脾。上附上，右外以候肺，内以候胸中；左外以候心，内以候膻中。前以候前，后以候后。上竟上者，胸喉中事也；下竟下者，少腹腰股膝胫足中事也。

这一段主要讲脏腑在脉上的分布，如某一部分属于肝，某一部分属于心。我们先解读一下文字。"尺内两傍则季胁也"，我认为应该放在这一段最后，因为这句话是呈上文的，不是启下文的，所以当在最后。首先是"尺外以候肾，尺里以候腹"，这个容易理解。"外"是什么？就是桡侧。"里"就是尺侧。就这样区分里外。"中附上"指的是关部，尺的上面、中部的地方。"左外以候肝，内以候膈；右外以候胃，内以候脾"。右手与左手也是不同的。"上附上"是指寸部。"上附上，右外以候肺，内以候胸中；左外以候心，内以候膻中"。我们现在理解为寸口脉，讲寸口脉的分部。但是对这个问题，历代都有争论。有些认为这个讲的是尺部，也有人认为就是讲寸口脉的分部。大家的争论都有理由。认为是尺肤的（尺部的皮肤），他们是这样分析的：《内经》没有讲到关脉，讲到尺的话，都是指尺肤。《内经》有一篇叫《论疾诊尺》，这篇主要讲尺部皮肤之滑、涩、热、寒等，热、寒，这不会指脉，是指皮肤，这是把脉和尺部的皮肤结合起来诊断的。比如，脉很快，如果加上尺部的皮肤发热，这个人就是发热。因此，他们认为《脉要精微论》这部分也是讲尺肤之诊，尺部皮肤的分部，分为左边、右边，等等。但是也有人认为，这段指的是寸口。他们的理由是什么？他们认为《太素》里面有两篇，一篇叫《太素·尺诊》，另一篇叫《太素·尺寸诊》。《太素·尺诊》的内容类似于《灵枢·论疾诊尺》的尺肤。《太素·尺寸诊》这一篇类似于《素问·平人气象论》的内容，里面讲到尺脉缓、涩，患者会怎样，尺脉盛，患者可能出血。那么很清楚，《素问·平人气象论》《太素·尺寸诊》讲的尺属于脉。还有人在注解中说，关的下面取一寸的地方，就是尺部，那么这也是寸口脉。还有《素问·阴阳应象大论》里边有一句："按尺寸，观浮沉滑涩，而知病所生，以治，无过，以诊，则不失矣。"按尺寸指的是脉，所以他们认为这一段指的是寸口脉。如果是寸口脉，那么后世关于寸口的脏腑分部，主要是从这个地方来的，来源于此，即使这个讲的是尺肤，那它的分布情况也是后世所依据的，后世对寸口脏腑的分部也是根据此处。我们看看它是怎么分的。

这一段讲的部位主要分左边、右边，各自的寸、关、尺。后世有些书讲到尺寸、脏腑的分部，与《难经》中的精神基本一致，但《内经》的论述没有讲出具体的脏腑——即认为寸主膈以上，关主膈以下到脐，尺主脐以下。元朝以前，西晋王叔和的《脉经》、高阳生的《脉诀》等，把小肠、大肠放在上面，因为心与小肠为表里，肺与大肠为表里。明朝以后，医家们不认同《脉经》中把大肠、小肠放在上面。他们认为，《内经》里讲的腑，实际上已经包括了大肠、小肠。左边是小肠，心与小肠相表里；右边是大肠，肺与大肠相表里。左边是心、肝、肾；右边是肺、脾、命门（右肾）。从脏象的系统来讲，心、肝、肾是一个有特殊联系的系统；肺、脾、命门（右肾）这个系统，则与很多气方面的病相关。精神和神经方面属这系统；水液代谢方面属另一系统。这是有一定道理的。这样的脏腑分布，后世主要是依据《内经》的。

那么这样的脏腑分部，历代都有实践，到底有没有道理？这才是最主要的。如果没有道理，我们研究它干什么？有没有道理？这也很难讲。平常我们看病是不分的。但是在某些时候，某一地方，部分脉表现得有些特殊的话，或者特别弦，或者特别硬，或者特别弱，这样的情况之下，往往是有诊断意义的。我们上一次西医基础课的老师们轮流学中医，有些老师曾到龙华医院去见习。病房里有一个患者，也是医务工作者。他是多囊肾，另外还有慢性肾炎，管型有四个加号，这人的病是很重的。他的尺脉特别沉，一点也摸不到。几位西医的老师都摸了脉，这情况很明显。过了一段时间，他的病情已有所好转，老师们再去看，这时候尺脉就有些显示出来了。西医老师们体会到这脏腑分部有些道理。

所以说，在这个问题上，如果某一地方有特殊表现的话，要注意，特别是在一个人身上前后的对比。关于这个问题，《内经》上面也有说法"独大者病""独小者病"。这个"独"字很重要。张景岳为了说明这个问题，专门写了一篇《独论》，就是讲脏腑分部的问题。

张景岳认为，诸部（其他的部分）都差不多，有一个部分"独乖"，"乖"就是反常，这个地方可能有病："部位之独者，谓诸部无恙，惟此稍乖，乖处藏奸，此其独也。"所以这个问题，我们不能够马上就否定它，也不能马上就肯定它。关于分部的问题，有的时候是比较难理解的。看起来很小的一点，分了那么多部，好像不可理解。但是我们也要想一想，像耳诊，那么小小的耳朵，里边分了许多部；另一个，面诊那么小的地方，也可以分部。那么脉上面的分部，是不是有一定的道理？这是一个值得研究的问题。

《脉要精微论》的"前以候前"，可以与尺肤部相对应，这地方的皮肤情况与前面胸腹部的皮肤类似。"后以候后"，指候身后（外面的），即背部。"上竟上者，胸喉中事也"，指寸口的上面可以帮助诊断胸部与喉中的疾病。"下竟下者"，就是候少腹、腰、股、膝、胫、足中。《脉要精微论》是这么分部的。最后，是"尺内两傍，则季胁也"，尺脉两旁的内侧候季胁部。这个问题我们不去钻研了，因为讲不透。

十二、脉　象

下面主要讲脉象，原文如下。

> 粗大者，阴不足阳有余，为热中也。来疾去徐，上实下虚，为厥巅疾；来徐去疾，上虚下实，为恶风也。故中恶风者，阳气受也。有脉俱沉细数者，少阴厥也；沉细数散者，寒热也；浮而散者为眴仆。诸浮不躁者皆在阳，则为热；其有躁者在手。诸细而沉者皆在阴，则为骨痛；其有静者在足。数动一代者，病在阳之脉也，泄及便脓血。诸过者切之，涩者阳气有余也，滑者阴气有余也。阳气有余为身热无汗，阴气有余为多汗身寒，阴阳有余则无汗而寒。推而外之，内而不外，有心腹积也。推而内之，外而不内，身有热也。推而上之，上而不下，腰足清也。推而下之，下而不上，头项痛也。按之至骨，脉气少者，腰脊痛而身有痹也。

该篇其他小节，也讲到一些脉象，如"心脉搏坚而长，当病舌卷不能言……肺脉搏坚而长，当病唾血……肝脉搏坚而长，色不青，当病坠若搏……胃脉搏坚而长，其色赤，当病折髀……脾脉搏坚而长，其色黄，当病少气……肾脉搏坚而长，其色黄而赤者，当病折腰……"

我们先把这些脉象写出来。从这短短的一段文字中，我们可以理出二十四个脉，加上迟脉，有二十五种。在《内经》的其他篇章，还有七种怪脉（很奇怪的脉），加上后有三十几种。后世有许多脉象分类，二十八脉、二十四脉等，在这一篇中基本上都提到了。这说明古代医家对脉象的研究，的确是花了很大的工夫，很仔细地探索、研究，才总结出这么多脉象。那么，这些脉为什么能反映一些病呢？

夫脉者，血之府也。长则气治，短则气病，数则烦心，大则病进，上盛则气高，下盛则气胀，代则气衰，细则气少，涩则心痛，浑浑革至如涌泉，病进而色弊，绵绵其去如弦绝，死。

"夫脉者，血之府也。"脉里有血，是跳动的血，是由气在推动的血，所以脉反映了气的情况。一方面，脉是血之府；另一方面，脉也反映了气的情况。下面讲了很多气的情况，"长则气治，短则气病，数则烦心，大则病进，上盛则气高，下盛则气胀，代则气衰，细则气少"，都是讲气，因为气与血，两者不可分割。所以，脉就可以反映人的气血情况，而气血可以反映全身脏腑的功能，古代人是这么理解的，所以，脉可以帮助诊断。拿现在的医学来讲，这样的说法还是比较有科学根据的。从我们现在的理解来讲，形成脉搏的因素是很复杂的。

比如，"心主血脉"，脉搏的跳动首先要有一个动力器官，那就是心。所以脉搏的形成主要是心的周期性的活动，在脉管里面造成压力，是压力变化导致的现象。所以，脉搏的变化与心的活动是有密切关系的，心收缩力的强弱、心跳的频率、心的肌力、每次心的搏出量都可以直接影响脉象。除了心以外，还有动脉的血压也影响脉象，这些同学们都理解。收缩压和舒张压的高低直接影响脉象。比如，动脉压高往往是弦脉，脉压比较低往往是虚弱的脉。这方面我们不详细讲了，总之它的变化是很大的。

除了动脉血压以外，还有外周血管的一些情况可以影响脉象。如外周血管硬化或扩张、血管的紧张度（如果有血管硬化的话，那紧张度是不同的），还有外周循环的血量，血量多的脉可以见阳性脉，如大、洪、滑脉，这就是周围循环的血容量比较多时出现的情况；反之，就会出现一些阴性的脉。此外，血液的黏稠度也可以影响脉象。有些血液比较浓，有些血液比较稀，这个也有关系。黏稠度比较低，可出现滑脉；黏稠度比较高，可出现涩脉。像急性肠胃炎脱水，血液的黏稠度比较高的，脉会很不流利。当然，形成滑、涩脉，不仅仅是这个因素，还有其他因素。以上这些原理和因素又关系到全身的新陈代谢，全身的神经体液活动，所以全身的生理和病理的变化，都可以影响到脉象。反过来，我们从脉象的变化上也可以体会到人身体上的一些生理、病理的变化。但这个因素是很复杂的。比如孕妇的滑、数脉，特别是在妊娠 4～6 个月时，脉又滑又数。这个大家有体会。

为什么孕妇会有滑、数脉？这里面因素就很多了。由于胎儿的生长需要，孕妇新陈代谢就比较旺盛，心跳要加快，所以有数脉；另外，由于孕妇周围血管的平滑肌扩张，外周阻力比较小。有人做过实验，孕妇妊娠中期，外周阻力最小；过了中期以后，阻力又逐渐增加；到分娩之前，外周阻力基本上与没有怀孕时差不多。这是关于外周阻力减小的。另一个原因是血流量增加。特别是手，手上的血流量比怀孕前增加，甚至可以增加好几倍。还有是因为血液的黏滞度下降，血液比较稀一些，血液的黏稠度下降，以怀孕 5 ～ 7 个月最高、最明显。妊娠的滑数脉，受这些因素影响。当然，造成这些变化，又关联到内分泌、黄体等一系列的变化。综合这些因素：血容量比较多，血流快，黏稠度下降，心跳比较快，产生的脉搏，在手指下很容易感觉到波形的通过，有滑数的表现，所以孕妇的脉又滑又数。这仅仅是举个例子。

其他方面的脉象，也是由许许多多因素造成的。所以我们古人讲："夫脉者，血之府也。"古人用脉象帮助我们诊断，这里面是有一定的科学根据的，不是凭空的、主观的想象。当然，《内经》中有些内容是许许多多病例的总结，是很有指导意义的；但也有些内容仅仅是少数的病例，古人发现了这类脉象，并把它记了下来，这没有普遍的指导意义；也有一部分内容，是属于推理的，有主观臆测的成分，这个属于糟粕，没有指导意义。精华和糟粕，需要我们以现在的实践加以检验，看看哪些我们可以学、可以用，哪些我们要摒弃。

下面我们接着讲《脉要精微论》中的"长则气治，短则气病"。长短，主要是指桡动脉显示出来的部位的长短。这方面，我们在《中医基础学》中已经学过。长短，在有的地方不是这个意思，有另外的意思。在《内经》里讲脉的长短，是应指的长短，是脉在手指上被感觉到的时间的长短。这也是有意义的。因此，长短有两种意义。《脉要精微论》中的"长则气治，短则气病"，主要是指桡动脉显露出来的部位的长短。

为什么"气治"时，桡动脉处的脉会比较长？主要是因为心搏还是比较有力的。我们可以想象，若血的流量比较充盈，这类患者一般来讲还是比较正常的，所以说"气治"。当然血压高的、血管硬化的患者，因为脉压比较大，也可以见到长脉。"短则气病"是相对的。脉不能满到整个寸口的部位，这主要表现在血压比较低、心的收缩率比较弱、血流量不太够的情况下。这样的情况下，可以出现短脉，所以"短则气病"。这是符合实际情况的。

"数则烦心"，古人观察到，有些数脉往往与烦心的症状同时出现。实际上是不是这样的？我们感觉到，是有这样的情况。比如，一些高热的患者往往能出现脉数。这时候血比较盛，内部比较热，特别是热邪比较盛，所以患者可以出现烦躁的现象，有烦心的症状。一些阴虚火旺的人，也可能出现数脉。阴虚火旺，也可以五心烦热，所以也可以出现烦心。也有些血虚的患者，也可以出现数脉。由于血虚，患者心气不足，心跳会快一些，胸口比较闷，因而也可以有烦心的情况。还有一些呼吸不畅的、喘的患者，由于氧不够，脉搏也可以比较快，也可以出现胸闷、心跳快的现象，有烦心的感觉。所以"数则烦心"是符合实际情况的。

"大则病进"。"大"是指脉形比较宽，跳动比较有力，这个情况，正常人也是有的。《内经》特别提出"大则病进"，是为了引起人们注意。在有些病理条件下，如果看到大脉，不一定是好现象，大家要提高警惕。为什么"大则病进"？比如邪盛的病，外感热性病，此时的大脉，是表示邪盛，这个病还是在发展的状态，所以"大则病进"。也有一些属于虚证，虚证见到大脉并不是好事。比如患者血虚，血虚应该脉比较微细，比较弱，这是正常的。如果脉比较大，说明血虚比较严重，这也是一种情况。又比如有些患者吐血，如果吐血见到大脉，那吐血一下子停不下来，因为气在动，表示这病还是在发展，这也是"大则病进"的情况。所以不是所有大脉都是好的。当然也有些大脉是好的。比如在《灵枢·五色》里也有提到"病之在脏，沉而大者，易已"。病在脏而脉沉大，病容易好，这是有点道理的。以热性病为例，病在里，脉沉而有力的话，说明此人的正气还是比较旺盛的，所以病还是容易好的。该篇又说："病之在腑，浮而大者，其病易已。"病在三阳经的话，见浮而大的脉，病容易好。病在三阳经，脉应该是比较浮的，如果加上大，说明人体抗病力比较旺盛，所以这个病容易好。所以，对于"大则病进"，我们要从两个方面来考虑，有的情况是病急，有的情况之下是病容易好。

"上盛则气高，下盛则气胀"。我们认为这个"上盛"在寸口。寸口脉比较洪大，比较有力，那么气比较高，比较粗，右寸属于肺，因此肺气比较大。"下盛则气胀"，指腹部的气比较胀。对于上盛下盛，有不同的理解。《内经》的三部九候诊法中，头部有脉，手上有脉，下肢有脉。所以"上盛"可以指头部的脉跳动得很厉害，说明气高，气往上；"下盛"，是下面的气比较胀，也可以这么理解。

"代则气衰"。代脉一般来讲是跳跳停停的，脉缓慢而有间隙，心跳不能持续，所以气衰。有些器质性心脏病，会出现代脉，所以叫气衰。少数的正常人也有代脉，可他没有病。张景岳讲结代脉，讲得很清楚，正常人也可能有结代脉，歇止脉的人不一定有器质性的病。

"细则气少"。"细"是脉形的细，气血少，整个人衰退的样子。

"涩则心痛"。"涩"，主要是脉不流利。血液的流行受到阻碍，血量比较少，或者心搏出的力量不大，也可能心在工作时受到一些阻力，也可能血液的黏稠度比较高，这许多因素都可以造成涩脉。血少，心脏搏动又有些阻碍，心跳的力量又不够，那么心脏很可能有一些器质性疾病，所以，常常可以见到心绞痛、心肌梗死时出现涩脉。当然，涩脉，不一定都有心痛。

"浑浑革至如涌泉"。"浑浑"说明脉模糊不清；"革"形容脉搏很快。把脉时，脉搏不清楚，这好像涌泉，说明脉很快。脉摸起来不太清楚，这是一种革脉，是很快很快的。这种脉，我们常常在阵发性心动过速中见到。如果这个脉再加上"病进而色弊"，本来就有病，现在病情加重，气色也不好，是要死的，愈后不好。如果只是"浑浑革至如涌泉"，还不至于死，一定要加上后面这句"病进而色弊"，就会死。

"绵绵其去如弦绝，死"。"绵绵"指摸上去很软，不太有力，脉微。"其去如弦绝"，一会儿摸得到脉象，一会儿摸不到，好像弦断了，这样的情况下也是将死。《脉要精微论》这一段话很简单，文字不多，可是所讲的内容很有道理，的确是一些宝贵的经验，这是第一段。

> 粗大者，阴不足阳有余，为热中也。来疾去徐，上实下虚，为厥巅疾；
> 来徐去疾，上虚下实，为恶风也。故中恶风者，阳气受也。

"粗大者，阴不足阳有余，为热中也。""粗大者"是指洪脉，跳得幅度很大，上、下的幅度比较大，说明血容量是大的，心跳很有力，这种脉主要见于外感热性病热盛的阶段。这里讲的"阴不足阳有余，为热中"，应该是阳有余为主，而不是阴不足。当然，阴不足也可能导致阳有余，由于阴不足而出现阴虚阳亢的现象，其脉应该是细数，或者细弦数。而现在是洪大，那主要矛盾是阳有余。由于阳有余，所以脉很盛。阳有余的情况也可以导致阴不足，所以阴不足是次要矛盾。所以这是阳性的病，是热中，中部有热。

"来疾去徐，上实下盛，为厥巅疾；来徐去疾，上虚下实，为恶风也。"这两句将脉分为来和去。所谓"来"，就是脉从低潮到高潮，是升势；"去"就是从高潮到低潮，是降势。有的时候升势很快，而降势比较慢，由于升势比较快，上来的力量比较大，这种脉在指下的感觉是很有力的，脉比较强，弦脉就有这样的情况。由于血管紧张度比较高，血管硬化以后血管变细，所以血流量肯定会少些。因为血流量少，但周围的组织需要氧，所以心脏就用力的搏动，以便把血压搏出去，所以升势就快，但是由于血管有些硬化，所以舒张压也是比较高的，血管紧张度比较高，所以降势比较慢，会出现这种情形。这种病症往往见于血压比较高、血管有些硬化的患者。他们常常可见到弦脉。由于脉下来比较慢，起起伏伏，所以虽然总的幅度看起来不是太大，但是我们摸起来，轻轻地按上去就已经有感觉了。这种脉比较有力，脉搏比较硬，甚至于可以看到脉搏的跳动。这种患者往往容易突然昏倒，突然中风，所以说为"厥巅疾"，这来自对众多病例的总结。下面的"来徐去疾"，正好相反，脉来得比较慢，下去比较快，这种情况见于心脏搏动比较弱的患者。要升起来不太容易，搏动的力量不大，或者搏出血液的时候受到阻力，比如主动脉瓣有缺陷，血液射出的时候也会受到一些阻力，所以上来的时候不太容易。这种情况来得很慢，但是去的时候比较快。有些血压比较低的，或者有其他病，心的回血比较快，脉搏下来比较快。这种脉，摸上去不太有力。由于上行很慢，没升到高位就下来了，摸上去比较沉。这样的脉有沉的感觉，有软的感觉，有徐的感觉，有涩的感觉，跳动比较微弱。这叫"来徐去疾"。我们见到有些脉压低的人，往往血液回抽比较快，下去得比较快。像一些器质性心脏病，特别是心绞痛、心肌梗死等，可以见到这个脉。"上虚"，主要是这种患者在发病的时候脸色苍白，有上虚的现象。"下实"，是相对而言的，上面虚，下面就实了，这是相对而言的，不能说下面就是实。"为恶风也"，古人认为这些突然发病、突然死亡的患者，可能是"中恶风"，我们只能这样理解。这个患者可能突然死亡。"中恶风"是从外面来的。"故中恶风者，阳气受也。"这句是从这个思路得出的。

《素问·生气通天论》提道："阳者，卫外而为固也。"阳气是抵御外邪的。既然是"中恶风"，就会使阳气受到严重伤害而不能固密。如果阳气严重受损使阴阳分离决绝，人的精气就会随之而竭绝，可能导致突然发病或死亡。这病主要是内因，当然也可以由一些外界的因素诱发，但是主要矛盾是内因。这里的"故中恶风者，阳气受也"，颠倒了主要矛盾和次要矛盾。但是这种情况，也是可以见到这样的脉搏，见到一些突然的症状的。当然不是说见到这种脉象，一定会出现这种急性症状。

下面这一节就比较差了，我们简单地讲一讲。

> 有脉俱沉细数者，少阴厥也；沉细数散者，寒热也；浮而散者为眴仆。诸浮不躁者皆在阳，则为热；其有躁者在手。诸细而沉者皆在阴，则为骨痛。其有静者在足。

"有脉俱沉细数者，少阴厥也"。有人认为，王冰漏掉了一个"尺"字，应该是"有尺脉俱沉细数者，少阴厥也"。尺部的脉如果沉细数，这是病在少阴。因为尺脉主肾，少阴的厥（厥就是逆），指少阴的不正常现象，这也是可能的。下面一句"沉细数散者，寒热也"，这句话是不可理解的。因为沉细与散是不能同时出现的，它们是矛盾的。散脉主要是浮、虚、大、无根的，这是散脉。既然是散脉，就不可能又沉又细，所以，不可能在一个人身上同时出现。所以我们不去理解这句话。"浮而散者为眴仆"。患者阳气浮越，摸上去很浮，重按就没有脉了，是气血耗散，津液将竭，所以眴仆，故头眩晕跌倒。

下一句"诸浮不躁者皆在阳，则为热；其有躁者在手。诸细而沉者皆在阴，则为骨痛。其有静者在足。"这里所讲的手和足，主要是指三阴经和三阳经，手三阳和足三阴，指热性病中可以见到的一些脉象。这一段我们只能这样理解：浮而躁的是阳脉，病在阳是热；细而沉者是阴，病在三阴，属于虚。那么再深一步地理解，也很难讲，也没必要生硬地解读。

> 数动一代者，病在阳之脉也，泄及便脓血。诸过者切之，涩者阳气有余也，滑者阴气有余也。阳气有余为身热无汗，阴气有余为多汗身寒，阴阳有

余则无汗而寒。

"数动一代者"，是很快地动，这是促脉。"病在阳之脉也"，是说促脉属于热。有的热性病，脉很快，如果影响到心脏，可以出现数、促脉，有些脉可以歇止的。这就是阳性脉。张景岳认为，促脉是阳性脉，其根本是由于阴虚得比较厉害，这不是阳盛，而是阴虚。但是"泄及便脓血"与脉不符，可能是某些个别的病例。在大泻或者便脓血的情况下，可以见到"数动一代者"，但是这不是一种普遍的现象，个别病例可能有。

"诸过者切之"，是说对于有些患者，要好好地切脉体会。"涩者阳气有余也，滑者阴气有余也。"这两句话比较难理解。如果一定要解的话，我们只能这样理解：所谓的"涩者阳气有余"，实际上是阴气不足，阴不足是涩脉，导致脉不流利。但是先讲阳有余，那是逻辑倒置了。下面讲的"阳气有余为身热无汗"，这与脉证不符。我们说阳气有余的身热无汗，应该是紧数脉。

滑脉是阴气有余，滑脉一般有阳虚的症状。所以《素问·平人气象论》说："脉滑曰病风。"有些外感热性病常常见到滑脉，这是一种情况。这里讲的阴气有余，是否存在？也存在，可以理解为痰饮。痰饮患者可以见到滑脉，可以将这类情况理解为阴气有余。但是下面的"阴气有余为多汗身寒"，这个与脉证不符。"多汗身寒"应该是细脉、细弱脉，不会是浮脉，所以与脉证不符。特别是下面"阴阳有余则无汗而寒"，这是主观臆测的，推测的，为什么？上面讲涩脉是阳气有余，滑脉是阴气有余，现在讲阴阳有余就既是滑脉，又是涩脉，不晓得这是什么脉。又是滑，又是涩，这是不可能的。这两个是相反的脉，所以我们说这是主观臆测。不要去看这几句话，它们是不能兼见的。

推而外之，内而不外，有心腹积也。推而内之，外而不内，身有热也。推而上之，上而不下，腰足清也。推而下之，下而不上，头项痛也。按之至骨，脉气少者，腰脊痛而身有痹也。

该篇最后四句，指在诊脉的时候可以往上、往下、往外、往内、往深部推按。这方面，我们没有体会。这里所讲的把脉时推，推不出病就在里，推得出则病在外，推不上则病在下，推不下则病在上，就是这个意思。我们只要将它理解成把脉要仔细一些，推循一下。《中医基础学》讲了摸脉要循，要推循。有些脉，要几个指头分开，单独诊脉。有的地方要加些压力，看看脉怎么样。比如寸脉，用些压力重按，看看寸脉、关脉怎样变化。如果轻轻地压，脉就已经没有了，已经摸不到寸脉、关脉了，那这人有可能是低血压。压力加得很重，脉还是跳动得很有力，这个人可能是高血压。当然，这只说明可以推循。《脉要精微论》上的推法，我没有体会。还有"按之至骨，脉气少者，腰脊痛而身有痹也"，是说按得很深，感觉到脉气少，可以出现腰背痛、腰脊痛等现象。这一段有些内容的确是非常好的，很精彩，有些仅是个别病例，也有些是没有价值的。《内经》论脉，以及《内经》其他篇幅论脉，我们都可以这样来理解。

这一篇主要是论脉，其中讲到诊脉的原理。脉关系到气、血，这是第一。脉是血之府，它可以反映全身气、血的情况。形成脉搏的因素是很多的，我们通过脉来体会、来分析、来帮助我们诊断。脉关系到气、血的变化。第二，脉有脉象。《内经》给我们指出了 24 种脉象，这是经过长期的实践总结、摸索出来的。这些脉象虽然变化很微细，但是它是存在的，后世基本上根据这些内容发挥，当然，后世还有许多发展。《脉要精微论》对于来和去的分析，特别精彩。这篇还告诉我们，有些脉可以兼见，沉、细、数可以一起出现，有些是可以单独见到的脉象。这是第二。第三，脉要分阴阳。前面讲"微妙在脉，不可不察，察之有纪，从阴阳始"，所以诊脉，首先要分阴阳。分阴阳的重点是什么？是分虚实，这很重要。哪些脉基本上属阳，哪些脉基本上属阴。脉可以作为诊断的一个重要部分，这也是分析八纲的一个重要部分。这是第三。第四，这篇还谈到了"脉应四时"。脉不是孤立的，它与周围的人、周围的环境是有密切关系的。周围环境的变化可以影响到脉，我们在诊断的时候也要考虑到这些问题。第五，脉有分布。寸口脉虽然只是小小的地方，但可划分脏腑的分布。这个脏腑的分布，有时对一些病有一定的意义。这是值得研究的问题。第六，诊脉也要四诊合参。脉不能单独用于诊断。就拿孕妇脉来讲，孕妇可以见到滑数脉，其他的病我们也可以见到滑数脉：如一些高热的患者，由于热度比较高，心跳比较快，脉可以数；另外一些病也可以见到滑脉，如周围血管扩张、阻力减少；还有些痰饮患者，他们血液的黏稠度下降，同时，痰饮患者呼吸不通畅、心跳快、脉搏快，也可以见到滑数脉。所以好几种病都可以见滑数脉。我们要结合患者其他的情况，其他一些证候，四诊合参，才能得出正确的诊断。所以诊脉要四诊合参，张景岳也是这么讲的。他认为脉是很重要的，但是脉变迁无穷，有时候邪来得很快，还没有来得及反映到脉上；也有的时候病很轻，脉没有能够反映出来；也有的病很久很重，病情比较复杂，不能一下子分析得很清楚；也有的病是在发展的，病发展了，脉又是另一种情况。医生不能凭一时的脉来诊断病的整个情况。

脉只有几十种，而病有好几千种。一个病又可以见到好几种脉。因此，脉可凭，但又不可凭。这还是比较辩证的。对于脉，我们要这样辩证地对待：要重视它，但不能迷信它；要研究它，但不要钻牛角尖；可以作为诊断的依据，但也不能拘泥于它。脉的变化非常微细，粗粗地一摸，患者的脉搏都差不多。但是仔细分析，无论从理论上或者实践上，都是千差万别的。各类人在不同的病程中，具有各种各样不同的脉象。

我们的祖先给我们留下了这份宝贵的遗产，但是问题在于脉象难以捉摸，绝大部分要靠医生主观的感觉来描述，正所谓"心中了了，指下难明"。实际上，指下难明的人心中未必能了了，不可能了了。《内经》里的一些医家为了能够教大家理解脉象，想了很多方法来说明问题，用人们熟悉的、日常可见的例子解释、描写脉象，让大家来体会。比如在其他几篇中——这几篇我们不准备讲了，就把《脉要精微论》作为代表——对脉象描写得很好，如将弦脉比喻为"如揭长竿末梢"，意思是拿长的竹竿，在末梢咚咚地弹，弦脉就是这样子的感觉，硬，又有弹性。这是正常的弦脉，是比较软的。如果是硬得厉害的弦脉，好像弓上的弦绷得很紧，这样的脉搏摸上去很硬。有的脉，《内经》描写如雀啄样，有的嗒嗒如弹石头，有的像屋漏滴滴答答的感觉。《内经》用人们熟悉的事物来描写脉搏，费力解释脉象，因为脉象实在很难体会。我们感觉到，这样不能说明问题，最好制造个脉象仪，能够像心电图、脑电图那样，用客观的指标来显示脉象，那样能说明问题，那样就有说服力了。但是脉象仪很难制造，我们曾与搞医疗器械的同志们商榷，我介绍了中医脉象的情况，他们听了以后感觉太复杂了，这东西实在不好搞。他们提到北京已经制作了很多脉冲扫描仪器，但都不理想。

但这是个值得研究的问题。这里面有道理，但是我们现在还不能很好地掌握它。在座的各位是研究生，还有教研室的同志们，又要教，又要研，都是搞研究的，所以，研究和继承发扬祖国医学的责任就落在你们的肩上，当然我们也有这个责任，大家一起来。如果各位能下一番功夫，认真研究这个问题的话，希望能做出些贡献。

第八讲 平人气象论

内容提要

所谓平人，就是不病之人。本讲将"平人气象"与"病人气象"相比较，来判断疾病的发生、发展、预后情况，包括真脏脉的意义、虚里的学习、寸口脉与尺脉的运用，以及脉对于疾病诊疗的临床意义。

一、真脏脉

黄帝问曰：平人何如？岐伯对曰：人一呼脉再动，一吸脉亦再动。呼吸定息，脉五动。闰以太息，命曰平人。平人者，不病也。常以不病调病人，医不病，故为病人平息以调之为法。人一呼脉一动，一吸脉一动，曰少气。人一呼脉三动，一吸脉三动而躁，尺热曰病温，尺不热，脉滑曰病风，脉涩曰痹。人一呼，脉四动以上，曰死。脉绝不至，曰死。乍疏乍数，曰死。

平人之常气禀于胃。胃者，平人之常气也。人无胃气曰逆，逆者死。

这节课讲《平人气象论》。真脏脉是古人在临床上遇到的一些比较凶险的脉象。若出现这些脉象，则愈后不好。古人将这些脉象归纳为几种类型：弦得太过、洪得太刚、浮而无根、沉实而太牢等。这些脉象与五脏的脉象有一定的联系。比如肝脏的脉是弦的，真脏脉是弦得太过。古人把脉分成五种类型，称它们为真脏脉。

为什么叫真脏脉？解释这理论，我们可以看一看《素问·玉机真脏论》："诸真脏脉见者，皆死不治也。黄帝曰：见真脏曰死，何也？岐伯曰：五脏者皆禀气于胃。胃者五脏之本也。脏气者，不能自至于手太阴，必因于胃气，乃至于手太阴也。故五脏各以其时自为而至于手太阴也。故邪气胜者，精气衰也。故病甚者，胃气不能与之俱至于手太阴，故真脏之气独见。独见者病胜脏也，故曰死。"

我们看看这是什么意思。我认为，主旨就是脉要靠胃气，人以胃气为本。人吃了水谷以后，水谷的精气可以养五脏之气。五脏的真气来源于胃，由于胃的供养、支持和濡养，脏器才可以维持正常的功能；也因为有胃气的营养，才可以濡养全身的组织。所以《平人气象论》谈真脏脉和胃气脉："平人之常气禀于胃，胃者平人之常气也。人无胃气曰逆，逆者死。"

> 春胃微弦曰平，弦多胃少曰肝病，但弦无胃曰死，胃而有毛曰秋病，毛甚曰今病。脏真散于肝，肝藏筋膜之气也。夏胃微钩曰平，钩多胃少曰心病，但钩无胃曰死，胃而有石曰冬病，石甚曰今病。脏真通于心，心藏血脉之气也。长夏胃微耎弱曰平，弱多胃少曰脾病，但代无胃曰死，耎弱有石曰冬病，弱甚曰今病。脏真濡于脾，脾藏肌肉之气也。秋胃微毛曰平，毛多胃少曰肺病，但毛无胃曰死，毛而有弦曰春病，弦甚曰今病。脏真高于肺，以行荣卫阴阳也。冬胃微石曰平，石多胃少曰肾病，但石无胃曰死，石而有钩曰夏病，钩甚曰今病。脏真下于肾，肾藏骨髓之气也。

五脏靠胃气来养，五脏得到胃气以后，又濡养全身的组织。脉象上所谓的"胃气"，以肝脉为例，可以这样理解：春天出现肝脉，属于真脏脉，但是有了胃气在周围的鼓舞，所以摸起来有一种和缓、从容的感觉；如果胃气少一点，真脏脉就稍微露出一点；如果没有胃气，那么真脏脉独见。这是古人的想象，他们是这样来解释的。所以，弦多就胃少，胃气没有了，真脏脉就独见，独见者就是死。这就是"春胃微弦曰平，弦多胃少曰肝病，但弦无胃曰死"。对这问题的举例说明，就到此为止。

"胃而有毛曰秋病，毛甚曰今病。"这是从五行分析得来的。因为春天的脉属木，毛属金，金克木，见了相克的脉象，那么到秋天要得病。"毛甚"，更厉害的话，现在就病了。这样来理解。这是从五行论得来的，我本人没有什么体会，只是原文这么讲。但是看到了真脏脉以后，患者要死，愈后不良，这个情况是事实。《内经》对于这个问题，预测了一些死期，在这一篇里也提到了："肝见庚辛死，心见壬癸死，脾见甲乙死，肺见丙丁死，肾见戊己死。是谓真脏见皆死。"这是从五行论得来的，都是见到相克的日子。日期也有五行所属。心属火，壬癸属水，水克火，因而碰到壬癸的日子要死。这是不科学的。为什么说不科学？《内经》在另外一篇里并不是这样说的。在《素问·阴阳别论》中有另一种说法："凡持真脉之脏脉者，肝至悬绝急，十八日死；心至悬绝，九日死；肺至悬绝，十二日死；肾至悬绝，七日死；脾至悬绝，四日死。"

《平人气象论》中基于五行论的推测，不能作为科学依据，但是见到真脏脉以后，可以预测短期之内会死，这个讲法是对的。我们有的时候的确可以预测到死期。我举个例子，《上海中医药杂志》中有一篇文章，作者是一位北京有名的老中医。他谈预测死期的问题，谈到一种脉象是怪脉，《内经》上有讲过。他提道：有些患者患有肺痨，在快要死的几天中，会出现一些脉象。这些脉象是这样的：你的手还没有摸到脉的时候，就觉得下面有火燎感。根据他几十年的临床经验，他碰到好些人有这样的情况，就是：肺痨病，快要死的时候，会出现脉象如火燎的情况。他举了些例子，其中两个例子是青年，都是肺痨病。一个是阴阳两虚，阳虚为主。这个患者在 2 月份出现脉很快很乱，而且有这样的脉象，而且右面的脉更显著。老中医与同事们说，这个人可能春分到卯时要死，结果这患者的确在春分卯时死了。

还有个患者，是 30 多岁的工人，也是肺痨病，也是虚得厉害。他也是阴阳两虚，但是阴虚为主。这个患者大约在 10 月份，也出现如上脉象，脉很快很乱，左边更厉害。这正好是快要到秋分的时候，老中医与同事们说，这患者秋分酉时将死，结果确实如此。老中医的道理是怎么讲的？他说：前面一个阳虚为主，卯时的时候阳与阴平，一年四季中春分和秋分正好是阴阳平的时候，在时辰中，子时与午时是阴阳交替的时候，卯时与酉时是阴阳相平的时候。老中医依此来预测，两个患者都被他说中了。另外，他还举了些病例，也讲得很对。这里边有道理，到底是什么道理？我也说不出来，我也没有这个体会。但是老中医这么提出来，说明这里边有道理。一方面，看见真脏脉可以推论离死亡时间不远了。另外一方面，将来还可以研究，比如把研究生物钟的问题与这个结合起来，将来你们有机会在临床上，可以注意一下慢性病。他们死亡的时间与病的性质，以及他们出现的脉象，可以一起结合起来进行研究。胃气脉、真脏脉的问题，就讲到这里。这是个值得研究的问题。

二、虚 里

> 胃之大络，名曰虚里，贯膈络肺，出于左乳下，其动应衣，脉宗气也。
> 盛喘数绝者，则病在中；结而横，有积矣；绝不至曰死。乳之下其动应衣，
> 宗气泄也。

《平人气象论》中提出"胃之大络，名曰虚里"，这讲的是虚里。虚里指心跳，现在不太用。学过经络的都知道，十二经都有络，共有十五个络脉。十五个络脉里，有一个是脾之大络，叫大包。这里再加一个胃之大络，叫虚里。

虚里在什么位置？"出于左乳下，其动应衣"。这个"衣"字，应该是"手"，手摸上去可以感觉到它的跳动。"脉宗气也"，此处的"脉"字是动词，是测的意思，即这个地方可以测宗气。"盛喘数绝者"中的"盛"是说虚里跳动很有力，很大。"喘"是摸上去有喘的感觉，我认为这是指跳动比较粗糙，像喘的情况。"数"，意为很快。"绝"，是中间有中止的现象。如果这四个情况夹在一起，那么可以确定"病在中"，这里面有病，其中有器质性病变。

"结而横，有积矣"。"结"，慢而中止，节律不调匀。前面是数绝，快而中止。"横"指部位的横。我们知道左乳下心尖的跳动在右胁间，跳动的部位横过来，主要是往左边。"有积矣"，这里边有积。我们知道《内经》里所讲的积，包括了现在我们看到的内脏的肥大、肿大，还有一些肿瘤。那么"结而横"，可见于心脏的肥大和胸腹腔有肿瘤的情况。比如右心扩大，可以往左移；纵隔肿瘤，也可以往左移；左心扩大，可以往左下方；腹腔有肿瘤，可以向左下方。这些都说明里边有肿瘤，有积，或者是心脏肥大。从《内经》的概念讲，也就是"有积，结而横"。

"绝不至曰死"。这个死指心脏跳动停止了。上面讲平、病和死，也是与前面同样的举例。"乳之下，其动应衣"。上面讲过其动应衣，这里的"其动应衣"意思是不用摸，衣服外面就可以看得出跳动，说明跳动得比较厉害。跳动很厉害，按理应该是宗气很充足，但是这里说是"宗气泄也"，这个情况是不好的。我们可以看到，有些患者心脏搏动得非常厉害，在单薄的衣服下面也看得见。这可见于如下几种情况。一种情况是消耗比较大。比如发高烧，消耗得比较大；或者运动、强力

劳动以后，跳得很厉害，这也是消耗；还有像甲状腺功能亢进的人，也可以跳动得很厉害，这也是一种消耗。这种情况很符合"宗气泄"。另外还有一种情况，代偿。比如有些中等程度的贫血，心脏会因为代偿而跳动厉害；另外，高血压的心脏代偿期，也可以跳动得比较厉害，"其动应衣"。这种代偿期，只是一种暂时的现象，过了这段时间要露出原形，衰竭的情况就出来了。所以，这种情况我们称为"宗气泄"。"其动应衣"并不是说明强，而是说明有病。

从此处，我们可以看出：《内经》的作者用的文字，的确有很多是从临床上来的。这是虚里证，现在不用了，但在必要时也可以派上用场，比如早搏、房颤，有的时候心脏的跳动与脉的搏动不一致，心脏的跳动比较快，脉搏的搏动比较慢。我们将两者对比，也可以诊断一些疾病。《内经》的作者和当时的古人也运用这来诊断。

三、寸口脉

欲知寸口太过与不及，寸口之脉中手短者，曰头痛。寸口脉中手长者，曰足胫痛。寸口脉中手促上击者，曰肩背痛。寸口脉沉而坚者，曰病在中。寸口脉浮而盛者，曰病在外。寸口脉沉而弱，曰寒热及疝瘕少腹痛。寸口脉沉而横，曰胁下有积，腹中有横积痛。寸口脉沉而喘，曰寒热。脉盛滑坚者，曰病在外。脉小实而坚者，曰病在内。脉小弱以涩，谓之久病。脉滑浮而疾者，谓之新病。脉急者，曰疝瘕少腹痛；脉滑曰风；脉涩曰痹；缓而滑曰热中；盛而紧曰胀。脉从阴阳，病易已。脉逆阴阳，病难已。脉得四时之顺，曰病无他。脉反四时及不间脏，曰难已。臂多青脉，曰脱血。

现在介绍寸口脉。"欲知寸口太过与不及，寸口之脉中手短者，曰头痛。寸口脉中手长者，曰足胫痛。寸口脉中手促上击者，曰肩脊痛。"这部分内容，前面讲脉之来去、脉促上急时已经讲过了。"中手长""中手短"与"来疾去徐"有关系，说明古人很注意脉的来去。不过两者所讲的病的症状还不一定准确，可能有些仅是个别案例。因为我们看到，中手短不一定头痛；相反，中手长也可能经常发生头痛，比如血压高、肝阳上亢的头痛。所以从症状讲，没有特异性，没有必然的联系。我们不把它们作为必然事件。

下一句："寸口脉沉而坚者，曰病在中。寸口脉浮而盛者，曰病在外。"其后一句，"寸口脉沉而弱，曰寒热及疝瘕少腹痛"，我认为这句话是衍文，是多出来的。为什么？因为下面也有"脉急者，曰疝瘕少腹痛"。但这个情况是存在的。我们看到，有些疝气的确是脉紧，寒性居多，肚子比较痛。所以这地方可能是后人加错了。至于"脉沉而弱，曰寒热"，也很难理解。所以我认为这是衍文，或者是什么地方错简抄过来的，也有可能。

"寸口脉沉而横，曰胁下有积，腹中有横积痛。""横"是里。《内经》认为脉的横多是有积，可能有些阻滞，搏动比较强，或者理解为脉有缺的现象。"胁下有积，腹中有横积痛"，这证是里证和实证，是不是一定有积？那倒也不一定。

"寸口脉沉而喘，曰寒热。""喘"是急的意思，又沉又急，这情况为寒热。这种寒热与表证的寒热有些不同，可能情况比较复杂。像《伤寒论》里讲的少阴病出现的寒热，也可能是一种内伤发热。寒热的病机是比较复杂的。当然，沉而喘也可能要发热，这病情比较复杂。

"脉盛滑坚者，曰病在外。脉小实而坚者，病在内。"这两句是相对的，两个都是坚，都是实证。"盛滑"有浮的意思，是阳性的脉，所以病在外。"小实而坚"有沉的意思，所以病在内。这两句相对而言，都属于实证。

"脉小弱以涩，谓之久病"，是说这个病已经有一段时间了，它已经影响到气血，或者影响到气血的运行，或者损伤了气血，因此"脉小弱而涩"。"脉滑浮而疾者，谓之新病。"这是邪在浅表，谓之新病。脉浮、滑，又比较快，这是新病。这与前面是相对而言的。这句着重在邪，前一句着重在正。

"脉滑曰风；脉涩曰痹"，这两个也是相对的。脉滑是阳性的，偏于表，故曰风。脉涩曰痹，影响到气机，痞痹不通，可以出现酸痛、麻木等症。

"缓而滑曰热中；盛而紧曰胀。""缓"与"紧"是相对而言的，不是慢的意思，不是迟的意思，是指松缓，而不是紧急的意思。紧急属于寒，缓属于热。缓而滑，是热中。盛而紧是寒性的，病在中，并且胀，这是寒实证。所以《素问·异法方宜论》说："脏寒生满病。"

"脉从阴阳，病易已。脉逆阴阳，病难已。脉得四时之顺，曰病无他。脉反四时及不间脏，曰难已。"这几句很重要，我们放到下面讲，以后讲到脉诊的配合时会讲到这问题的。

"臂多青脉，曰脱血。"这是讲特殊现象和寸口脉的合参。"臂多青脉，曰脱血"，这句话比较难理解，我们只能肤浅地理解。"臂多青脉"大多见于老年人，或者瘦的、皮下脂肪少的人，手臂上青筋暴露，这些人大多血气比较少，这可以理解。但是"曰脱血"，就难以理解了。

四、尺　脉

> 尺脉缓涩，谓之解㑊。安卧脉盛，谓之脱血。尺涩脉滑，谓之多汗。尺寒脉细，谓之后泄。脉尺粗常热者，谓之热中。

"尺脉缓涩，谓之解㑊。"我认为这句要调整一下，应该是"尺缓脉涩"。为什么？因为下面的文字是"尺涩脉滑，谓之多汗。尺寒脉细，谓之后泄。"从文字的体例来看，应该如此。另外，《内经》在别的地方没有单独讲"尺脉"两个字。如果这里讲的是尺脉，那么《内经》其他篇章也应讲到尺脉，这关系到尺部的分布，以及《内经》到底有没有提到尺脉的问题。但有人却把这句话作为例子来说明《内经》上提到了尺脉，从这段文字来看，尺和脉应该互换，应该是"尺缓脉涩，谓之解㑊"。我也可以举个例子来证明。《灵枢·论疾诊尺》里有这么一句话"尺肉弱者，解㑊，安卧，脱肉者，寒热，不治"，与这里讲的正好一致。

"尺缓"，指尺部的皮肤缓。"缓"就是比较松，肌肉的弹性不足，肌张力比较差。同时，寸口脉比较涩，血也比较少，这种情况叫"解㑊"。"解㑊"就是没有力气，是痿证一类的，见于气血少，或者湿阻的人，或者缺少锻炼的人。

"安卧脉盛，谓之脱血。""安卧"指神疲乏力，没有力气；此处的"脉盛"指芤脉、革脉这类，有一些弦的象，比较刚紧，重按则中空，血液量不充盈，这种情况是脱血。一方面，人神疲乏力。另一方面，脉见到不应该有的盛的情况，这种可以是脱血。这脱血与血虚又不同的。血虚就是血少。脱血是突然地血少、失血，这时候来不及补充，脉出现代偿现象，所以是可能出现革脉、芤脉的。也可以有另一种情况：邪热很盛，迫血妄行，突然大出血，可以见到脉盛，这不一定是芤脉；另外一方面，失血以后，人就筋疲力尽了，所以安卧了。这种情况也可能。

"尺涩脉滑，谓之多汗。""尺涩"是阳虚，"脉滑"是阳盛，阴虚阳盛谓之多汗。与之相似，《内经》里还有两句话。《素问·评热病论》曰："阴虚者阳必凑之，故少气时热而汗出也。"这里阴虚阳盛可见少气、烘热、出汗。《素问·阴阳别论》曰："阳加于阴谓之汗。"这也属于阳盛阴虚的情况，也可以多汗。

"尺寒脉细，谓之后泄。"尺部的皮肤比较冷，说明阳虚。"脉细"就是气少，气少而阳虚，可见"后泄"。"后泄"一般见于长期的下泄，长期下泄以后出现脾阳虚、脾气虚，甚至于肾阳虚，也可能由于其他的原因造成泄泻，导致脾肾虚，所以看到出汗、脉细。

"脉尺粗，常热者，谓之热中。"对此有几个想法：一个就是，"脉"字是衍文，应是"尺粗常热者"。"尺粗"是说皮肤比较粗，说明阴虚里边有热，所以经常发热，这是"热中"。另一个想法是，把"粗"与"尺"两个字对调，变为"脉粗，尺常热者"，脉比较粗，尺部经常发热，这也可以出现"热中"。这两种都可以解释得通，但照原样是解释不通的。所以，对于《内经》的学习，我们要前后文对照；还有《内经》本身有文字错乱，我们要分析，到底有没有错。

五、脉和疾病

> 颈脉动喘疾咳，曰水。目裹微肿如卧蚕起之状，曰水。溺黄赤安卧者，黄疸。已食如饥者，胃疸。面肿曰风。足胫肿曰水。目黄者曰黄疸。妇人手少阴脉动甚者，妊子也。

"颈脉动喘疾咳，曰水。""颈脉"一般注解为颈动脉，即人迎脉。人迎脉本来就在动，当然动得厉害也可以是一种病，比如高烧或中度的贫血，可以出现颈动脉的搏动异常。但是这里讲的"颈脉动"，我认为不是颈动脉，而是颈静脉。王冰注解上提道：颈脉是耳下及喉结旁的人迎脉。因为在"耳下"，所以我认为是颈静脉。与症状结合起来看，此处讲"颈脉动"，而不是"动盛"，只是动，对人迎脉而言是正常现象，不用写出来，所以，我考虑是颈静脉，由于肺静脉的压力增高，腔静脉的回流受阻碍，所以颈静脉怒张，怒张后就搏动得厉害了。这种患者很可能出现胸水、腹水或者全身水肿，所以说这个是水。

"目裹微肿如卧蚕起之状，曰水。"眼睑，特别是下眼睑微微肿，好像卧蚕起，这叫水。我感觉这种情况是肾上腺的水肿。肾上腺的水肿往往先见于目下，即使以后全身水肿，脸部肿得还是比较突出些，这种情况也是水。

"溺黄赤安卧者，黄疸。""已食如饥者，胃疸。""目黄者曰黄疸。"这里讲的黄疸，提出了三个症状：尿黄赤、安卧、目黄。我们看看有些肝脏性的黄疸，这三个的确是主要症状。一个就是小便黄赤；还有一个安卧，没有力气；另外就是眼睛发黄，也可以全身发黄。《灵枢·论疾诊尺》也讲到黄疸，"面色微黄，齿垢黄，爪甲上黄，黄疸也。安卧，小便黄赤，脉小而涩者，不嗜食"，加上了不嗜食、身痛。黄疸患者不一定有身痛，不嗜食是很多的。

"已食如饥者，胃疸。"胃热发作见于中消之证，这叫胃疸。"疸"是热的意思。疸热，属于中消。胃里有热，所以"已食如饥"。这样的情况，我们要清胃热、养胃阴。

"面肿曰风"有两种情况。一种情况就是风来时比较快，走势比较盛，也可以出现一些面部发热、发痒、发红，这种情况叫风。突然的肿，可见于过敏症，或者药物过敏，或受突然的刺激，出现荨麻疹、血管神经性水肿这类病。治疗这类疾病要用祛风的药物，有些祛风药有抗过敏的作用。还有种情况，就是水肿的初期是有表证的。这个时候面肿，就像急性肾炎的水肿，往往先起于面部，而这时候往往有些表证，我们叫它风水、水中风，治疗上要在利水药中加祛风药，如越婢加术汤、麻黄连翘赤小豆汤这一类。"面肿曰风"是从这两个角度来讲的。

"足胫肿曰水。"如果足胫肿是主症，单是足胫肿，我们不是从足胫来治疗的，而是治水，从水的角度来治疗。

"妇人手少阴脉动甚者，妊子也。"此处的手少阴脉，一般注解为寸口脉尺部。我们上次讲到过，这应该是手少阴尺动脉。为什么？因为一般人的尺动脉跳动得不显著。但是怀孕的人，尺动脉跳动得比一般人明显，这与脉象的形成因素有关。孕妇的血流情况，手臂部的血流量、血流速度多而且快，比一般人要快。日本人也检查到，孕妇手指的脉，多出现扩张波，主要原因是外周的血管扩张，总的末梢阻力比较小，血液的浓度比较低。所以，有些本来摸不到的脉，也显出来了。尺部的脉，也是这样。桡动脉的尺部本来没有关部和寸部跳动得那么明显，但是孕妇尺部的脉是比较明显的，尺部的脉动盛。《儒门事亲》讲到张子和有这么一个病案。一个患者，肚子里有个块，大家都认为里面有肿瘤，叫患者来看医生。张子和出名的是汗、吐、下，攻邪的方法。他看了以后说这是怀孕，不给她用厉害的药。但是病家还是不相信，一定要他用攻的药。他没有办法，就写了些普通药给她吃，敷衍一下，还是不用攻的药。过了一段时间，的确证明她怀孕了。病家问他："你怎么知道是怀孕？"张子和说："尺脉洪大也。"这就是《内经》上讲的："阴搏阳别谓之有子。""阴搏"这两个字，我们可以理解得比较广泛一些，不要仅仅理解为寸口尺部的脉，也可以理解为手少阴脉、足太阴脉、太溪脉。阳部的脉包括人迎脉、趺阳脉、寸口脉。"阴搏阳别"是与阳部的脉相对而言的，阴部的脉搏动得比较厉害。这也是古人的经验之谈。

下面讲到脉要与四时合参，要与症状合参。

> 脉有逆从四时，未有脏形，春夏而脉瘦，秋冬而脉浮大，命曰逆四时也。风热而脉静，泄而脱血脉实，病在中脉虚，病在外脉涩坚者，皆难治，命曰反四时也。

对于四时，脉有相逆、相从之分。"未有脏形"，是说没有出现脏应该有的脉象，比如春天应该是弦脉，秋天应该见毛脉。"春夏而脉瘦"，"瘦"指沉涩，意为春夏而脉沉涩。春夏的脉应该比较浮，比较大一些，这时候脉反而沉涩。秋冬的脉应"下肤"，如果它反而浮大，这些都叫"逆四时"，是不好的。这是结合四时来讲的。

下面按脉搏的症状来讲。"风热而脉静"。风热应该脉躁、浮、数，而现在反而脉静，这就是脉证不符，也就是前面讲的"脉从阴阳，病易已。脉逆阴阳，病难已"，这是脉逆阴阳。"风热而脉静"，说明患者发烧有外邪，但是他正气比较衰，没有足够的力量与邪抗争，所以出现脉静，像这样的情况，患者比较难治，用一般的解表药来治疗的话，往往效果不显著。在这方面，古代人也提出了一些方法。如通过益气解表，帮助阳气来发汗，来驱邪；或在解表药里加上附子、人参之类，比如张景岳的大温中饮就是如此，麻黄、柴胡、当归、熟地黄、肉桂一起用。总而言之，这情况就比较难治了，不是一般的解表药就可以治好的。"风热而脉静"，可与《素问·评热病论》中的"汗出而脉尚躁盛者死"结合起来看。本来发烧、出汗了，汗出以后脉应该要静，但是现在脉还是躁盛，这说明邪还是盛，精气还不能与它斗。这句话与我们这节的两句正好相对。本节是脉应该浮、躁，而见到脉静了；《评热病论》讲脉应该是静的，而在汗出以后，脉还是躁。这些都不是好的现象。

"泄而脱血，脉实"。泄，再加脱血，脉应该是小的，现在见到脉实，这与刚才讲的情况类似。这个脉实可能是芤脉、革脉之类。这是阴病见阳脉，虚病见实脉，也是不好的，难治的。"病在中脉虚"，病就是邪，邪盛的时候见到脉虚。"病在外脉涩坚者"，病在外是表证，但是脉坚涩，这与上面的"风热而脉静"有所不同。风热脉静主要是正气不足，邪盛。这里讲的"脉坚涩"，说明有里证。外有表的症状，但是脉是坚涩的，里边还有病，是表证见里脉，着实难治。结合前面讲的"脉从阴阳，病易已。脉逆阴阳，病难已"，这些就是说明阳病见阴脉，阴病见阳脉，都不是好的现象。这是《内经》总结的一句话。我们知道《内经》记载了好多脉，这两篇讲了大约 30 种脉象，都可以分阴阳。浮和沉、迟和数、滑和涩，都可以分阴阳，所以症状也要分阴阳。所以表证和里证，虚证与实证，都要与脉象联系起来。

我这里举个例子。《伤寒论》里有这两条："病发热头痛，脉反沉，若不瘥，身体疼痛，当救其里，四逆汤方。"又云："少阴病始得之，反发热，脉沉者，麻黄附子细辛汤主之。"两个都是发热，两个都是脉沉。发热应该脉浮，现在脉沉，属脉逆阴阳。

上面四逆汤的条文属于什么情况？重点在哪一句？在发热疼痛。身体疼痛，这属于太阳病。但是现在见到脉反而沉，这种情况如果不瘥，我们应该怎么样？"当救其里"，用四逆汤。"若不瘥"，说明已经用过发汗、发表的药了，用过了以后而不瘥，说明里面正气、阳气已经虚了，所以要救其里，用四逆汤。这不是一般治疗太阳病表证的药物所能治的。"若不瘥"这话是有意义的，说明已经用过一些发表的药物了。

下面是少阴病。少阴病脉沉，应该不发热，可患者反而发热，说明有新的感染。"始得之"，说明病才开始。这病可以说是太少两感，见于一些本来阳气虚的人，受了感冒，感受了外邪，出现少阴病的兼证，现在还发热。这种情况用麻黄附子细辛汤治疗。

我举这个例子主要是想说明：阳静见阴脉，就是发烧，脉应该浮，现在反见沉，说明病情比较复杂。张仲景在这方面辨证得非常细致，他对《内经》的理论是灵活使用的。所以"脉从阴阳，病易已。脉逆阴阳，病难已"这个治疗原则后世都在运用。比如《温病条辨》将白虎汤用于发热、脉浮洪，但是脉沉的话不能用，就说明这个问题。

影响人体脉象的因素很多，时间关系不多讨论，就简单地谈一谈，心跳的频率、心搏力量的大小、心脏搏出量的多少、心肌的收缩率、心脏瓣膜的情况、心肌的收缩率，脉象与这些因素都有关系。你们以后都是要搞研究的，请你们多考虑一下这方面的问题。

第九讲
脏腑阴阳补泻规律对临床的指导意义

内容提要

本讲是以脏腑阴阳学说为基础，探讨其补泻规律，从而指导现代临床。本讲从脏腑的生理特点、病理特征，介绍到脏腑虚实的治则治法、补泻手段的应用。

我的题目是《脏腑阴阳补泻规律对临床的指导意义》。这里有"规律"两个字。什么叫规律？规律就是法则，是事物发展过程中本质的联系和必然的趋势。任何事物都有其自身的发展规律。那么脏腑阴阳的补与泻，也有它的规律。掌握这种规律，对于临床有重要的指导意义。我们知道脏腑阴阳学说是脏象学说的一个重要的内容。《内经》里提出"脏为阴，腑为阳"，这不是随随便便地提出来的，而是古代的医家，根据长期的观察和总结医疗的经验而得出的结论。它和脏腑的生理特点和病理特点是密切联系的。正是脏腑的生理病理特点决定了哪里应该补，哪里应该泻，什么情况之下应该补，什么情况之下应该泻，以及如何补泻。

下面，我就来谈一谈其中存在的一些规律。

一、脏与腑的生理特点

首先，简单地谈一谈脏与腑的生理特点。中医把人体内脏分为五脏和六腑。为什么有的称脏，有的称腑？这种分类主要是根据脏腑的生理特点的不同，脏腑各有它的特性、共性，就是说脏有脏的共同特点、腑有腑的共同特点。

那么哪些是特点？在《素问·五脏别论》里有这两句话："所谓五脏者，藏精气而不泻也，故满而不能实。六腑者，传化物而不藏，故实而不能满也。"请注意，这里有两个"满"字和两个"实"字，它们的概念是不相同的。前者，就是五脏的"满而不能实"，指的是精气。后面六腑传化物而不藏的"实而不能满"，这个"实"与"满"指的是食物和糟粕。所以两者生理、病理的概念也不同。脏的"满而不能实"里，满是生理，实是病理。腑的"实而不能满"里，实是生理，满是病理。

还有一段："夫胃、大肠、小肠、三焦、膀胱，此五者，天气之所生也，其气象天，故泻而不藏，此受五脏浊气，名曰传化之腑，此不能久留，输泻者也。"六腑中，此处提到五个腑，除了胆，因为胆还是奇恒之腑。它们像过道一样，如天上日月星辰的过道。"象天"就是属阳。脏是受载、储藏精气的，好像地载万物一样，所以脏属于阴。那么为什么脏是"满而不能实"，腑是"实而不能满"，这两句怎么解释？因为五脏所藏的，是生命的宝贵物质，比如说精气、营血，这些物质，必须要保持充满，所以说是满。另一方面，这些精气营血又要周流循环，要生生不息，不能阻滞，这就是"不能实"。既要满，又不能阻滞，所以是"满而不能实"。实就是病理，满就是生理。六腑，除了胆以外，不单是输泻不能久留，而且是"受五脏浊气"，这句话很重要。五脏在生理过程中产生的废料就是浊气，也都是通过六腑排出体外的。既然六腑是传化物而不藏，是输泻的、不能久留的、实而不能满的，所以六腑必须要保持通畅。这个通畅也就是排泄道路的通畅。后世所说的"六腑以通为用"，就是这个意思。以上，是五脏六腑生理特点的不同，这是古人长期观察的结论。清代医家叶天士曾说："凡六腑属阳，以通为用；五脏皆阴，藏蓄为体。"这是他医疗实践中所得出的总结性的意见，这些意见，和《内经》的结论是一致的。

二、脏与腑的病理特点

既然脏与腑在生理上有各自的特点，那么必然要反映为病理的差别。《素问·太阴阳明论》有一句话："阳道实，阴道虚。"这本来是讲太阴与阳明，太阴是脾，阳明是胃，本来是讲脾胃的问题。脾的病都是虚的，胃的病都是实的。但是，这两句话也是对脏与腑两类内脏病理特点规律性的总结，换一句话说就是："腑病多实，脏病多虚。"这就是脏与腑在病理上的特点。这个特点是从生理上来的。为什么我们说"腑病多实，脏病多虚"？因为六腑在生理上，是以通为用的，需要过道上面通畅无阻，同时六腑又接受来自五脏的浊气、废料，泻而不藏，一旦排泄障碍，就会留滞为病，当泻不泻，不当留而留，必然是实证。所以，腑病多实。《伤寒论》里的膀胱蓄水证、膀胱蓄血证、结胸证、阳明腑实证、阳明蓄血证以及很多内科杂病中，凡是六腑阻滞不通而为病的，绝大多数表现为实证，或者至少局部有实证的表现。这就是腑病多实。

既然五脏在生理上是藏而不泄，所藏的精气营血等生命的宝贵物质又在不断消耗，就必须及时补充，以保持其充满，因此要常虑其不足，一旦消耗过多，或者来源不足，就不能保持充满而成为病。所以，脏病多虚。内科的虚劳病，虽然有多种多样的症状，但是都离不开五脏阴阳气血的亏损。1963年，我们在庐山写第二版内科教材，虚劳篇是我写的。我是根据前面的文献，以及以前临床大家的情况来写的。我发现这些虚劳病，都是和脏腑阴阳气血的虚损有关。所以，我们当时提出来心阴虚、心阳虚、心气虚、心血虚、肝血虚、肝阴虚、脾气虚、脾阳虚、脾阴虚、肺气虚、肺阴虚、肾阴虚、肾阳虚、肾气虚等证型。这些不是造出来的，主要是根据文献和临床大家的应用。所以现在的中医学基础，讲到脏腑的虚证，辨证上基本还是按照这个分类。这就是脏病多虚。

腑多实，那么腑有没有虚？脏多虚，有没有实？当然有了。所谓的"多"不是"都"。多就是多数，不是全部，不是100%。有多必有少。腑的虚证虽然是少数，但不是不存在。腑的虚证主要表现为津液、阴分、气分的不足。这是腑的虚证的特点，比如胃阴不足，胃津耗伤，肠液枯涸，膀胱气虚，等等。阴虚津少，气虚推动无力，或者收涩无权，都能够使二便，即大便、小便不通，或者不利，或者不尽。因此，腑病也有虚证。

那么脏病有没有实证？脏的实证，我归纳下来主要有三种情况。

第一，脏用有余。"脏之体为阴，脏之用为阳。"脏的体以虚为主，而脏的用可以有余。比如肝用有余。肝用有余表现为什么？就是肝气横逆、肝阳上亢、肝火上炎。心用有余，就表现为心火上炎，等等。但是这些都由脏本身的阴阳失调所致。阴阳失调主要的表现是阴不足，阴不足则阳有余，阳有余又进一步伤阴。所以，阳盛还是脏用有余，是实证。这在五脏之中，尤其以心、肝两脏为多。因为五脏之中，如果再分阴阳的话，那么心、肝两脏是阳脏，肺、脾、肾三脏是阴脏。阳脏也叫牡脏，阴脏也叫牝脏。肺、脾、肾是牝脏。所以，阳脏在本身的阴阳关系上，多是阳盛。这是脏的实证的一种情况。

第二，气血津液的阻滞。五脏的生理是满而不实。所谓不实，就是不可阻滞，要求五脏所藏的精气营血要循环流通，这就是表示保持了它的生理状态。一旦由于某种原因，周流受到了阻碍，那么可以出现三种情况。第一种情况就是气机不利，瘀结壅滞，这是气的方面。第二种情况就是脉道不通，血流瘀滞。第三种情况就是气化失常，津液停滞。津液停滞以后就是水湿痰饮。那么瘀积、停滞和瘀阻都是实证。在五脏里，还有些实证在气的方面，主要是肺脏与肝脏的气分，比如肺气壅滞、肺气不宣、肝气郁结，等等。这里边尤其以肝脏更为突出，肝气郁结不仅是临床所常见的，而且常常为多种郁证的原因。因为肝气郁结以后，可以导致血瘀、化火、食郁、痰郁。所以，肝气郁结可使全身的气机升降失利，会产生许多病。这就是气分方面。血分方面，主要发生在心、肝两脏。心血瘀阻、肝脏郁结可以导致心痛、胁痛，等等。在痰方面，以肺、脾两脏为主。痰着重在肺，湿着重在脾，比如痰浊壅肺、脾土生湿，等等。所以五脏不通以后，脏的实证也有这些规律。

第三，外邪。由于外邪入侵五脏而导致实证。既然有邪，邪气盛则实，那么当然可以成为实证，比如风热犯肺、风寒犯肺、邪热入心、湿困脾土、邪热入肾，等等。

上面我们简单地讲了脏腑的生理、病理特点，主要是为了说明脏腑虚实的补泻规律。因为这个补泻规律，要建立在病理的基础上。所以腑病有虚有实，以实为多；脏病有虚有实，以虚为多。虚则补之，实则泻之。这种规律是人人皆知，不需要多讲的。那么我这里，还要另外讲两种规律。这两种规律主要是综合分析脏腑病变的治疗情况，特别是对于某一种病的治疗。

三、实则泻腑，虚则补脏

实则泻腑，虚则补脏，这两句话和上面所讲的意义有些不同。这里所讲的主要指对于一种病。某个人生了病，如果看到实证，我们要泻，泻就泻腑，如果要补，就补脏，是这样一个情况。同一种病，在不同人的身上，由于体质条件的不同，有的可以表现为虚证，有的可以表现为实证。同一个病，在病程的不同阶段，也有虚实之异。一般来讲，急性期多实证，慢性期多虚症。这种情况下，实证多泻腑，虚证多补脏。下面我举些例子。比如细菌性痢疾，在急性的时候，主要的病机是肠道湿热、邪热积滞，这个大家都知道。对于这样的急性痢疾，就要泻，要清理肠道，把肠道的积滞和湿热邪毒去除以后，那么这个痢疾就好了。比如葛根芩连汤、白头翁汤、香连丸、木香槟榔丸、枳实导滞丸，这些大家都在应用的方，都是泻腑的。但是痢疾如果到了慢性期，往往因为久泻伤及脾气，进一步影响到脾阳、肾阳，对此治疗，我们往往以健脾益气温中为主，用参苓白术散、理中丸等。如果久病脱肛的话，那么用补中益气汤。当然，现在慢性的痢疾，也有的时候，一方面有虚证，另一方面又有实热积滞，既有虚又有实，那么我们治疗的时候，既要泻，又要补，既要泻腑，又要补脏，如千金温脾汤，人参、干姜、附子、肉桂与大黄同用。我在治疗慢性细菌性痢疾的时候，对于经常腹痛，大便有黏液或血液，或者细菌培养阳性的患者，我常常用黄连、黄芩、大黄，另外加白术、干姜、肉桂，既泻腑又补脏，收到了较好的效果。当然我们还可以根据具体的情况进行加减，泻的多一些，清的多一些，或者温的多一些，根据具体情况。再比如急性泌尿系感染，急性期多下焦湿热，应该清除湿热、通利小便、泻膀胱，比如八正散，都是些利小便的药，车前子、木通、瞿麦、萹蓄、滑石、甘草、栀子、制大黄。如果红细胞多的话，那么用消积饮。慢性的泌尿系感染多见肝肾阴虚，当然也有少数可以见到脾肾两虚。我在治疗的时候，往往一方面用清理膀胱湿热的药、利小便的药；另外一方面要看到底是肝肾阴虚，还是脾肾两虚。如果患者腰酸、低热、头晕，伴有高血压，那么以补肝肾之阴为主，用猪苓汤，加上些清利膀胱的药。如果腰酸、头晕、面色微黄或者苍白、浮肿尿多，那么温脾肾，用济生肾气丸、金匮肾气丸。泻腑与补脏同时进行。

再举一个口腔溃疡的例子。口腔溃疡的实火多是胃火，当然也有一部分是心火。心火用导赤散，泻膀胱，利小便。胃火就泻大肠，或者用石膏清胃热，用竹叶石膏汤、三黄泻心汤之类的。如果阳明火伤及胃阴，那么用玉女煎，既有石膏，又有熟地黄。我曾经治疗一个病例，患者有10多年的病程，是三十几岁的一个女性，口腔溃疡反复发作，发的时候多，好的时候少，甚至有的时候满口皆是，痛苦非凡。但是看她的症状,脸色是苍白的,嘴唇也不华,脉搏沉细,手足冰凉,完全是虚寒之相。这倒有点奇怪了,年龄那么轻,为什么会出现这样的虚寒之象?一问,原来她十几年来一直在吃清热解毒的药。一直吃这么多清热解毒的药,必然要伤人的阳气,阳气受伤了,所以她的表现是阳气不足,是虚寒证。所以,我给她改用肉桂、肉苁蓉、巴戟天、淫羊藿、熟地黄,加少量的黄连反佐,结果效果很好,患者发作的时间短了,发作的间隔长了,发作的程度轻了,后来慢慢痊愈了。从临床实际看,单纯的虚证和实证并不多见,尤其是单纯的虚证比较少,较多的情况是虚实夹杂,治疗的时候,运用虚则补脏、实则泻腑的规律,补脏与泻腑同时并进,可以收到意想不到的效果。

比如肿瘤,肿瘤是属于癥瘕之类,应该说是属于实证,但是导致肿瘤的原因,往往是由于某种不足。这里我举两个例子。一个是良性的肿瘤,是脑下垂体的肿瘤。这个患者经上海市多家医院住院检查,结果确诊是垂体肿瘤。他伴有甲状腺功能减退,室性早搏。住院期间,曾经出现几次阿-斯综合征昏迷抢救。医院建议他手术,因为这个病经过手术还是可以好的。但是他害怕,不愿意,死也不肯开刀。所以他自动签了名以后出院了。他的爱人是造纸公司的,我的爱人也是造纸公司的,所以他们认识,就介绍来了。我看他的情况,左眼有些外凸,左眼视野缺损,这半边看不见,左半边的头有些麻木,左上肢不能上举,也麻木,下肢也麻木,举步困难。患者面色不华,有浮肿,大便溏而不爽,脉濡细,但是又有结代,舌质淡胖。他有高血压病史,也有肾炎的病史。我辨证下来,主要是肾阳不足,由肾阳而影响到脾、心和肝。所以,这个肿瘤的产生还是由于不足引起的,由于肾的阴阳失调而成的,所以辨证为脾肾阳虚、肝肾阴虚、心盛气虚。我给他用的药有附子、仙茅、淫羊藿、巴戟天、白术、肉桂、熟地黄,这些都是补脾肾的药;再加上海藻、昆布、牡蛎和肉苁蓉;再加三味活血化瘀的,茺蔚子、川芎、红花。这个患者一直看,看了很长时间,到现在已经有2年了,X线片显示,肿瘤与2年前一样大,没有变大,但是所有的症状消失了。他现在可以自己来就诊,这个情况还是比较好的。这是一个良性的肿瘤,我是用补脏的药,着重在这个方面治疗,而活血化瘀和化痰软坚的药物是根据脏的实证的几个特点来运用的。

还有一个是恶性肿瘤,这个恶性肿瘤患者是福建的,我六二届的同学认识他,这位同学老家在福建。这个患者在中山医院住院,住了好几个月,最后查出来是癌症，不能开刀。但是这个患者有一个特点，他身体很魁梧，没有症状，什么症状也没有。什么症状也没有，怎么辨证？我们根据肿瘤的病因病机来考虑。这虽然是一个实证，但还是以虚为主。如果没有虚的话，不会造成癌症。治疗方面，我们从扶正考虑。我考虑调节他的机体免疫力来抑制癌症。我主要用的药是黄芪、党参、白术、猪苓、茯苓、生鳖甲（要求打得粉碎）、八月札、漏芦，着重从扶正考虑，也有一些软坚、清热解毒的药。他回福建后，一直与我保持通信治疗。结果这个患者存活了 2 年，2 年以后去世了。

这里还有一个患者，这个患者是上颌黏膜表面的癌症，曾经开过 6 次刀。他的上颌骨和下颌骨都拿掉了，所以脸完全变形了。他的手术最后一次是在 1984 年 1 月 30 日，但是到 6 月初，又发现他的右肺中叶有 2cm 的阴影，于是准备住院开第 7 次刀，后来复查时，发现左肺也有类似的一些小阴影。考虑到是癌症转移，医生认为不能手术。所以患者回来以后，找我来看。他的情况是，大便两三天 1 次，比较干结，脸变形，胃口还可以，胸部有点痛。因为他身上到处都是手术的痕迹，所以有牵痛。他虽然肺部有阴影，但是没有咳嗽，也没有痰。我还是根据补脏与泻腑的规律用药，首先是黄芪、党参、黄芩、灵芝。黄芩、灵芝、黄芪，是可以提高机体的免疫力的，配伍漏芦、大黄、熟地黄、玉竹、薏苡仁、牡蛎，再加上夏枯草、白花蛇舌草、半枝莲。咳嗽的时候，加山海螺。大黄差不多每一次都用。如果大便软一些，我就用酒大黄 6g；大便稍微硬一点，用酒大黄 9g；再硬一些，用生大黄 9g。一直吃到现在，已经有一年半了，再复查肺部，阴影还是那样大，没有变大，所以还是比较稳定的。我认为，一个病常常是实证、虚证夹杂的。我们不能认为虚就是虚，实就是实，在补虚泻实的时候，要实则泻腑、虚则补脏。

再举些老年病的例子。老年人的脏器都会老化，精气也衰了，所以老年人一般都有虚症的表现，但是其实老年人并不多见单纯的虚证。因为气血虚后，往往容易遭致外邪，这是一个方面；还有气血运行无力的时候，容易停滞，或者运化无能，也可以造成一些积滞。所有这些，都可以因虚致实。所以，老年患者多本虚标实。那么治疗，就要补脏泻腑，标本同治。

我这里也举些例子来说明。比如前列腺肥大，有不同程度的小便梗阻，中医属于"癃闭"的范畴。这是老年人的常见病。前列腺肥大的主要表现是小便的时候费力、费劲，一次排小便要很久，终末排尿滴沥不尽，膀胱里常有残余的尿液。由于残余尿的存在，容易引起尿路感染。所以小便的潴留，尿路的梗阻，尿路的感染，以及输尿管和肾盂的扩大等，都属于局部的压迫，都是实证。但是导致这个实证，造成阻塞的原因，从我们的辨证看，主要由于肾气衰微，肾的阴阳失调，肾的气化失常。这属于本虚标实。所以，仅仅从利尿、清膀胱来治疗，仅仅是治标，虽然也可以收到一些效果，但是往往无效，或者效果较少。我治疗这个病，一方面要补肾，调肾的阴阳，以治其本，用肉苁蓉、淫羊藿、补骨脂、巴戟天、熟地黄、桧柏，等等。如果虚寒现象比较明显，那么用附子，肉桂。成方常常用补中益气汤和滋肾通关丸。这是一方面，我们主要从补肾考虑。另外一方面是清膀胱、泻膀胱，有湿热症状的还要加清热解毒药来治疗他的标，再加一些理气的药，像乌药、小茴香之类。另外，我认为还应该根据实际情况，加一些通大便的药，如大黄。对于这个病，我常常用清宁丸，用量自己掌握，大便有些溏的时候少吃几粒，便秘的时候多吃几粒。清宁丸不但能够泻大肠，还有清利膀胱的作用。

第二个例子是冠心病。冠心病也是老年人的多发病。随着年龄的增长，冠心病的发病率也随之增高。心绞痛是冠心病患者的常见症状。中医认为它属于"胸痹心痛"的范畴。张仲景《金匮要略》指出："夫脉当取太过不及，阳微阴弦，即胸痹而痛，所以然者，责其极虚也。"所以这个心痛，还是由于上焦阳虚，胸阳不布所致。张景岳对于胸痹心痛病机的分析很详细。他认为胸痹心痛主要的病机是血少与血滞。血为什么会少？血少是由于气虚。那么血滞是怎么来的？一个是由于气虚，一个是由于气少。气虚导致血少，主要是气不生血。气虚导致血滞主要是气推动无力，气滞血也滞。那么血少为什么会造成血滞？张景岳认为人的气血好像水流的源泉，"盛则流畅""少则壅滞"，水大了以后它流得很畅快，所以气血不虚则不滞。所以仅仅知道血滞而不知道虚的一面，是没有用的。根据《内经》的理论"脉涩则血虚"，血滞以后，反过来也可以使血少。血滞以后，哪个地方阻塞了，它下流的血肯定是不够的。那么，另外一方面，血少的地方必然气也少，血以载气，而血滞的地方气一定也阻滞。当然，血滞以后，津液也可以造成痰浊。所以这都是心痛的一些原因。我们讲到冠心病，它的痛和痰浊也有关系。所以这些因素都是互为因果的。气虚血少，这属于虚证。血滞痰凝，这属于实的方面。因此，对于冠心病，我们常常是既要通，又要补。对此，张景岳还特别提出，气虚主要是因为肝肾精虚。我们体会到，冠心病与肾虚有密切的关系。冠心病绝大多数是在45岁以上发生的。

这个时候，正是肾气逐渐衰退的时候。因为到这个年龄，牙齿也慢慢地不好了，头发也开始花白了，记忆力也减退了，视力、听力都逐渐地在减退，这些都是肾虚的表现。因此冠心病一般的治疗应该是补肾、补气血、活血化瘀、化痰浊。这些差不多也都是治疗冠心病常用的方法，不过有些人着重在这一方面，有些人着重在另一方面。就拿我自己来说，我72年得的冠心病，前后做了二十几个心电图，可以说没有一个T波不是倒置的。有一次曙光医院实验，静脉注射养心汤，注射之前先做1个心电图，1个小时、2个小时、3个小时再各做1次，一共做4次，去实验的人，绝大多数T波都能够暂时倒过来，可是我顽固得很，一动也不动。因为这个情况，我4年没有上班，一直在家里，但是后来，我主要用人参、巴戟天、熟地黄、丹参这几个药，长期服用这四味药，配合一些其他药，同时我在全国到处跑，到哪个山上，我也要去，结果去年、前年做了2次心电图，今年还没做，基本上已经正常了。我有一个五更泄泻的毛病，现在也没了，血压也降到了舒张压100mmHg左右，基本上现在也能够适应了。所以，我认为补肾对冠心病是很有好处的。

下面再举一个慢性肾功能不全的例子。当然，这个病老年人有，年轻人、小孩也有。这个病如果继续发展，到了晚期，就是肾功能衰竭，主要是因为肾脏的调节功能和排泄功能失常。到了肾功能衰竭的阶段，就要抢救了。在临床上看，慢性肾功能不全很多是虚实夹杂的病证，很少单纯的虚证。我们现在讲的，是慢性肾功能中度损害的时候，这是很重要的时候，多见浮肿、头晕、乏力、腰酸、面色萎黄或者苍白。我们辨证为脾虚、肾虚。但是有的时候，也会出现恶心、呕吐，以及小便短、大便不利这些下面不通的症状，是下面邪气的上犯，脉象多见细而带弦，或者弦而带缓，舌质有的偏淡，有的偏红，有的偏暗，舌苔大多是白腻苔，黄腻苔。这些症状反映了虚实夹杂的病机。在治疗上，应该着重健脾益气，温补肾的阳气，从这个方面来考虑。健脾温肾，用党参、黄芪、白术、山药、附子、巴戟天。对一些肾病综合征长期使用激素、很难停药的患者，我们的药理教研组曾经做过一个筛选，筛选了很多药，结果筛出来两味药，一味是巴戟天，还有一味是山萸肉。巴戟天对于肾阳是很好的，同川断、杜仲这类。对于这种病，必须要保持大便通畅，小便通利，或者用生大黄，或者制大黄，再加利小便的药，如猪苓、茯苓、泽泻之类。这是因六腑"受五脏浊气"，使用这些药可以使停留在体内的浊气通过大小便排出体外。通过这样的治疗以后，常常能够使血中的尿素氮降低，肌酐下降，而使症状得到缓解。用中医的理论来讲，这个患者是脾肾的阳气不足，运化无权，津液的气化不利；肾与膀胱为表里，主二便，是胃之关，关门不利，湿浊和邪气不能及时通过膀胱气化而出，滞留于体内。所以，本病既有浊邪，有实的一面，但邪之所以留，则是由于脾肾之虚，虚为本，实为标，本虚而标实。所以，治疗当补脾肾，以治其本；泻腑，通大小便，以治其标。所以我们常常将人参、附子、熟地黄，和大黄、黄连同用。老年病很多，这里仅仅是举一些例子，主要是为了说明脏腑补泻的治疗规律。

对于老年病的治疗，我有下面这两个体会。一个是五脏皆虚，特别要注意脾和肾。这是老年人的生理特点所决定的。因为五脏俱不足，补了脾以后，可以补充他的后天，肾气是五脏的根本，心阳、心气、肺气等都来源于脾肾的阳气，心阴、肝阴、肺阴，则来源于脾肾的阴精。这是一个。第二个就是必须要保持大小便的通畅。《素问·示从容论》有这么一句话："年长则求之于腑。"那么，怎样"求之于腑"？我的体会就是，要保持三焦的气化功能正常，除了这个以外，应该要注意饮食营养，节制饮食，特别是不可以暴饮暴食。这是保护胃腑的很重要的方面。

我们学校有两个老前辈。一位老先生到什么俱乐部去吃了一顿饱饭，结果付账的时候，就倒在了账台边上，一去不复返。还有一位老先生，是我们方剂教研组的老师，他身体很棒，有次到广州去开会，会议结束大家饱餐一顿，他就没有回来。

所以，老年人过饱对胃腑不太好，要节制一些。我还认为，膀胱、大肠、小肠要保持通利。临床常见的高血压、冠心病、肺心病患者，以及某些老年人，因为大便困难，用力怒挣，倒下的人还不少。所以，老年人要注意通利大便。有的老年人还不喜欢吃水果，这样的老年人素菜可以多吃一点。对于老年人，我总是希望给他们用一些清宁丸。我很欣赏这个药。平常的时候，让他们晚饭后或临睡前吃15粒，如果大便不通畅加5粒，大便溏一些减5粒或者停1天，长期服用并没有什么副作用。这个方还是很好的。所以我的想法就是，大小便通利，体内的浊邪有去路，浊气去了以后就是"邪去正自安"。这就是我的体会。对老年人有这两条，一条是补脾肾，一条是大肠、小肠、膀胱要通。上面一条是补脏，下面一条是泻腑，完全符合这个规律。

为了证实我这个论点，我想请历代有名的医家帮我说几句话。刘完素提出"六气皆从火化""五志过极皆为热病"。我们这里举了他治疗外感病的例子，看看他的治疗规律。

第一，没有表证，只有里证，里热郁结，热不退的话，他用什么药？他用承气汤攻下，结合黄连解毒汤。黄连解毒汤是黄连、黄芩、黄柏、栀子这四味药。

第二，热病在半表半里则用小柴胡汤，这是大家都知道的。如果热甚，他用大柴胡汤，里面加了大黄。热更甚，用三承气汤，就是大承气汤、小承气汤、调胃承气汤三方。发黄则用茵陈蒿汤，也有大黄。结胸用陷胸丸，组成为大黄、葶苈子、芒硝、杏仁，也是泻大肠的。

第三，"表证汗后不解"，则用凉膈散。凉膈散出自《太平惠民和剂局方》，方中有大黄、芒硝，还有薄荷、连翘、山栀子、黄芩、甘草，可以表里双解，这是釜底抽薪了。

第四，"下证不全者"用白虎汤，清阳明，清胃热。

第五，表里双解的，他有两张方。一张是防风通圣散，是解表与通大便结合起来。一张是天水散，就是六一散，是从小便而解。他认为"此皆大寒之利药也，反令中病，以令汗出而愈。"泻的药可以导致出汗，所以下中有汗。为什么？我是这样理解的，外邪侵入人体，主要是邪正斗争，邪正斗争里面，如果正气胜一分，邪气就退一分，邪气进一分，正气就退一分。刘完素大量运用通利的药，这实际上是对邪气的抑制，这使邪正斗争中邪气处于抑制的地位。这无疑是对正气的扶持，使正气能够振奋，出汗就是正气振奋的一个表现。所以，这是"下中有汗"，着重用泻腑的方法来解决外感病的问题。

第二位，请张从正，张子和。大家知道他是攻邪派，善于用汗、吐、下治法。其中吐、下二法都是泻腑之法。首先讲一讲吐法。《素问·阴阳应象大论》里讲："其高者，因而越之。"如果里面有邪，在比较高的部位，就用吐的方法。张子和讲："凡在上者，皆宜吐之。"凡是在上面的病，都可以吐。所以积邪在上，可以就近去邪。在吐法上，他积累了非常丰富的经验。他曾经说："一吐之中，变态无穷，屡用屡验，以至不疑。"所以，他用吐法，不仅仅治疗邪气在胃，还治疗头痛、痰滞、悬饮、刺痛等。我们平常很少用吐法，但是也会碰到一些。比如有些人不舒服，头晕、头痛，很难过，吐过以后，头目清爽，胸膈舒畅，马上就可以见效。所以，吐法是一个泻胃的方法，是值得重视的。我认为，只要不是胃溃疡，只要不是食管静脉曲张，一般用吐法是没有什么危险的。

我们有的时候也在用吐法，像曙光医院治疗急性胰腺炎。急性胰腺炎他们一般用泻法，15g生大黄后下，泻一泻，效果很好。但是也有少数病例，他们用压舌板，压住舌头，患者一吐，痛马上就缓解了。这说明吐法有的时候见效是非常快的。这是吐法，泻胃腑的。

接下来是下法。不论是积聚在中，或者留积寒热，凡是在胃脘以下，不用吐法的，都可以用下法。张子和把下法用在各种杂病中：腹中痛拒按可以下之，宿食在胃管以下可以下之，目黄（黄疸，眼睛黄）可以下之，腰脚胯痛可以下之，甚至外伤引起的肿痛剧烈的，他也用下法。他有一个论点，就是"吐中有汗"，吐法里面有汗。这和刚才我们讲的"下中有汗"，意思是一样的。他还有一个观点就是"下中有补"，下法里边有补，因为邪去了，元气自复。他认为，他自己所用的方法就是汗、吐、下的方法，认识和训练已经很久了，非常精，很熟练，所以他敢为以后的医者讲解。他的确有非常宝贵的、实实在在的经验。既然六腑是受五脏的浊气，浊气由六腑排出，那么五脏的精气也就可以自复了。所以汗、吐、下的方法，不但可以用于实证，即便是虚证，在某种情况下，也是可以通过吐、下而达到补的目的的。这是我的体会。在某种情况，泻法比补法效果更好。

上面我请的两位都是攻邪派，以驱邪为主。从他们的经验可以看出，实则泻腑是合理的，这也是人们常用的。我这里想起一个病例，就是程门雪院长治疗的一个哮喘病案。这个患者的哮喘是经常发作的，到处看都没有效果，请了我们程院长，一帖药就好了。这个秘诀在哪里？因为这个患者有个特点，就是他每次发病的时候，大便秘结，而后哮喘发作。程院长就给他用了承气汤，一剂承气汤，一吃就好。程院长主要是用泻大肠腑来泻肺气的壅滞。

第三位是李东垣。他的学术思想是重视脾胃元气，这个大家都知道。他说："脾胃之气皆伤，则元气不能充，诸病则由此而生。"他认为许多病都是由于脾胃的元气伤了以后才产生的。所以，他主张补中益气，升阳散火。散火是补中、益气、升阳的结果，通过补中益气和升阳，来达到散火的目的。对于散火，他是用补的方法，所以后世称他为补土派的代表人物、治内伤的圣手。他尤其重视补脾气，升脾气。那么在补脾的同时，他怎样治疗胃？他主张节制饮食。对于一些黏腻之物，他认为是伤胃的。治胃，他主张加厚朴、陈皮，气滞加青皮，胃里有火的要清。他有一张方叫补脾胃泻阴火升阳汤，主要用黄芪、人参、苍术益气健脾，升麻、柴胡、羌活益气升清，同时用黄连、黄芩、石膏来清胃火。虽然李东垣常常是脾胃并称，但是实际上他在治疗的时候，脾和胃，一个脏一个腑，治法还是有差异的。差异何在？脾主张要补，胃主要是利气清火。所以他的用法，同样符合"实则泻腑、虚则补脏"的规律。

下面还有一位，薛立斋，明代的医家。他也重视脾胃，认为脾胃一虚，其他四个脏也会虚。他认为补肾不如补脾，虽然这样提，但是他在治疗的时候，还是非常重视肾的。他的医案，常常补肾补脾同用，或者早上用补中益气汤，晚上吃六味地黄丸、八味地黄丸、四神丸。所以，他也主张补脾和补肾。

张景岳，大家都知道，这是大师，我是非常崇拜他的。他赞成补脾不如补肾，他是补肾派的代表。他有很多的方，如左归丸、右归丸等，很多都是补肾的药方。当然，他对于内部有实邪的，还是主张泻，他敢于用重剂。他的新方八阵，在攻（攻就是攻腑）阵中，第一张方就是吐法，用萝卜子催吐，其他的几张方，不是巴豆，就是大黄。

上述这些医家，有的主张补脾不如补肾，有的主张补肾不如补脾，这些都属于补脏。而泻腑的，不论是吐、下，都是泻腑。叶天士是清代名家，他对温热病很有经验，有他独特的见解，创立了卫气营血的理论，其实他对于内科杂病也有丰富的经验。他遵循《内经》的理论，总结临床经验，对于脏腑补泻方面，也有重要的看法，最突出的就是对于脾和胃的一些论点。他说"夫胃为阳明之土，非阴柔不肯协和"，"脾为柔脏，惟刚药可以宣阳驱浊"。这些都是他自己的话，我从他的医案里面摘出来的。此外，他还说"太阴之土得阳始运，阳明阳土得阴自安"，"胃属阳土，宜凉宜润"，"脾喜刚燥，胃喜柔润"，"大凡脾阳宜动则运，温补极是，而守中及腻滞皆非"，"仲景急下存津，治在胃也；东垣大升阳气，治在脾也"。叶天士总结了脾胃不同的治法。我再总结一下，可以这样说：治脾，以温、补、燥、动、升，治胃要凉、泻、润、柔、降，所以治胃和治脾原则和方法是不同的，因为胃属于腑，脾属于脏。

四、脏实泻腑，腑虚补脏

上面，我举了几位历代医家的经验，以支持"实则泻腑，虚则补脏"的论点。下面，我要讲第二个规律，实际上也是第三个规律。第一个规律是腑病多实，实则要泻；脏病多虚，虚则要补。第二个就是实则泻腑，虚则补脏。第三个就是脏实泻腑，腑虚补脏。脏也有实证，腑也有虚证，实同样要泻，虚同样要补，但是在临床上比较多的情况下，是通过泻腑以泻脏治疗实证，通过补脏以补腑治疗虚证，也就是——脏实泻腑，腑虚补脏。

（一）脏实泻腑

我们先谈一谈脏实泻腑，先看一些著名的方剂。

第一张方是泻心汤（《金匮要略》），药用大黄、黄连、黄芩。怎么泻心？通过大黄泻热而泻心火。当然不只是泻心火，其他什么实火，都可以泻。当然，我们也可以看出来，名为泻心，实际上是泻腑的。

第二张方是导赤散（《小儿药证直诀》），导赤散治心火上炎，有竹叶、木通、甘草梢，主要是利尿、泻膀胱，通过泻膀胱以泻心火。所以，从这两张方可以看出，对于泻心，既可以通过泻大肠，也可以通过泻膀胱。

第三张方是清肺饮子（《万病回春》），用药为赤茯苓、猪苓、泽泻、通草、灯草、车前子、琥珀、萹蓄、木通、瞿麦。我们看这里一共十味药，没有一味不是泻膀胱的，但是它名为清肺饮子，明显就是泻腑以泻脏。

第四张方是控涎丹（《三因方》）。它是治疗胸膈痰饮，痰饮壅肺或水饮迫肺，导致喘息、胸痛、胁痛的。它是泻肺的。但是用什么药？甘遂、大戟、白芥子。一般吃了这个药以后，不是吐就是泻，用得恰当的话，确实可以马上就见效，见效非常快的。我还小的时候，我的二哥生了悬饮，就是现在讲的胸膜炎。我父亲就给他用控涎丹，是一钱（3g）分两次服。服药后，我二哥就感觉肚子里咕噜咕噜响，然后大便是稀的，症状就减轻了，"一泻而其病如失"。我当时感到非常惊奇。

第五张方是葶苈大枣泻肺汤（《金匮要略》），名称是泻肺的，但是葶苈子是利尿的，治疗痰停胸膈。所以这两张方，一张是通过大便，一张是通过小便而泻肺。

我们再看看第六张方龙胆泻肝汤（《医宗金鉴》）。龙胆泻肝汤是很有名的，治疗肝胆实火所引起的各种病症，是泻肝火、清下焦湿热的一张名方。方中的木通、车前子、泽泻，都是泻膀胱的，利小便，清膀胱腑，通过泻膀胱以泻肝的。

第七张方是茵陈蒿汤（《伤寒论》）。它是治疗肝胆湿热，退黄的名方。茵陈、栀子利膀胱；大黄泻大肠。诸药合用，清泻肝胆湿热，使湿热从大小便而下。我们也看到，这两张方也是通过通利大便和小便，清肝的湿热。

第八张方是泻黄散（《小儿药证直诀》）。黄是什么？黄是土。土是什么？土是脾。泻黄就是泻脾。这一张方是泻脾热的。藿香开胃化湿，石膏清胃，防风舒肝，山栀泻火，还有甘草。所以，它也是通过清胃疏肝来泻黄、泻脾的。

下面我们再看看《备急千金要方》的方子。泻热汤是泻脾热的，用大黄、芒硝、黄芩、细辛、橘皮和甘草，也是通过泻腑清胃来达到清脾热的目的。一般我们说肾无泻法，但是，肾也有实证。下面是泻肾的泻肾汤，泻肾的实热，有两张方子。一张是芒硝、大黄、茯苓、黄芩、生地黄、石菖蒲、磁石、细辛、甘草；还有一张，是榆白皮、滑石、黄芩、通草、瞿麦、石韦、冬葵子、车前草。这两张方，一张泻大肠，一张泻膀胱，从泻腑来泻脏。所以，从这里我们看到，泻腑可以达到泻脏的目的。

所以张子和讲："下中有补。"下主要是祛浊气，祛邪气。邪去以后，元气自复。比如我们常常说的祛瘀生新，瘀血不去新血不生，也是下了以后反过来可以补。对于疮疡，一定要把腐肉和脓液排尽了以后，才会生肌长皮，使创口愈合。这就是所谓的"通中有补，寓补于通"。我们看来是泻腑，但是最后的结果是补益五脏精气。所以，刚才我讲，有的时候，泻药最后可以达到补的目的。

（二）腑虚补脏

下面我们再谈一谈"腑虚补脏"。腑的虚证，比如肠液枯涸，我们用增液行舟法，可用增液汤。增液汤用玄参、生地黄、麦冬三味。玄参滋阴，入肺、胃、肾三脏；麦冬入心、肺、胃三脏；地黄入心、肝、肾三脏。所以，增液汤看起来是补大肠津液的，而实际上主要还是滋养心、肝、肺、肾之阴的。如果通过滋养，还不能促进排便，那么可以在增液承气汤中加大黄、芒硝，补脏与泻腑同用。这是肠的津液不够。如果大肠气虚，推动无力而排便困难，则常见气虚的兼证，如面色㿠白、疲乏神倦、乏力，大便虽然不干，但是没有力气排出。我们一般用黄芪汤，用黄芪、陈皮、火麻仁、白蜜。该方重用黄芪，也有用人参来通便的。有些年龄大的患者，气虚便秘，就是用人参来通便。人参、黄芪主要是补肺脾之气。肺气不足，脾气不足，所以大肠气虚。通过补肺、脾两脏，可以达到治大肠气虚的目的。还有肠寒，多见于老年人、手足冷、小便清长、大便困难、舌质淡，我们常用肉苁蓉、何首乌、当归，或半硫丸，温肾通便。有一个八十多岁的老年人，长期便秘，一直吃西药通便，后来不灵了。他眼睛看不清，年龄也大了，所以考虑为肾虚。我给他用的药是熟地黄、何首乌、当归、肉苁蓉、覆盆子、菟丝子之类的，都是补肾补肝的药，结果未用通便药而大便自通。这就说明，治疗便秘，有的时候通过补可以通。

小便方面，对于膀胱气虚、小便不利者，同样需要通过补肺、健脾、温肾来治疗。有些老年人小便不利，是由于膀胱收束无力，看来是属于膀胱的气虚，但是往往同时兼见肾虚，由于肾阳虚、命门火衰、气化不利而影响膀胱。那么，治疗上还是补肾，比如用济生肾气丸、金匮肾气丸、滋肾通关丸之类，都是补肾。这些都说明腑虚应该着眼于补脏，补脏所以补腑。补腑的目的，最后还是在于使排泄的道路通畅，补仍然是为了通，所谓"寓通于补"。这与六腑以通为用的生理特性是完全相符的。

刚才讲的都是不通。另一方面，也有些大小便失禁、遗尿，是由于大肠、膀胱固涩无权。在治疗上，我们一方面可以用一些固涩的药物，如桃花汤之类；另一方面还是要补肾。如果中气下陷，还可以用补中益气汤。

所以，脏腑阴阳补泻规律确实是存在的，它源于《内经》，而为历代医家的实践所证实。目前临床上，大家在普遍地、不自觉地应用，但至今没有人明确地提出来。我提出来，不是我的创造，是因为规律是客观存在的，是中医学本身固有的，但是我们要去发现它、认识它。理论来源于实践，而高于实践，指导实践，并且在实践中加以检验和提高。实践总是走在前面的，我们决不能满足于《内经》的理论，必须要从实践中发掘新的规律、新的理论，那么就要把临床实践中发展的、普遍应用的、有效的方法和经验，及时地、不断地进行归纳和总结，使它上升为系统性的理论，以充实和提高我们原有的理论，从而使广大的中医工作者能够掌握它、理解它，并能更自觉地应用它。这将是我们继承和发扬祖国医学遗产的一项非常重要的工作。

今天我就讲到这里，谢谢大家！

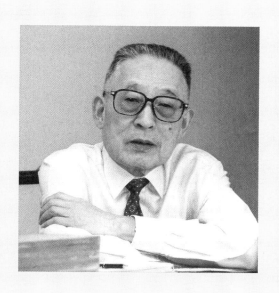

张镜人简介

张镜人（1923—2009），男，名存鉴，沪上中医流派"张氏内科"第十二代传人。全国著名中医理论家、中医临床家，上海市第一人民医院终身教授，享受国务院政府特殊津贴，全国首届老中医药专家学术经验继承工作指导老师，全国首届"国医大师"，上海市首届名中医，曾获首届上海市医学荣誉奖等殊荣，当代张氏内科的杰出代表。曾任上海市第一人民医院中医科主任，上海市卫生局中医科副局长，全国政协委员，上海市政协常委，中国民主同盟中央委员会委员，中国民主同盟上海市副主任委员等职。曾兼任中国中医药学会副会长，中华中医药学会内科分会副主任委员，中华中医药学会名誉顾问，上海市中医药学会理事长、名誉理事长，上海市卫生局顾问，上海中医药大学专家委员会名誉顾问等学术职务。

张镜人秉承家学，自幼习医，熟读经典，临证60余春秋，擅长内科疾病的中医药诊治，尤精于热病和脾胃病。治热病，他继承家学，主张祛邪为先，提倡"表"与"透"；疗杂病，他每从脾胃入手，崇东垣、景岳之说，临床强调"宏观以辨证，微观以借鉴"。20世纪70年代，张镜人首创"调气活血法"治疗萎缩性胃炎，打破了"胃黏膜腺体萎缩不可逆转"的观点，为中医药治疗萎缩性胃炎及防治胃癌开创了新思路。发表论文100余篇，主编、参编专著近20余部，先后获国家科技进步奖三等奖、国家中医药管理局科技进步奖甲级奖等在内的各级科研奖励10余项。

病机十九条

内容提要

　　张镜人老师为研究生讲解《内经》的病机十九条，讲述何为病机、病机的重要性，以及病机十九条的分类、解释、用药指导、临床意义。特别强调如何由经典到临床，借助《内经》病机理论视角观今日临床病证，"审证求因"，选方用药。

　　我受邀到研究生班来讲《内经》的病机十九条。《内经》是中医的经典著作，恐怕自己讲不好，特别是研究生班的同志，都经过多年的临床实践，而且对中医理论都很熟悉，我讲不好或者讲错的地方，希望同志们加以指正。面对研究生班的同志，应当怎样讲课？我觉得还是缺少经验，因为中医招研究生还是第一次，第一届。

　　我的想法是，对《内经》这部中医经典的著作，首先要从理论内容及意义入手，这些方面一定要钻研清楚。我今天与同志们一起来复习《内经》，对《内经》的原文，某些地方需要加以解释，当然也可能有许多同志对这方面比较熟悉。这里我们共同学习病机十九条，如果按照原文讲解，讲课过程会比较枯燥，应当结合临床谈一下个人的体会。这次发了一份打印的资料，讲到这些古代文献时，可以节省时间，不然得写黑板。所以我请同事印了一份补充的参考资料，主要是文献摘引。便于大家记录，减少些写字时间。

一、病机的重要性

这次主要讲病机十九条。病机的含义最早见于《素问·至真要大论》这一篇。简单地讲，比较明确地讲，病机是病变的机理，疾病变化的机理。按照王冰的注解来讲，病机是指病之机要。从西医学来讲，这是病理的意思。《素问·至真要大论》提到"审查病机，无失气宜"，还提到"谨守病机，各司其属"，说明医务人员，一个中医，我们首先应当了解疾病的病理，而后才能够进行辨证施治。无论是审查病机，或者是谨守病机，都强调临床上必须辨证求因，即通过临床综合分析，探讨研究疾病的原因。辨证求因，审因论病，根据成因再来讨论病理，通过病因的分析再来治疗。

所以，作为一个医务人员，精钻病机是相当重要的。对于疾病的治疗而言，治病必求其本，不仅仅是一个对症状的治疗。从临床的经验来讲，可以概括为这三句话：辨证求因，审因论病，以病施治。一是辨证求因，通过辨证分析它的原因。二是审因论病，审出病因，再来讨论它的病理。三是以病施治，根据病理来进行治疗。所以病机是相当重要的。《至真要大论》中，根据疾病的症状，病变的脏腑及部位，示范性地举了些例子，来讨论一些疾病的病理。《至真要大论》当中整理了十九条，也就是平时经常提到的病机十九条。我们可以看看原文："夫百病之生也，皆生于风寒暑湿燥火，以之化之变也。"所有疾病从病因来讲，六淫外感方面就是风、寒、暑、湿、燥、火，也就是说风、寒、暑、湿、燥、火是气候因素。正常的气候有化生万物的作用，对人和各种生物来讲，正常的气候是一种帮助。但是当气候因素成为六淫时，也可以造成了病理的变化。

所以从这一篇原文当中，我们可以体会，病机十九条虽然是从六淫外感因素中提出的，但是也非常强调内伤病因的研究。对疾病的辨证施治来讲，首先应当重视病因。接下去又提到"盛则泻之，虚则补之"，这是从治疗原则来讨论的，说明一定要在找出病因的基础上，了解疾病的病理变化，才能够有的放矢地提出一些治疗方法。从《至真要大论》这一段简短的文字中可知，在临床诊病时首先要辨证求因，然后才能提出相应的治疗方法。

二、病机十九条详解

病机十九条的内容基本可以概括为三个方面。第一方面有十二条，主要是讨论外感的病机、外感的病因，所谓风、寒、暑、湿、燥、火的病机。上述十二条是第一个方面。第二方面有五条，这五条从五脏来讨论病机，主要是讨论内伤的病机。第三方面有两条，这两条从病机来推断病变所在的部位，从病理上来讨论它到底属于哪一个部位，从上部、下部来判断病变的部位。

下面就从归类后的这三个方面，复习一下病机十九条的原理。

（一）外感病机

第一方面的十二条是讨论外感病机的。外感十二条主要以六淫为主，但十二条没有提到所有的六淫，提了风、寒、湿、火，其中没有提到暑、燥，但是增加了一个热。热与火应当是有联系的，但也有区别。六淫中，提了风、寒、湿、火四个方面，这四种，再增加一个热。《素问·阴阳应象大论》中曾经提到，暑之为气，时应乎夏，"在天为热，在地为火，在体为脉，在脏为心"。燥与暑都是热性的，是属于火与热的病邪。火本身属于热，或者属于暑。《内经》中也提到，对万物起干燥作用的，没有比火更厉害的。所以，我个人的体会是，虽然病机十九条中没有提到暑与燥，但火与热的病理机制包括了暑与燥。

下面对外感病机当中的各条原理加以解释。

1.诸暴强直，皆属于风

第一条六淫病机是风，病机十九条中提到"诸暴强直，皆属于风"。对于这一条，以我的经验来讲主要指外风，而不是指内风。各种突然爆发性的，突然强直的疾病，一般是由于风邪所导致的，是外风（外感）所引起的。关节强硬不柔和，四肢关节不能屈伸、强直，各种游走性疼痛，间歇性的症状等，都是风邪所害。从生理来讲，人身体的经脉中，督脉循行于背部，这是大家了解的。外感风邪侵犯身体，首先会侵犯二阴。"二阴者，少阴也，脉急者，风寒之邪乘心肾，故为痫厥，是抽搐昏厥，不省人事也。"此外，风邪外感必伤太阳，所以临床表现有头项强直、四肢抽搐、角弓反张等症状，也就是经络上面出现的风病、痉病。这些症状，我们可以体会到，这是外感风邪所引起的，风邪侵犯经络以后而引起的经络拘挛、强直的疾病。风邪侵犯到足太阴经的时候，会引起所循经络部位发生病变。从中医的病理角度来讲，阳病不能补，阴病不能养。足太阳经脉循行于背部。《灵枢·经脉》记载足太阳经循行路线："膀胱足太阳之脉，起于目内眦，上额交巅；其支者，从巅至耳上角；其直者，从巅入络脑，还出别下项，循肩髆内，挟脊抵腰中，入循膂，络肾属膀胱；其支者，从腰中下挟脊贯臀，入腘中；其支者，从髆内左右，别下贯胛，挟脊内，过髀枢，循髀外从后廉下合腘中，以下贯踹内，出外踝之后，循京骨，至小指外侧。"因此，风邪外客的时候，经脉要拘急，身体会反弓。对于这一条病机，我的体会是，这是外风引起的一种痉病，有一系列拘挛的症状。

前面讲了外感风邪引起的痉病，但是从痉痛来讲，从我的体会来讲，虽然主要由于风，但是痉与寒、湿都有一定的联系。风寒湿邪侵入到经脉的时候，引起气血运行失常，引起经脉拘急。对于这种疾病，我们的治疗原则应当是祛风散寒、和营燥湿。和营燥湿就是缓和营气，同时燥湿，经常用的是羌活胜湿汤，里面用羌活、防风、藁本、川芎等药物。羌活胜湿汤的组成是：羌活 6g，独活 6g（酒洗），藁本6g（酒洗），防风 6g，甘草 3g，川芎 1g（酒洗），蔓荆子 1.5g，碎生姜 3 片。其功用：祛风、燥湿、散寒、止痛。

从这些药物中，我们能体会到：痉的症状是项颈强直，用的药物是祛风、燥湿、散寒的药。对于项颈强直的痉病，《金匮要略》认为当注意区别风与寒。

比如偏于寒，风邪兼湿，《金匮要略》用葛根汤治疗，解肌发汗。葛根汤的组成是：葛根 12g，麻黄 9g（去节），芍药 6g，桂枝 6g（去皮），生姜 9g（切），甘草 6g（炙），大枣 12 枚（擘）。其功用：解肌发汗，升津舒筋。

假定发热、恶风寒、项背强直、肢体拘急、头痛汗出、苔薄白、脉沉细而迟或兼弦，《金匮要略》用瓜蒌桂枝汤治疗。瓜蒌桂枝汤组成：瓜蒌根 6g，桂枝 9g，白芍 9g，甘草 6g，生姜 9g，大枣 12 枚。其功用：解肌发表，生津舒筋。

从中医治疗风病的方药来讲，我们可以看到，主要针对风，或兼有散寒利湿的药物。

2. 诸病水液，澄澈清冷，皆属于寒

这条病机所指的寒，应当是指外感之寒的一种病理现象。这种寒象，病机十九条提出是"诸病水液，澄澈清冷"。"水液"是指排泄液，包括疾病过程当中所表现的各种排泄液，比如鼻涕、唾液、痰、呕吐物，甚至大小便。上面、下面所排泄出来的，或呕吐出来的，或者大小便出来的，这些排泄物表现为"澄澈清冷"，那么这些病例"皆属于寒"。所谓"澄澈清冷"，指排泄出来的液体都比较稀薄，而不是黏稠的、气味重的，这是属于寒邪引起的病变所表现出来的症状。它与热邪所引起的排泄液浑浊是相对的。热邪引起的病变，其排泄物一般来讲都是浑浊的；而寒邪引起的疾病，排泄物一般来讲都是澄澈清冷的。我们知道寒是属于阴性的病邪，容易损伤人体的阳气。身体中的阳气受到消耗，温煦的作用就会消失了。阳简单地讲可理解为人体中热的现象。这种热的现象如果减退或者损伤以后，温煦的作用就减少了。身体的这种阳气耗伤以后，五脏的代谢就降低了，身体内的体液流不到应去的地方，因此排泄的液体都是澄清稀薄的。

临床的体会，如风寒外感的疾病，肺失宣泄，肺受到了风寒的影响，临床症状除微微发热以外，还有鼻塞、流清涕、咳嗽，还有咳痰稀薄，是像泡沫状的痰涎。这种疾病，主要由寒邪引起的，常常兼见排泄的液体清稀。治疗重点应当散寒解表，用荆防败毒散一类处方，用荆芥、防风、独活、川芎这一类药物来散寒祛风，解除寒邪的影响。荆防败毒散组成：羌活、独活、柴胡、前胡、枳壳、茯苓、防风、荆芥、桔梗、川芎各 4～5g，甘草 15g。功用：疏风解表，败毒消肿。

另一方面，假使受到寒湿，寒邪夹湿影响到下焦的功能，引起清浊相混，清气不升，浊气不降，清气与浊气混淆，临床表现出来的症状可以为呕吐清水、肠鸣泄泻，泄泻物是比较稀薄的，呕吐出来的也是比较清的水。像这一种，我们说是寒湿影响了下部而引起的清浊相混，由此所产生的呕吐、泄泻，排泄物都是比较清稀的。从治疗来讲，我们应当散寒化湿，调和胃肠的功能，常用藿香正气散，用苏叶、藿香、厚朴、白芷这类散寒化湿药，以此调整胃肠的功能。藿香正气散组成：大腹皮、白芷、紫苏、茯苓（去皮）各 30g，半夏、白术、陈皮（去白）、苦桔梗、厚朴（去粗皮、姜汁炙）各 60g，藿香 90g，甘草 75g（炙），上药共为细末。功用：散寒化湿，理气和中。

最严重的临床疾病，如中医的霍乱（霍乱有热霍乱和寒霍乱），若寒湿之气影响了脾胃功能，而使气机升降失调，清浊不分，临床表现的症状可以有剧烈地上吐下泻，而上吐下泻的排泄物也都是清稀如水，都是稀薄的，如清水一样。这种病，临床上称为寒霍乱。治疗用温中散寒，化湿辟浊。一方面要用温性的药温中焦，驱散寒邪；另一方面要化湿辟秽、排泄污秽的药物。对这种寒霍乱，治疗应当用附子理中汤。附子理中汤组成：人参、白术、干姜（炮）、附子（炮，去皮脐）各6g，炙甘草3g。功用：温中散寒，化湿辟秽，补虚回阳。附子理中汤里面有附子、干姜，这方子的主要功效是和胃、温中、散寒。从病因来讲，这类疾病是由寒湿引起的，因此排泄物是清稀的。

所以从这些临床实践中可以领会到"诸病水液，澄澈清冷，皆属于寒"是有病理规律的，寒性病邪导致的排泄物多数都是稀薄、澄清的。病机十九条所提到的"皆属于寒"，我个人的体会是，主要是指外寒，是外感的寒邪。但是反过来讲，内伤的病变，如果身体里阳虚，阳气虚了也可以产生寒。阳虚内寒导致的病理产物，同样可以表现为"澄澈清冷"。比如脾病阳虚，脾病重，阳气虚的时候，可以湿滞为痰。身体里阳气受到影响，体内的津液可上泛转变成病理性的产物，像痰之类的，停留在体内。痰饮停留了之后，影响了胃气的下降，可引起呕吐清稀痰涎，呕出来的涎都像清水状的。对于这类，我们都称为寒饮。治疗寒饮用温阳化饮的方法，温阳气，化痰饮。比如《金匮要略》中苓桂术甘汤，用茯苓、桂枝、白术、甘草。苓桂术甘汤组成：茯苓12g，桂枝9g，白术9g，甘草6g。功用：温阳化饮，健脾利湿。

又比如，脾阳虚，运化的力量减退，阴寒内生而引起的阳虚内寒，也可以出现一种腹部疼痛——有肠鸣音、大便稀溏、不规则的疼痛，肠子里面有鸣响，大便是清稀的，但是里面夹杂不消化的食物。这种是脾阳虚引起的运化功能的失常。这种阳虚类型也可以出下泄物清稀的症状，治疗可以用附子理中汤来温中散寒。

另外，由于肾脏的阳气可以产生一种温煦蒸腾的作用，可以加强气化的功能，肾阳虚弱之后，温煦的力量减退，不能够温煦，不能祛寒、化气、行水的时候，小便的量会特别多，而且颜色是清的。这种也是排泄物清稀，主要也是由阳虚引起的，治疗应当温肾缩尿、温肾阳，从而减少小便，处方用菟丝子丸，用菟丝子、肉苁蓉、附子、鹿茸、桑螵蛸等。菟丝子丸组成：菟丝子、泽泻、鹿茸、石龙芮、肉桂、附子（炮）各30g，白茯苓、石斛、生地黄、牛膝、山茱萸、续断、肉苁蓉、防风、补骨脂、杜仲、荜澄茄、沉香、巴戟天、茴香各23g，五味子、桑螵蛸、川芎、覆盆子各15g，上为细末，以酒煮面糊为丸，如梧桐子大。功用：补肾阳、壮腰膝、固下元、缩小便。

所以我们说，寒可以引起排泄物清稀，甚至拘挛。这一条重点讲外寒，但是外寒和内伤阳虚都可以出现这种现象。虽然外感与内伤的病因是不同的，但是牵涉到寒的证候的时候，它们可以有同样的表现，即排泄物和分泌物清稀。这是第二点——寒。

3.诸痉项强，皆属于湿

诸痉包括筋脉拘急、项背强直、四肢抽搐，甚至于角弓反张。这一条提道：各种痉证，如出现项背拘急、四肢抽搐，甚至口噤、角弓反张的症状，都是湿邪所导致的。所以外感湿邪，湿邪侵犯于经络，会引起经络挛急、经脉拘挛，所以会引起项背强直。虽然湿邪侵犯经络的时候，可以引起经络的病变，产生项背拘急（强直）的症状。但是我们有体会，湿多兼风或兼热。临床中，我们一般认为，太阳经受了寒邪，再受到湿邪的影响会引起刚痉。太阳中风，重感于湿称为柔痉，就是太阳经受风邪的侵袭，又受到湿邪的影响，会引起柔痉。也就是，寒邪夹湿称为刚痉，风邪夹湿称为柔痉。所以湿邪可以致痉，但它与风和寒都有联系。我们也可以体会到，这一条还能与"诸暴强直，皆属于风"相互对照。因为"诸暴强直，皆属于风"，这一条着重于风，而"诸痉项强，皆属于湿"是从湿邪的角度来讲的，但并不等于风邪不夹湿，或者说湿邪不兼风，应当说它们都有联系。湿邪与热侵袭经脉的时候，也会引起四肢牵引拘急，甚至于牙关紧闭（口噤）的症状。在薛生白《湿热病篇》中有言："湿热证，三四日即口噤，四肢牵引拘急，甚则角弓反张。"这种四肢拘急、口噤，甚则角弓反张，是由于湿热引起的，所以湿邪和热也可以引起痉病。

因此，对于"诸痉项强，皆属于湿"这一条，应当要分析清楚这几个方面：湿邪致痉在辨证中还要分析是不是兼有风；另一种是湿与寒结合，辨证当中要考虑，是不是湿与寒结合了；另一方面应当考虑湿是不是与热结合。比如对外感风寒，风湿在表，头痛项强、腰背重痛、全身疼痛、恶寒发热这类症状，羌活胜湿汤是比较适用的；湿与热结合牵涉的经脉挛急、关节屈伸不利，着重要清热化湿、舒筋和络来进行治疗。

这是六淫当中的湿。

4.诸热瞀瘛，皆属于火

第四条是火。病机十九条中有好几条都提到火，如"诸热瞀瘛，皆属于火"。

其中的"瞀"有两个读音，一个是 wù，另一个读 mào，两个音都可以用。"瞀"是指精神表现，一种昏晕，甚至神志不太清醒的表现，但不是昏迷，而是昏昏沉沉。"瘛"的意思是动，指四肢抽搐。这个条文首先指出，"诸热瞀瘛"，是在各种热病当中，发生的昏晕、抽搐的症状，以病因来讲是属于火邪所引起的。有些注解中提到瞀，就是昏。我认为瞀与昏应当还是有区别的。从这种患者的表现来讲，瞀的表现为很烦躁、昏乱，神志方面有些症状，但并不是昏迷，心经里面热非常厉害的时候，神智会不太清楚，但昏指昏晕。这一条的精神是：火这种热性的病邪（火是一种比较厉害的热性病邪），可以引起瞀瘛的症状。我们认为各种病邪在一定的条件下，在一定的时间中，都可以转化成为火。

中医将病邪的转化，称为气化火。外感六淫都可以转化为火。温热性的病邪，或者六气化的火，会侵犯到厥阴、经络、心脏。其中心主营血，厥阴即手厥阴心包经、足厥阴肝经，所以六邪侵犯厥阴的时候，如果手、足厥阴都受到六邪影响，一个是可以引起昏瞀，另一个是可以引起肝风内动，出现抽搐的症状，此外，还有生热、痰咳、发烧、口渴或腻、手足水肿、嘴巴干，甚至有类似昏迷的现象。这种热性病，热竭津液，热邪损伤了身体的津液，金衰木旺。金衰木旺，说明肺经受到影响了，肺经受到热邪影响之后，不能够制约木，在五行来讲金是克木（肺克肝）的。但是肺受到影响，没有力量去制木的时候，会引起肝木偏旺，从而引起肝风内动，所以称金衰木旺，治疗则用平肝息风的药物。

这条是说，热邪已经到了营分，从而引起神昏、抽搐的症状。但以这条原文的精神来讲，还有些不同。我个人的理解是，瞀虽然可以有些昏迷的现象，但是还不是深度昏迷，就是说患者烦躁、烦乱、昏沉这种症状是瞀的表现（症状），从病因来讲，出现这些症状主要是受热邪的影响。所以，我们说火的病邪侵犯到肺之后，可以出现这类症状，或者接近于神志昏迷，同时因肝风内动而引起抽搐的症状。

根据《外感温热篇》的讲法，温热入里，逆传心包（包络）引起的发热、神昏抽搐、烦躁不安等，我们可用紫雪丹、羚角钩藤汤这一类方，主要着重清热、开窍、镇痉、解毒。这说明抽搐并且有接近于神昏的症状的疾病，大多是由热性的病邪所引起的，这是关于火的第一条原文。

病机十九条当中与火关系密切的病机有六条，"诸热瞀瘛，皆属于火""诸痛痒疮，皆属于心""诸禁鼓栗，如丧神守，皆属于火""诸逆冲上，皆属于火""诸躁狂越，皆属于火""诸病胕肿、疼酸惊骇，皆属于火"。

　　病机十九条当中与热有关的有四条。由于热与火经常互相转化，也归纳一下，"诸胀腹大，皆属于热""诸病有声，鼓之如鼓，皆属于热""诸转反戾，水液浑浊，皆属于热""诸呕吐酸，暴注下迫，皆属于热"。中医的五行学说对火有独到的见解，认为自然界中南方炎热，与火的特性相似。古人称"火曰炎上"。"炎上"是指火具有温热、上升的特性。所以，五行中将具有温热、升腾作用或性质的事物，均归属于火。

　　中医学把人与自然的这种关系称之为"天人相应"。中医的五行学说把人体脏腑形体和自然界相类似的事物，分别归属于五行系统，从而说明人体五脏系统和自然界同类事物之间，存在着相互通应、相互影响的关系，而且系统与系统之间存在着相互促进和相互制约的关系，从而说明脏腑间客观存在的某些生理联系，用以解释某些病理现象，并指导疾病的诊断和治疗。五行中与火直接有关的脏腑为心，火为阳热之象，有上炎之性，而心为阳脏主动，心阳有温煦作用，故心属于火。中医的五行学说用五行之间的生克关系来阐释事物之间的相互关系，认为任何事物都不是孤立、静止的，而是在不断地相生、相克的运动中维持协调与平衡的，心（火）也是如此。

　　5.诸禁鼓栗，如丧神守，皆属于火

　　对于这一条病机，有不同的解释，也可以有不同的体会。"诸禁鼓栗"的"禁"是指口噤，牙关紧闭，牙关紧急，即上下闭合而不开，由于气血凝结于牙关筋脉，而不能活动。"鼓栗"的"鼓"一般认为是鼓颌。"鼓颌"指有点抖动，即战齿，是一种内部的抖动。"栗"为战栗，冷得身体抖动，寒战。所以，"诸禁鼓栗"包括了口噤、战栗、抖动的症状。"如丧神守"的含义是神情烦乱不能自理，自己不能够控制自己。病机十九条将这类症状归纳为火邪所引起，都是由于热这种病因导致的。从经脉来讲，足阳明经脉环绕唇口，足阳明经脉与口有密切联系，各个脏腑都通过特定的经脉与口联系，足厥阴经"环唇内"，手阳明经"挟口"，足阳明经"出挟口"，足阳明经别"出于口"，冲任之脉"络唇口"，督任二脉会于口。

　　火是种热性的病邪，属于阳邪。阳性的病邪侵入阳明，引起阳明的经脉挛急，从而引起口噤、牙关紧闭。热性的邪侵犯经络，影响心神，可引起神昏烦乱，使患者非常烦躁，不能够自主。假使热郁于里，热邪不能够外达，不能向外面散发通达出来，郁积于内部，热邪郁而不伸，邪热郁结炽盛，于是会出现真热假寒，战齿、寒战的症状，也可以引起身体的抖动。从原文的症状来讲，初看是不容易理解的。由于此邪本身属于火，热性的病邪一般来讲是不会引起寒战的，为什么会引起寒战？这属于阳盛内郁而不能够外达。热在内部不能够外达的时候，邪逼于阴。阳盛内郁，邪逼于阴，可以出现真热假寒，身体抖动、寒战的症状。从临床来看，外感的病邪如果内传，即六气化火，化火以后，火邪内传，热郁于内，热邪内郁的时候，"火郁则厥，火窜则挛"，这是《湿热条辨》中提到的。火邪乱窜经脉而引起经脉挛急，所以会口噤。火邪内郁不能外达的时候会引起厥，口噤，烦躁，不能够控制自己，甚至可引起鼓栗的症状。治疗方面，如果是热厥，特别是对于大便秘结的患者，辨证中重点考虑热邪的内郁，所以可以用大承气汤来通腑泻热。对于鼓栗的症状，如果由于火邪的话，可以肯定是实证。实证用泻法以后，内热能够外泻，热邪能够外达的话，一些急性的症状可以得到缓解和好转。"诸禁鼓栗，如丧神守，皆属于火"，一般认为属于火热极盛，热邪在内部非常厉害，但外症见寒象，就是所谓的阳厥。

阴厥就是寒厥，阳厥就是热厥。所以阳厥的证候，也就是热邪最盛的证候。根据我个人的体会，阳厥的症状一般来讲着重于四肢厥冷。从实际临床体会来讲，阳厥是热邪内盛不能够外达，内热极盛，但四肢厥冷，但是像全身抖动这种症状是少见的，鼓栗也是少见的。这是我自己从医的体会，这体会不一定就是正确的，仅供大家参考。比如，病邪进入阳明（胃），阳气浮越，不能外达，才引起的四肢厥冷，这就是所谓的阳厥。《伤寒六书》中提道："惟伤寒乃有厥深热亦深，厥微热亦微之论。"假使热比较轻，四肢厥冷就比较轻；热越重，四肢厥冷越厉害。阳厥的症状是四肢冷，手脚冰冷，脉沉且微。临床表现为四肢厥逆、身热面赤、唇燥大渴、口干舌苦、目闭或不闭、小便赤涩短少、大便燥结、不省人事。但是我们从临床上可以见到，如果由热邪引起的痉病，即所谓的"诸暴强直"，或者"诸痉项强"这种症状，也可以出现口噤、龂齿、神志昏乱、四肢抽搐这种症状。我们不妨举一个《金匮要略》的例子。关于痉病，《金匮要略》提道："痉为病，胸满口噤，卧不着席，脚挛急，必龂齿，可与大承气汤。"《金匮要略》的这一条提到痉病可引起口噤、脚挛急、卧不着席这样的表现，另外还提到必龂齿（即磨牙齿）。这种时可用大承气汤，说明是热邪的关系。假使不是热证，不是阳明腑热证的话，绝不可以用大承气汤。所以，临床中要从症状来分析它的病因是火还是热。

《湿热病篇》中，薛生白提道："盖三焦与肝胆同司相火，中焦湿热不解，则热盛于里。"假使中焦湿热不清，不能够解除时，就会热盛于里。肾火是人身体当中正常的火，肾火升起这是正常的生理现象。但是肾火受到热的影响，我们也可以这么理解：一些因素助长了肾火的热，使它变成一种病理的热，而成为相火。所以，这种情况同样可以引起经脉挛急、口噤等症状。综上所述，从《金匮要略》，从湿热病机的间接经验来讲，从我自己的临床体会来讲，我觉得口噤、龂齿、经脉挛急、神志昏迷、身体厥冷，这些症状是与病机十九条的"诸禁鼓栗，如丧神守"接近的，而且从病机来讲也是符合的。

病机十九条认为"诸禁鼓栗，如丧神守"是由火引起的。《金匮要略》所讲的痉病也是由热引起的。这一点，病机十九条注解没有提到过，一般来讲都是从阳厥来考虑的。阳厥所表现的鼓栗的症状，我碰到过。鼓栗的症状实际上是一种龂齿的现象，口噤、龂齿时可以看到患者咬牙齿，并伴有牙关外部可见到的抖动。《金匮要略》中特别提到"必龂齿"，说明这不是一个难见的症状。所以"诸禁鼓栗"，我认为是指口噤、龂齿、神志昏迷这类症状，这是我对这条原文的不成熟的体会，提供给大家作为参考。

6. 诸逆冲上，皆属于火

"诸逆冲上"的意思是应该下行的反而升向上了。人身体的气机活动应该有升有降，如果应当降而不降，反而向上的时候，这就是所谓的逆。

"诸逆冲上，皆属于火"这一条涉及的症状为"逆"和"冲上"，病因是"火"。"逆"为上逆，应降而反升为逆。"冲上"即逆上。要注意这个"冲"字，它含有突然与相对严重的意思，与中风证的"中"字相近。"冲上"，是指突然而较剧地逆上。临床中，突然出现而相对较重的逆上症状如下：外风引动内风，风气上逆，升而不降的中风；外感风热，夹痰破肺，肺气上逆的咳喘；暑热犯胃，胃气逆上之呕吐等。火性炎上，暴病多实。李士材曰："阳邪急速，其至必暴。"以上病证发病骤急，证情相对较重，属热、属实者居多，热之极谓之火，故曰"皆属于火"。治疗方法亦以清热、泻实、降逆为法。

这个"冲上"是指咳嗽、气喘、呃逆、呕吐等气逆上冲的症状。就是说，凡是各种气逆上冲的症状，都是由火所导致的。这种冲上、上逆，从病理来讲都是气的病变。人身体气的活动是有规律的，应升应降，有出有入，这是正常的生理现象。如果升降出入的气机规律被扰乱，就是病理。各脏腑之气的升降，在气机升降出入当中是一个重点。从下降方面来讲，肺、胃两个内脏是主要的，肺气应当肃降，胃气应当下降。从火的病邪来讲，火的性质是上炎的、向上的，由于火这种病邪上炎的性质，更加容易影响到肺、胃之气的下降，从而引起肺、胃之气的上逆。所以，可以看到，火热冲上所引起的咳嗽、气喘、嗳气、呃逆、呕吐这些症状，其病机都离不开肺和胃两个内脏的气机失调。从临床体会来讲，假定有邪火侵肺，火热病邪影响了肺，肺受到热的影响肺叶上举，清肃之令不得行，从而引起肺气失于清肃。

《内经》里讲到，当肺气失于肃降的时候，会引起咳嗽、气急。这种咳嗽气急如果是由于火邪所引起的，治疗原则应该是清火润肺、止咳平喘，可以用地骨皮、石膏、知母、甘草等来清热、泻火、润肺。另外，还有清肃肺气的药也可以一起用，如枇杷叶、生地黄等，有泻肺气、清热、润肺的作用。假定湿热病邪犯胃，形成一种热结的证候（阳明热结），由于阳明腑热，大便不通而引起胃气上冲，临床上也可以表现为呕吐，或者是呃逆。这种证候在治疗时应当泻火去逆，和胃理气。这属于胃气上逆，在泻火的同时，应当调和胃气，可以用《伤寒论》的大承气汤来通腑泻热；另外，还可用栀连二陈汤，其中有山栀、黄连、山药、陈皮等，用来调和胃气、和胃降逆，同时有清热化火的作用。总的来说，由火邪引起的气不能下降而引起的疾病，治疗应着重用泻火、清火、和胃的药物来调整肺、胃。

"诸逆冲上，皆属于火"所说的火，我认为主要是指外邪，是外感热邪所引起的，六气皆能化火。六气本身就是外邪，六气可以转化为火，所以说这火主要是指外邪。从病理来讲，内火也可以引起诸逆冲上，出现气逆上冲的症状，在五脏病变的时候可以引起气逆，比如心、肝之火妄动。这种心、肝之火如果侵犯了肺（火循经犯肺），又由于热邪、火邪影响使肺叶津伤而引起的咳嗽、喘急，一方面可以出现咳嗽，另一方面可以出现气急、气喘。这种病的病变部位在肺。肺的症状表现为咳嗽、气喘等，这是由于心、肝之火的侵犯，治疗应当清肺泻火，一方面泻心、肝的火，另一方面清肺经的热。治疗可以用泻白散这张方子的加减，其中桑白皮、地骨皮泻火气、泻肺热；另外，可以用导赤各半汤，其中生地黄、木通、黄连、麦冬、山栀、车前子、灯心草这一类药可以通过利小便排泄心经的热，清心肝之火用山栀、黄连、生地黄，另外再配泻白散中的桑白皮、地骨皮，这是清肺火。以上这些不属于外感的火，而是由内脏的病变所引起的。

又比如，气郁化火。情绪方面的不良影响、长期精神不愉快、萎靡不振会引起肝气郁结，肝气郁结的日子长了，会气郁化火，这种火侵害到胃，会引起胃气上逆。胃气上逆的时候可以引起呃逆的症状，比如打嗝等。治疗应当清降湿热，降火、清火、泻热，可以用《伤寒论》的竹叶石膏汤。如果有呃逆的症状，可以在竹叶石膏汤中加竹茹、陈皮这类清热止呃的药。这是气郁化火，气火犯胃以后引起的胃气上逆。

另一种，肝火、肝经热盛、肝火内动侵犯脾胃，而引起的中焦气机失调，可以出现嗳气、反酸的症状，甚至引起呕吐。像这种内脏的症状，治疗时也应当清胃降逆、清胃火，降胃热，降上逆的胃气，方子用左金丸加减，用吴茱萸和黄连。所以，这些症状虽不是外邪所引起的，可见脏腑内生的病邪同样也可以引起肺、胃之气的上逆。

7. 诸躁狂越，皆属于火

病机十九条中还有一条"诸躁狂越，皆属于火"。诸躁狂越，讲的是烦躁、焦虑不安，或者神志昏昧、胡言谵语、诸躁狂越，失常的程度不尽相同，总的说就是神志有些失常。这些症状多是由心火引起的。火热病邪，侵犯到阳明，使胃热炽盛化火，胃火炽盛，可以影响到心包络，而引起神志昏迷、神志错乱等症状。《素问·阳明脉解》言："四肢者，诸阳之本也，阳盛则四肢实，实则能登高而歌也。"人身体的四肢为诸阳之本，阳气盛的时候，四肢非常有力，所以可出现躁动、狂热，甚至发狂的症状。

热性的病邪充斥于阳明，可表现出高热、神志昏乱、狂躁谵语，甚至攀檐上屋。精神错乱的时候，人的力气非常大，甚至可以爬上屋顶，精神失常了，衣裳也脱掉了。这种症状，正如《内经》所讲的热病谵狂，即"诸躁狂越，皆属于火"。热邪极盛的时候会引起发狂，治疗宜泻火清里、通腑泻热，一方面着重泻里火，另一方面软坚润燥通便，可用大承气汤泻火、峻下热结。《伤寒论》《金匮要略》中有好几条提到热邪极盛的表现。如《金匮要略》记载："妇人伤寒发热，经水适来，昼日明了，暮则谵语，如见鬼状者，此为热入血室，治之无犯胃气及上二焦，必自愈。"又如《伤寒论》记载的"伤寒若吐若下后不解，不大便五六日，上至十余日，日晡所发潮热，不恶寒，独语如见鬼状。若剧者，发则不识人，循衣摸床，惕而不安，微喘直视，脉弦者生，涩者死"，即一个人讲话，自言自语，好像看见鬼那样，严重时可以不认得人。这种证候，实质就是属于火，是火的表现，阳热极盛的表现，所以说"诸躁狂越，皆属于火"。这一条应当指外邪，指六淫这类的，比如温热的病邪化热化火，或者六气化火，都属于这一类。身体内部的病变而引起的火，也可以出现同样的症状，"诸躁狂越"的症状。比如肝火暴增，身体里面有热痰，肝火过度，肝火痰热互结，蒙蔽清窍，可以引起狂乱无制，就像精神分裂症。这类病的治疗应当泻火逐痰，一方面泻火，一方面驱逐痰饮，比如龙胆泻肝汤，或者礞石滚痰丸。这一条讲外邪的火，但是内火同样也可以引起狂躁的症状。

8. 诸病胕肿，疼酸惊骇，皆属于火

"胕"是指足跗，即脚背的地方。"胕肿"，即跗肿。有的注解把"胕肿"解释为浮肿，临床中应当近似于下肢浮肿这一类症状，可见下肢或者足背面肿胀酸痛，甚至出现惊骇不安的症状。这些都是火邪导致的。所以说，火毒湿热的病邪引起足背部红肿疼痛，像这样的症状，都是受热邪的影响。火毒湿热的病邪侵犯到营分，当营血受热时会产生这种症状。若病邪侵犯到厥阴时也可引起高热、惊骇、昏谵等症状。

若临床上碰到这种单独的症状，火邪加湿热侵犯到下肢脚部时，会引起热盛则肿，不通则痛。患者的脚背部红肿疼痛，不能够踏地，治疗应当去湿热、渗湿，可用三妙丸合萆薢渗湿汤。三妙丸由大家晓得的三味药苍术、黄柏、牛膝组成，能够燥湿清热。这种症状都是火邪引起的。

病机十九条为什么将水肿与惊骇相联系？这点蛮难理解的。假使惊骇与下肢肿胀单独出现的话，临床上倒是常见，是属于火毒，或者是火邪湿热，类似这种病变。但是它这里提到惊骇，这是比较难理解的。我个人的看法是，在外科的临床方面，有丹毒、热痹等，这些病证有时会出现惊骇，属于惊悸的症状。因此，我在想，此处的惊骇可能与丹毒的症状有关。因为，丹毒属于败血症，热毒到血分的时候，在辨证中有七恶的证候，愈后比较差。这七种证候多属于败血症。

七恶是指心恶、肝恶、脾恶、脚恶、肾恶，以及脏腑将竭（败坏）、阳脱（气血衰竭）。这就是所谓的七恶。七恶当中，肝恶的症状为身体强直，目难正视，疮流血水，惊悸时作。身体强直是因为肝脏受到影响，导致经脉病变，所以身体强直。目难正视，意思是眼睛很难从正面看。疮流血水，疮口里面流血水。惊悸时作，惊和悸经常要发作。这是肝恶的症状。脾恶为形容消瘦，疮陷败臭，不思饮食，纳药呕吐。肺恶为皮肤柑橘样，痰多音暗，呼吸喘急，鼻翼扇动。肾恶为时渴引饮，面容惨黑，咽喉干燥，阴囊内缩。

所以我在想，"诸病胕肿"，不能够理解为一般性的浮肿，不可能是一般的水液滞留而引起的浮肿，这点我们是可以肯定的。既然由于火毒热邪引起，那必然有炎症，所以，"诸病胕肿"是一种炎性的病变引起的浮肿。在这些炎症中，如果有败血的症状出现，可以出现惊骇。

从病机上来分析，这一条指热毒极盛侵入到血脉时，引发肝恶这种证候，所以会出现惊骇的症状。这种证候像古代中医临床里讲的颠狂、惊悸这一类，是热毒入血分的败血证候，治疗可用凉血解毒的犀角地黄汤或者黄连解毒汤，多用清热泻火、凉血解毒的药。犀角地黄汤组成：犀角（如无升麻代之）30g，生地黄 24g，牡丹皮 12g，芍药 9g。功用：清热解毒，凉血开窍。黄连解毒汤组成：黄连 9g，黄芩 6g，黄柏 6g，栀子 9g。功用：泻火解毒。

因为单从水肿来讲，是不能够把惊骇与之相联系的，这一点我提出来，可以供大家参考。

9. 诸腹胀大，皆属于热

我们继续讲热，关于热的条文可归纳为四条。第一条是"诸腹胀大，皆属于热"。腹中的胀满，腹部膨大，这种症状主要由热性的病邪引起。比如阳明热结，气分邪热与肠中燥屎相结引起腹部胀满，大便不通这种症状。

《伤寒论》中好几处提到身热，胸臆痞满，腹部胀满疼痛或拒接，大便秘结，可以用大承气汤或者小承气汤。大承气汤组成：大黄 12g（酒洗），厚朴 24g（炙，去皮），枳实 12g（炙），芒硝 6g。功用：峻下热结。小承气汤组成：大黄 12g（酒洗），厚朴 6g（炙，去皮），枳实 9g（炙）。功用：轻下热结。

这类阳明病是一种腑热积滞、阳明热结的证候，是由热邪引起的诸腹膨大。这种症状皆属于热，是热邪引起的。

10. 诸病有声，鼓之如鼓，皆属于热

热邪引起的病症的第二条："诸病有声，鼓之如鼓，皆属于热。""诸痛有声"，是有些痛症会产生各种各样的声音。"鼓之如鼓"，一般指叩诊，叩诊以后感觉像鼓一样。这类临床表现也是热邪所引起的。假使热邪侵犯了肝，肝失于疏泄，热邪滞留于肝，引起腹胀、腹大或胀闷，病因来讲是属于肝郁气滞，肝郁气滞是气的原因。中医常用叩诊法来分辨类型，腹部的声音响亮如鼓声者，为无形气滞，属气臌；音低而沉闷者乃有形邪积，为水臌、血臌、食臌、蛊臌之类。鼓之如鼓，音响有声，叩击上去像敲在鼓上，音如中空无物般的声音，属于气臌。

《灵枢·水胀》云臌胀："腹胀身皆大，大与肤胀等也，色苍黄，腹筋起，此其候也。"这是说水臌。水臌的主要症状有腹部胀大，扣之有声，皮薄而紧，色苍小便难，两胁痛；多数患者面色姜黄，或伴黄疸，身上有时可见红点（蜘蛛痣）。水臌近似现代临床中的血吸虫病、肝硬化等造成的腹水。古代有人讲，这是因为水有毒气，可见古人已能认识到腹水是由于水的毒气感染而引起。水臌的症状特点是"令腹渐大，动摇有声"，所以，也可理解古人的"诸病有声，鼓之如鼓"，皆属于水臌的证候。《诸病源候论》曰："此由水毒气结聚于内，令腹渐大，动摇有声……名水蛊也。"

朱丹溪在《格致余论》鼓胀篇中提到其病因为："七情内伤，六淫外侵"，就是情志方面的影响和六淫外邪的侵害；"饮食不节，房劳致虚"，或者由于饮食没有节制，导致脾胃受伤，不能够正常的运化水谷，或者由于房劳过度。

从阴阳两方面来讲，阳自升，阴自降。阴阳两方面不能够调和，脾土之阴受伤，转输之官失职，胃虽受谷不能运化，而成天地不交之否，上下不能调和，不能够交互，从病机来讲是湿热相长而引起的胀满。如果热邪侵犯肝脾，脾胃湿热，引起肝郁生火，往往有腹部胀闷、内热、口苦、小便赤等症状。临床治疗，可以从调肝理气、驱郁化湿方面来考虑。

这种肝郁气滞的上火，比如血吸虫病引起的肝硬化，从病机来讲还是热邪引起的。所以，由于热邪引起的腹大胀满，或者腹胀肠鸣，或者胀满如鼓，从成因来讲主要是热性的病邪作怪。热的第一条"诸胀腹大，皆属于热"，第二条"诸病有声，鼓之如鼓，皆属于热"，这两条基本上是描述热所引起的腹胀不适。腹部胀满可以由热邪引起，但是由寒邪引起的腹部胀满，临床也不少。古书中提到"脏寒生满病"，脏腑有寒的时候可以产生腹部胀满或痛的症状。

《内经》中也提到，无论寒邪还是热邪客于肠胃，都会引起腹痛。如《素问·举痛论》曰："寒气客于肠胃之间，膜原之下，血不得散，小络引急故痛。"所以腹满或腹痛的病变可以由热邪引起，也可以由寒邪引起，临床还应当辨证分析。

比如寒湿侵脾，使脾虚、脾阳不能运行，而引起水湿内停，这种也可在临床表现为腹部胀满，治疗可以用温中化湿的方法，用温性的药来温中焦、温中化湿，常用的方子如实脾饮。实脾饮组成：厚朴6g，白术6g，茯苓6g，木香6g，草果仁6g，大腹皮6g，熟附子6g，木瓜6g，甘草3g，干姜3g，大枣3枚，生姜5片。功用：温阳健脾，化湿消肿。实脾饮的方子当中有附子、干姜、白术，一方面健脾，一方面温阳，主要用来健脾消满、振阳化湿。

所以，对于腹部胀满膨大的症状，一定要知道是由热邪引起，但由寒邪引起的也不少。

11. 诸呕吐酸，暴注下迫，皆属于热

关于热的第三条是"诸呕吐酸，暴注下迫，皆属于热。""呕"和"暴注"，即上吐下泻。脾胃运化失常，胃肠道里的热邪扰乱了胃肠道的正常功能，引起暴注。"下迫"指肛门灼热疼痛，有热的感觉，或者有点疼痛的感觉。

这一条的内容主要讲各种呕吐泛酸，或者是剧烈的泄泻，这类证候多由热邪所导致。假使是外感温热病邪，身体内部有湿邪，在一定因素的影响下，湿也可以向热的方面转化，致热与湿互结，壅积在胃，使胃气不降而反上逆，产生呕吐泛酸的症状。

也就是说，诸呕吐酸之类的症状，可以由多种原因引起。如果肝有病变，使肝与脾胃不和，也会出现呕吐泛酸的症状。所以，呕吐泛酸牵涉到肝和胃，一方面若肝受到热的影响，会引起泛酸；另一方面胃气的上逆也会引起呕吐。所以讲热邪会引起诸呕吐酸。

12. 诸转反戾，水液浑浊，皆属于热

热邪引起病症的第四条是："诸转反戾，水液浑浊，皆属于热。"其中的"诸转反戾"，指抽筋、筋脉拘急的症状。"戾"是弯曲的意思，有角弓反张的意思。"转"是扭转的意思。"水液"一般来讲指小便。这一条原文的主要意思是，诸转反戾，如筋的弯曲、拘挛，或抽搐，以及小便混浊，这些症状都是由热邪所导致的。由于热邪影响了筋脉，热邪湿滞，从而引起筋脉拘挛。筋脉拘挛会引起诸转反戾，包括身体扭曲、角弓反张等。假使少腹受到热的影响，临床可以出现小便浑浊。湿热下注，致湿阻膀胱也可以引起小便浑浊。

刘河间在《素问玄机原病式》中提道："诸病喘呕吐酸，暴注下迫，转筋，小便浑浊，腹胀大，鼓之如鼓，痈疽疡疹，瘤气结核，吐下霍乱，瞀郁肿胀，鼻塞鼽衄，血溢血泄，淋闷身热，恶寒战栗，惊惑悲笑，谵妄，衄蔑血汗，皆属于热。（手少阴君火之热乃真心小肠之气也。）"热和湿可以侵蚀经脉，使筋脉痉挛、拘急，出现肢体扭曲、抽筋这些症状。为什么会出现这些临床症状？刘河间解释热邪引起反戾的原因为："热气燥烁于筋，故筋转而痛。"所以，对于"诸转反戾"来讲，"诸转"的"转"就是动，那些曲扭、抽筋都属于动。阳盛阴静，阳主动，阴主静，"诸转"的症状是动，说明这是热症，是由热邪所引起的。

《伤寒论》中有一张方子——芍药甘草汤。我的体会是，这也是由于热的影响。从伤寒的原理来讲，下面的症状宜用芍药甘草汤："伤寒，脉浮，自汗出，小便数，心烦，微恶寒，脚挛急，反与桂枝欲攻其表，此误也。得之便厥，咽中干，烦躁，吐逆者，作甘草干姜汤与之，以复其阳。若厥愈足温者，更作芍药甘草汤与之，其脚即伸。"其中的"脚挛急"，就是一个"诸转反戾"的症状。这一条中提到，误用了桂枝汤以后，用甘草干姜汤来治疗，用甘草干姜汤来"复其阳"，但是厥还没有好，换芍药甘草汤，"其脚即伸"。可见，芍药甘草汤治疗经脉拘挛、脚挛急这些症状是特别好的。

如果身体血虚，再受到热的影响，可以引起经络拘急，所以脚软了，脚觉得拘挛了。血虚则筋急，血虚了之后经脉要拘急的。因此，经脉的拘急一方面由于血虚，一方面由于燥热，属于燥火。因此，如果阳明受到热的影响，又血虚，容易引起经脉的拘急。芍药甘草汤能清热和营，缓急舒筋：一方面清热，调和营血；另一方面缓急舒筋，缓和拘急，舒通筋脉。像这种属"诸转反戾"的症状，我们可以体会，是由热邪所引起的。

这一条所讲的主要是指由热邪而引起的筋脉挛急。但是筋脉的拘挛并不是只有热会引起。对筋脉的拘挛来讲，还应当区别热挛还是寒挛。因为挛急不仅可以由热邪引起，寒邪同样可以引起挛急。《素问·痿论》中讲道："肝气热，则胆泄口苦筋膜干，筋膜干则筋急而挛，发为筋痿。"拘挛如果是热所引起的，称为热挛。热挛是由于肝气热。肝是主筋膜的，假使肝（筋膜）受热，会干燥，所以筋急而挛，造成拘急痉挛。

接下去讲寒挛。寒邪同样会引起经脉的挛急。寒挛由寒邪所致。寒主收引，寒气客于脉外则脉寒，脉寒则蜷缩，所以寒也会引起经脉的拘挛。对于寒邪引起的痉挛来讲，由于它与热挛的病机不同，治疗时应该用散寒温经的方法。那么对这种情况，当着重从温经散寒方面来考虑。方如《金匮要略》的桂枝汤，里面有桂枝、芍药、生姜、甘草、大枣；或者用党参汤，调和营血，驱散寒邪。党参汤里面有当归、党参、葛根等。

这一条主要是指由热邪所引起的诸转反戾。但作为医生来讲，应当考虑到不仅热邪能够导致诸转反戾，由寒邪引起的病例也是相当多的。

由热引起的病机主要有四条。病机十九条中所讲的风、寒、湿、火、热这些条文，主要是指外感六淫，指六邪的病机。它仅从某些角度来讨论这些病机，所以不能够概括全部的。我们不能局限于它的分析。比如肿满，很多原因都可以引起水肿，病机十九条只是从热这一个方面来举例子。这一点我们应当理解，否则我们会陷入片面性。关于热和六淫的病机就讲到此。

（二）内伤病机

1.诸气膹郁，皆属于肺

下面主要讲内伤的病机。内伤的病机主要以五脏为主，与五脏密切相关。内伤病机的第一条讲肺，原文讲："诸气膹郁，皆属于肺。"这是指一种烦闷、气喘、气急的症状，由气膹郁而引起的胸闷、气急。张景岳在注解中提道："膹，喘急也。郁，痞闷也。""膹"是指气急、气喘的这种证候；"郁"是指气机不畅、痞闷。

综合来讲，诸气膹郁的临床表现为胸部痞闷、气急、气喘、呼吸急促。这些症状，从病因来讲，病位在肺。由于肺病气虚，痰湿比较重而痰湿内伤，肺气壅阻，这种患者临床可以出现咳嗽、气急、胸口痞闷等证候。《内经知要》提道："膹者，喘急上逆。郁者，否塞不通。"痰湿壅阻，可以引起气喘、气急、胸闷，上面的部位产生胀满等症状。从病理来讲，脾为生痰之源，脾气虚弱的人就容易出现痰湿；肺为贮痰之器，痰湿产生以后，一定会影响到肺。所以，痰湿内生而引起的功能失调最容易影响到肺。肺受到痰湿影响后，肺气失于宣降而上逆，形成临床常见的胸闷、咳嗽、气急等症状。治疗应宣肺理气、化痰止咳。方子可用杏苏散，在这方子的基础上加减，一方面宣肺理气，另一方面化痰止咳。所以，"诸气膹郁"主要是指肺气的膹郁，这一条主要讲肺的病机。肺是五脏的华盖。肺处于五脏之高位，被称为华盖，所以不但内伤可以引起肺气的膹郁，外感的病邪通过咽喉和鼻而入肺，也可以引起肺气的膹郁。比如外感风寒，风寒侵害于肺脏也会气郁，引起肺气的上逆，临床表现也可以出现胸闷、咳嗽、气急。像这种疾病，治疗应当散寒平喘，驱散寒邪而平气喘，治疗可以用《伤寒论》的麻黄汤加减。

风热夹痰，也会使肺气膹郁，产生胸闷、气急、咳嗽的症状。喘急、胸闷、咳嗽这类症状，可用息风降热的方法，比如用麻杏甘石汤。其中，麻黄、石膏、甘草，有宣肺降热的作用。就肺的病机而言，内伤可以引起肺气的膹郁，假如有外感病邪的话，同样可以影响肺气肃降的功能而产生肺气膹郁这类证候，这一条是关于肺的病机。

2. 诸痛痒疮，皆属于心

接下来讲"诸痛痒疮，皆属于心"。"诸痛痒疮"是指各种疮疡、瘙痒、疼痛。这类症状，病机都归属于心，为什么这样讲？因为心主营血，热邪侵犯，会影响营血。《素问·生气通天论》中"营气不从，逆于肉理，乃生痈肿"，就是营气不能顺利地运行，阻逆于肌肉之间，就会发生疮疡、瘙痒等。

这是邪入营血所引起的。营气不顺，营气不能正常运行的时候，不能够畅通时，会引起局部的瘀血，热轻则痒，热重则痛。热轻的时候外部有痒的感觉；热重的时候外部的疮疡有痛的感觉。所以，"诸痛痒疮，皆属于心"，是营血受到热邪的影响。临床碰到一些外感的患者，如果他们比较喜欢吃榴莲这种食物，或者比较喜欢吃一些易发的、热性（比如香菇之类）的食物，身体里面火热乱窜，同时湿热又比较重，热邪就会侵入到营血，引起营血聚于局部，凝聚而发疮疡或痈肿，产生痒或痛的这些症状。

所以，这种症状是由于人体受到热邪的影响，而使营血运行不畅，凝聚于局部而发生的。治疗上，应清热解毒、和营消肿。外科常用五味消毒饮，或者仙方活命饮，用这类方子来清营血的热毒。疮疡或痈肿多由热造成，从病机来讲，是由于心受到热邪的影响，所以，这一条为"诸痛痒疮，皆属于心"。外感六淫中，有六气化火（感受温热之邪或风、寒、暑、湿、燥五气化火所致），一般因热生火较多，这是外火引的疮疡或痈肿。在"诸痛痒疮"当中，还有内火的影响，即脏腑、阴阳、气血失调或五志化火而致。内火和外火皆易生风动血，可腐肉败血而为疮病。这一条是指心的病机。

3. 诸风掉眩，皆属于肝

前面讲了心的病机，下面讲病机十九条中肝的病机。原文讲道："诸风掉眩，皆属于肝"。其中"掉"是指动摇，指一种摇动的症状表现。"眩"是指头晕，头晕目眩，头昏等。又有注解讲道："掉"是摇；"眩"是昏，有旋转的感觉；"掉眩"指视物模糊，并且觉得有旋转的这种感觉。所以"诸风掉眩"的症状是一种疲劳的表现，或者是一种有内热的症状表现。从病因来说，这种症状属于内风，内风是肝的病变，所以称"诸风掉眩，皆属于肝"，即内风引起的这种动摇、震颤和眩昏，都由肝所引起。肝是刚脏，而且主筋。《黄帝内经》记载：肝主筋，肾主骨，脾主肉，心主脉，肺主皮。肝脏的特性是体阴而用阳，即肝脏这脏腑本身应着重于肝阴，肝阴是肝脏重要的物质因素，它产生的作用，类似一种酶。所以说肝"体阴而用阳"。在正常的情况下，肝阴充足，能够制约肝阳。假定身体里阴血亏损，不能够制约肝阳的时候，会引起肝阳的亢盛；另一方面，肝主筋，肝阴应该对筋脉起到濡养的作用。假使肝阴亏损，阴血不足，不能濡养舒展筋脉，一方面是肝阳亢盛，另一方面是筋脉失于阴血濡养，那么，会引起头晕目眩，或者四肢身体震颤摇动。《证治准绳·杂病·颤振》中提道："颤，摇也。振，动也。"颤振指震动、摇动，即筋脉约束不持，身体上的筋脉不自主地颤动，也就是本身不能受到控制，而产生这类内火的症状。

肝主风，风属于阳气。眩主动，故而眩晕，属木气太过而克脾土，木气指肝，木气太过，肝的作用太强了，去侵犯克伐了脾土。"掉"，即摇，是指四肢的动。四肢属诸阳之末。因为肝气侵犯了脾土，并化火生风，起了鼓动的作用，因此产生震动、震颤的毛病，也就是所谓的"风行末极"，有一种是头动而手足（脚）不动的病，还有一种头不动而四肢（手和脚）是动的。这是诸阳之会与诸阳之末受了风。若木气太过，上冲头部，头部是诸阳之会，那么患者可能头摇动而手脚不动。如果木气散（游散）于四末（四肢），那么引起手和脚震动，而头不摇动，这是木气太过而犯四肢。若木气（肝风）太过而兼火化，是有热的影响。所以"诸风掉眩"主要是指震颤性的疾病。"掉眩"在外感病因中当然可以出现，但是在内伤中，临床也经常碰到这种"掉眩"的证候。从西医学来讲，可见于阵发性麻痹或帕金森综合征等。从中医辨证来讲，这一条病机与这些症状相符合，是木气太过所引起的。从帕金森综合征来讲，单单头摇动是没办法治的。有的全身震颤、四肢震颤，我觉得基本上与此条相符。从临床讲，假使患者单单阴虚，那么津液的亏损和精血的亏损都是明显的。

肝木阴虚之后，水不能够涵木，阴虚了之后不能够营养肝木，而引起木旺生火，就是肝木偏旺产生内火，就是内部肝旺，肝火上炎。假使肝阳太盛，影响了上部，另一方面刺激了筋脉，临床上症状表现就会有头晕、目眩，或者是四肢的颤动。治疗应当养阴柔肝，一方面要养阴，一方面要柔和肝脏。因为肝为刚脏，可以用六味地黄丸，或用一贯煎这类方子的加减。

六味地黄丸组成：熟地黄24g，山药12g，山萸肉12g，牡丹皮9g，泽泻9g，茯苓9g。功用：滋阴，补肝，补肾。

一贯煎组成：北沙参9g，麦冬9g，当归9g，生地黄18～30g，枸杞子9～18g，川楝子4.5g。功用：滋阴疏肝。

六味地黄丸主要是养阴，养肝阴，如地黄、山药、山萸肉这一类，主要是补肝阴、柔肝息风的，使肝阴充足，才能够制约肝阳，所以治本就应当注重柔肝滋阴，治标则可用潜阳息风的药物。这一条病机，在我们临床中、写病案时，或者在讨论病例时，运用得最多。在实践中，我也觉得是体会最深的。因为肝属于刚脏，假使阴不制阳，肝阳亢进，化热化火，会引起震颤，或者抽搐的症状，或者头昏的症状。这一条是指肝的病机。

4. 诸湿肿满，皆属于脾

下面讲脾的病机。"诸湿肿满，皆属于脾。"各种水湿停滞而引起的浮肿、胀满这一类症状，都是由于脾的这种病理变化。饮食入胃需要脾的运化，通过脾的运化才能够输送精微，能够吸收营养。假定脾弱阳虚，脾气、脾阳虚弱，运化的力量减弱，入胃的水谷不能够转化为精微，滞蓄成饮，就会产生湿和痰饮。湿和痰停留会引起气机的阻滞，所以，当脾气虚弱或者脾阳不振时，会出现浮肿、胀满的症状。这些症状是我们临床会经常碰到的。对于治疗来讲，应当温中健脾、化湿除满。一方面要温中焦，帮助脾的运化，温中健脾；另一方面要化湿除满，消除胀满。临床上常用的方子有理中汤或者平胃散。这一类方子主要通过健脾运中，来消除水湿、理气、除满。

理中汤（《伤寒论》）组成：人参9g，干姜9g，甘草9g（炙），白术9g。功用：温中祛寒，补益脾胃。

平胃散（《太平惠民和剂局方》）组成：苍术 15g，厚朴 9g，陈皮 9g，甘草 6g，生姜 6g，大枣 6g。功用：燥湿运脾，行气和胃。

从这一条原文来看，"诸湿肿满，皆属于脾"应当是指脾的病机。对于外感，若外湿伤脾，湿邪和外感损伤了脾，使脾气虚弱，运化功能失常，也可以使湿邪停滞。外来的湿邪停留，同样可以引起浮肿、胀满。从内伤角度来讲，脾运化功能减退，聚湿成饮的时候会引起胀满。这一类疾病治疗基本上是相同的。如果内伤为主的，应当以健脾为主，健脾来化湿；如果外湿为主，应当以驱邪化湿为主，湿去则脾的功能可以恢复。从病机上说，这些都与脾有关。这一条基本上是从内伤的脾的病机来讲的。

用药上，也可以认识到湿与脾的关系。脾虚可以产生湿；湿邪重的时候也可以影响脾。从用药来讲，苍术和白术同样有化湿的作用，也同样有健脾的作用，但是治疗的重点有所不同。苍术的作用为燥湿、健脾、除满。白术的作用为补脾、益胃、化湿、和中、安胎。假使用苍术，应当是化湿为主，化湿而健脾。我的体会是，治疗当着重祛外湿。因为湿邪重了之后，影响脾的运化，驱逐湿邪即能健脾，所以，苍术是以燥湿为重。但是白术就不同了，白术健脾化湿，是着重补脾的，通过健脾，使脾运化功能加强了之后，可以驱逐湿。从这点来说，脾虚产生内湿，外湿同样可以影响脾。从治疗来讲，我们应当有所侧重。若是内伤，我们应当着重治脾，把脾治愈之后来祛满、化湿。这个是脾的病机。

5. 诸寒收引，皆属于肾

内伤中最后一条是关于肾的病机。病机十九条讲道："诸寒收引，皆属于肾。""收"指收缩，"引"指拘急。"收引"的症状应当包括筋脉拘急的症状。"诸寒收引"是指各种各样的寒引起收引的病变，受寒而收引。这都属于肾的病机，是肾的病理变化。因为寒主收引，假使身体里阳气虚弱，肾阳虚弱的时候会产生寒。人身体的阳，从根本来讲是肾阳，所以，肾阳衰减的时候阴寒内生，则产生内寒。寒是主收引的，寒会影响气血运行，寒盛的话可以使气血运行不利，从而引起经络收缩，筋脉拘急，可以出现痉挛、拘急这类症状的表现。

有人提出"经络挛急，本是肝病"。这是认为经络拘挛的毛病本来应当是肝的。因为肝主筋，上面讲到过，但是这一条却指向肾，为什么？肾是人生命的真火，肾虚则阳气不充，肾虚弱之后阳气不能够充盈，营卫两缺，营气和卫气运行不利了。营卫两缺，肢体挛缕，即四肢和身体拘挛，这个就是"寒则拘急"。所以经脉拘急，肢体痉挛。若是由寒邪引起的话，从临床治疗来讲应当温阳益肾、祛寒和络。要温肾振阳，使肾阳充足，使痉挛的筋脉舒缓，恢复气血运行的畅通，才能够治愈筋脉痉挛、拘急这种症，可用《备急千金要方》中的薏苡仁汤，从用药可见，其中有附子、肉桂、干姜、芍药、甘草，一方面可温阳缓急，另一方面用薏苡仁利水祛湿，牛膝舒筋。

薏苡仁汤组成：肉桂 5～10g，附子 5～10g，甘草 10g，干姜 5～10g，白芍 15～30g，牛膝 15g，薏苡仁 30g，酸枣仁 15g。功用：温阳益肾，祛寒和络，活血舒筋。

薏苡仁汤的重点在附子、桂枝、干姜、牛膝、芍药、甘草、薏苡仁，主要功用是温肾阳，舒经脉。

本条着重提到了肾的病机，主要指由于肾阳虚弱了之后，产生内寒，当然也可以想到，如果外感寒邪的话，由于寒的性质收引，所以外寒同样可以引起筋脉的拘缩，也可以引起筋脉的拘急，所以要辨证分析。寒邪夹湿停滞于筋脉当中，可以引起肢体或四肢的疼痛拘急，这种外邪（寒邪）所引起的肢体疼痛拘急的证候，也是临床常见的，治疗当散寒化湿、温经通络，可以用另外一张薏仁汤（《医门法律·中风门》），其中有当归、川芎、麻黄、桂枝、苍术等，散寒祛风，同时有活血和络的药物。

《医门法律》薏仁汤组成：薏苡仁 9g，当归 4.5g，芍药 4.5g，麻黄 1.5g，官桂 1.5g，苍术 4.5g（米泔水浸锉炒），甘草 2.4g，生姜 7 片。功用：散寒祛风，温经通络。

从上面的治疗可以体会到，这几条主要以五脏的病机为出发点来讲内伤的病变，但是由于外感病邪入侵之后，同样可以影响到某些内脏，所以从症状来讲，有些症状可以相同。比如湿，或者是寒，或是热，从这些外邪的因素来讲，它们出现的临床表现与内伤的临床表现有相同的地方。从治疗来讲，有些地方两方面可以通用，但是也应当区别是以内伤为主，还是以外邪为主。这是两类不同的病机。假使以外邪为主，治疗时应当以祛邪为主；假使是内伤的话，我们重点应当从内伤方面来考虑。这是第二个部分，是内伤的病机。

6. 诸痿喘呕，皆属于上

第三个部分，讲另外两条。前面讲了七条，还有两条。从病机来讲，这两条是通过病机判断病变的部位。当然也有种看法认为，这两条病机一条是指上部，另一条是指下部。

上部的重点是指肺，下部的重点是指肾。所以也有同志认为这两条病机基本上也是内伤的病机，也是脏腑的病机，但是与上面的内伤病机还是有所不同，因为有些症状是概括起来的。比如"诸痿喘呕，皆属于上"，其中的"痿"是指萎靡，尤其是下肢的萎靡乏力。"喘"和"呕"，一个指气喘，一个指呕吐。这类临床表现都在于身体上部内脏的病变，文中没有指出是哪一个内脏，但是它指出是属于上部的内脏。这一条的萎靡，是下肢的，症状表现在下部，但是它病机所属的部位从内脏来讲，是属于上部。这一点提示我们，临床上辨证的时候要从整体来考虑，要分析它的病机。对于上部，肺是身体中最高部位的内脏，所以是五脏的华盖。假使肺受到外邪，或者外感病邪影响到肺，或者肺本身的病变，或者内伤引起肺部的病变，都可以引起气急、气喘。温热之邪最容易损伤到阴。温热的病邪侵犯到肺，会使肺阴受到损伤。就肺而言，肺为水之上源。从人体内的液体来讲，肺就是液体的上源。所以，若肺受到温热之外邪的影响，而使肺叶受到损伤的话，则肺热叶焦，会发生各种病证。

肺是水的上源，处于高位，其功能是行水，将人体的津液布散于皮毛周身，"若雾露之溉"以充养、润泽、护卫各组织器官。肺受到影响，全身的津液不能够得到正常的输布，全身的经脉得不到津液的营养，所以，在外感病邪时，容易引起下肢萎靡，即两只脚萎靡乏力，中医临床称其为痿证。但是从病因来讲，是由于温热侵入到肺，肺叶损伤而引起津液不能够输布，经脉失于营养。这是一个基本的病理。

从身体的内脏来讲，"上"与胃也有关系。胃和则愈，胃气应当是下降的。胃有病时，胃气上逆，可以引起恶心、呕吐。上部是肺和胃所居的部位。这一条的病理提到喘和呕，甚至于下肢萎靡，它们的病因都属于上部的病变，不是肺就是胃，是肺和胃这两方面引起的这类症状。对于痿证，《素问悬解》中提道："故肺热叶焦，不能滋润皮毛，则皮毛虚弱急薄。由皮毛而内，推之筋脉骨肉，皆失荣养，着于何处，则生痿躄之疾也。"

这段说明，肺热叶焦的时候，由于燥热的影响，可以引起下肢萎靡乏力的症状。下肢萎靡乏力，症状表现在下部，为什么病机十九条中说它属于上？因为肺热叶焦则生痿疾，《素问·痿论》中提到"肺热叶焦"引起痿病，所以讲是属于上的。

气急欲喘，病在肺。喘和呕与肺和胃两脏相关。如果肺和胃的气机不能下降，会引起气喘和呕吐，所以病在肺、胃。从临床治疗来讲，如果这种气急、气喘是由于外感风寒形成痰饮，痰饮内停而引起，治疗就应当祛风散寒、温阳化饮，比如用小青龙汤这类方子。

小青龙汤组成：麻黄9g（去节），芍药9g，细辛3g，干姜3g，甘草6g（炙），桂枝6g（去皮），五味子3g，半夏9g（洗）。功用：解表蠲饮，止咳平喘。

假使由于肺热叶焦引起津液的损伤，不能够濡养经脉，表现为下肢萎靡无力，治疗来讲应当清热润燥、养肺益胃，一方面要清热，一方面要润燥。因为身体受温热的影响而引起津液损伤，所以要用润燥的方法。另外，要养肺益胃。为什么要益胃？因为土（脾胃）能生金（肺），所以益胃就可以养肺。方子就用清燥救肺汤。

清燥救肺汤组成：桑叶9g（经霜者，去枝、梗），石膏7.5g（煅），人参2g，胡麻仁3g（炒），真阿胶2.4g，麦门冬3.6g（去心），杏仁2.1g（泡，去皮炒黄），枇杷叶1片（蜜涂，炙黄），甘草3g。功用：清热润燥，养肺益胃。

假使由于痰湿的影响而引起的胃气不能够下降，胃气不和而恶心呕吐，我们可以化痰湿、益胃气、和胃降逆，用小半夏加茯苓汤，用半夏、生姜、茯苓这种药。小半夏加茯苓汤组成：半夏15g，生姜10g，茯苓15g。功用：和胃止呕，散饮降逆。

该条从症状来讲，包括气喘、呕吐和下肢萎靡；从病机分析来讲，属于上部内脏的病变。我们可以这样来理解。

7. 诸厥固泄，皆属于下

"诸厥固泄，皆属于下"这一条，有人认为"皆属于下"的病机是属于肾，而"皆属于上"的病机是属于肺。这看法也有一定意义。但是，"皆属于上"不仅是肺，还应该包括胃，它的症状还包括了胃的症状。

"厥"是指四肢厥冷。就此，张景岳讲"厥"即"逆"，"厥"就是"逆"。"固泄"的"固"是指下面不通，"泄"是指下面失禁。所以，"固"关系到大小便，是指前后不通（下面不通，大小便不通）。"泄"是指下面不固，包括大小便失禁。

因此，凡是各种厥逆的病证，或者大小便不通，或者大小便失禁，这些症状都属于下部脏腑的病变。我们也可以看到，假使肾阳虚的话，即《素问·厥论》讲的

"阳气衰于下，则为寒厥"。下焦虚弱的时候，膀胱的气化功能减退，气化不利，会出现癃闭，即小便不通。下焦虚寒，下焦阳气不足，阴寒凝结，引起大肠传化蠕动无力，肠道腑气受阻，引起便秘，所以下面大便秘结是由于虚寒。

人的肾阳虚衰的时候，下焦不固。《素问·水热穴论》曰："肾者，胃之关也。"肾是胃的关，所以肾阳虚衰的时候，胃关是不坚固的，可以引起泄泻，比如五更的泄下。对于这些症状，小便失禁，或者小便癃闭，或者大便泄下，或者大便秘结，都可以由下焦有寒所引起。假使是阳虚寒盛引起的四肢厥冷、下利清谷，可以用回阳救逆的方法，温中止泻，常用四逆汤加减。

四逆汤组成：附子12g，干姜9g，炙甘草12g。功用：温中祛寒，回阳救逆。

肾主真阳。若是由于真阳虚弱，真阳不足，则气化功能减退，临床表现为小便癃闭或者排尿不畅，甚至于水肿，腰膝酸重，治疗应当安神益肾、化气行水，可以用济生肾气丸。

济生肾气丸组成：熟地黄16g，山茱萸8g，泽泻6g，牡丹皮6g，山药8g，茯苓12g，附子2g，牛膝4g，肉桂2g，车前子4g。功用：温肾化气，利水消肿。

假使肾阳虚弱，膀胱失约，不能够摄尿，即我们通常讲的尿失禁，治疗要安肾固下、固摄缩尿，一方面要安肾，另一方面要缩尿，可用《济生方》的菟丝子丸以安肾补阳。

菟丝子丸（《济生方》）组成：菟丝子6g（淘净，酒蒸，焙），五味子3g，牡蛎煅3g（取粉），肉苁蓉6g（酒浸），附子3g（炮，去皮），鸡膍1.5g（微炙），鹿茸3g，桑螵蛸1.5g（酒浸）。功用：补肾益气，固摄缩尿。

许多老年人由于内脏虚寒，阳气虚弱，腹中阴寒内结，命门火衰，导致阳气不运，肠道不能够传化（肠蠕动减少），因而，老年人虚冷便秘比较多（血虚便秘）。治疗应当用缓下的方法，应当温肾助阳。所以要用温阳的方法来开秘通便，比如用半硫丸。该方有硫黄、半夏、姜汁。这种方子与治寒泻的方子不同。

半硫丸组成：半夏姜300g（制），硫黄300g（制）。以上二味，粉碎成细粉，过筛，混匀。另取生姜400g，取汁，将姜渣加水煎煮，滤过滤液加入姜汁中，与上述粉末泛丸，干燥，即得。功用：温肾逐寒，泄浊祛痰。

假使由于命门火衰而引起的完谷不化、五更泄泻，我们要用温补命门法，配合固涩的药物。

四神丸组成：补骨脂 12g，五味子 6g，肉豆蔻 6g，吴茱萸 6g，上为末，生姜 12g，大枣 50 枚，制丸，每服 6～9g，每日 1～2 次，或按比例煎服。功用：温肾暖脾，固肠止泻。

所以这些症状，包括厥冷，或者大小便不通，或者大小便失禁，都属于下部内脏的病机。病机十九条的"诸厥固泄，皆属于下"，应当是指下焦虚寒这种病机。对于这段文字的含义，我们在临床是有体会的。

不过大小便的失禁，或者大便秘结、小便癃闭，由热也可以引起。如果是热邪引起的"厥"，或者是便秘、泄下，或者是小便不利等，都不属于这一条的范围。这段文字——"诸厥固泄，皆属于下"，从"厥"再到"固""泄"，我们也可以从这方面来体会。这一条的精神，主要是指下焦虚寒之证。

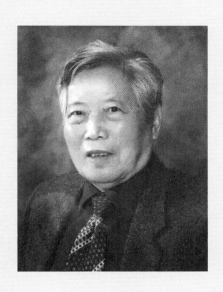

李鼎简介

李鼎（1929—2022），男，字养元，浙江永康人，上海中医药大学终身教授，博士生导师，上海市名中医，上海中医药大学名师。1954年，进上海市公费医疗中医诊所；1956年，调至上海中医学院，历任中医研究所文献理论研究室副主任、针灸教研室主任，国家中医药管理局中国国际针灸考试委员会委员，上海市中医文献馆馆员，国家非物质文化遗产针灸项目代表性传承人，国家中医药管理局全国老中医药专家学术经验继承工作指导老师，国家中医药管理局针灸理论与方法学研究学术委员会副主任委员，世界针灸学会联合会传承工作委员会顾问，上海市中医药研究院专家委员会委员，北京中医药大学国学院特聘教授等。1992年起享受国务院政府特殊津贴。

李鼎教授是经学大师廖平的再传弟子，经学底蕴深厚。李鼎教授是我国高等中医针灸专业教育和新中国针灸学教材的主要奠基人之一，经穴解剖和形象化教学的先行者，新中国针灸学海外传播的开拓者之一。早年开设针灸专业课程，编撰国家针灸教材和辞典，阐发经络理论，研制经穴模型，考订国家穴位标准，校注针灸珍本医书，厘清许多混乱不清的理论概念，基于经学的研究独树一帜。李鼎教授是高等医药院校试用教材《经络学》、普通高等教育中医药类规划教材《经络学》主编，国际针灸水平考试参考书《针灸学》主编，卫生部（现卫生健康委员会）"十一五"规划教材、全国高等中医药院校研究生规划教材《针灸甲乙经理论与实践》主编，1990年国家标准《经穴部位》的主要制定者。主要代表著作《针灸学释难》已有英、法、日、简体中文、繁体中文等多种版本出版。

谈谈血气、脉、经络的概念

内容提要

本篇主要讲述经络学理论当中，血气、脉与经络的基本概念，包括血气理论性概念的描述，脉概念中文理与医理的结合，经与脉的概念，血、气、脉、经络分层次的经络系统构建。

一、血气的概念

血气是理论性的概念，不是一个简单的名词。最早对血气的记载，可见于《论语·季氏》："君子有三戒：少之时，血气未定，戒之在色；及其壮也，血气方刚，戒之在斗；及其老也，血气既衰，戒之在得……君子有三畏：畏天命，畏大人，畏圣人之言。"

孔子用血气表现人一生的活动。"少之时"，最小的时候，"血气未定"，血气还没形成，没定形；进一步，血气发展，"及其壮也，血气方刚"，中年、壮年，血气不是未定的问题，是方刚、刚强。血气可以表现人的活力、活动，是一个理论概念，不是一个简单的名词。到了老年，"及其老也，血气既衰"。血气是从少之时，还没定，没长成，未定，到壮年的血气方刚，再到了老年，血气既衰。用血气表现人的一生，就形成了一个生命曲线，这是很形象的。那么医学的话，血气未定、血气方刚、血气既衰，医学把当时的普遍认识用到医学上来，所以有血气。它有一个行动、活动的地方、部位、物质，所以是"行血气"。首先认识的是血的通路。在早期的话，没有血气之前，人体行血的路，就是血脉、血管。那么由血管加上"气"，概念就不一样了，实际上就有了功能活动的概念。《灵枢》讲到行血气，把"气"的概念扩到具体的脉里面，从行血到行血气，这是医学理论的进步。《灵枢》

不是单一讲血脉，还增加了气，内涵就丰富了。

二、脉的概念

从字上看，脉首先是行血的脉。《说文解字》（简称《说文》）曰："脉，血理分衺（邪、斜）行体者。""血理"，是指血管。"分衺"，分支别脉，意为分布身体的表面，内外上下。脉的概念最初是指血管，很简单。所以，《灵枢》把血脉扩大为血气之脉，它的意思就不一样了，有内涵多了，丰富了。《灵枢》所讲的脉，在行血的基础上扩展为行气。早期反映字书字义的《说文》，就认为是脉行血，"血理分衺（邪、斜）行体者"，到后来，《正字通》曰"五脏六腑之气血分流四肢也"，这实际上也是吸收了医书，也就是将《内经》的概念扩展进去了。原来对脉的认识，与五脏六腑没有关系，但五脏六腑内部，这里面有血气，不仅有血而且还有气，血气通过五脏六腑到达四肢，四肢与五脏六腑之间是互相分流的。《说文》和《正字通》所说的"脉"的字义范围大小不同，一个是《内经》之前的内容，一个是《内经》以后的内容。脉的字形，本身就有"血"，流血的，半边是血，还有半边，是水字旁，和水一样，所以有个"水"，后来演变为"永"。"水"也好，"永"也好，都是表达流血的、流动的。流动的话，就是水流。十一脉（《脉书》）的脉是水字旁和血字旁的结合体，结合一起成为一个字，这个字形的情况，说明血、脉早期是结合在一起的。这里面都与血、脉有关系，但没有气，气的概念是后来补充的。《内经》的脉，它的字形、意义扩大了，由血扩大到气。有气的概念以后，从具体的血、气转化到功能活动的气，广义的气。所以，脉的含义不是单一的，是综合性的，从形象到功能，合在一起了，由血到气，从行血到行血气。《内经》所讲的脉、血气，是一个综合概念，扩大到血管之外，是综合性的一个说理。

三、经脉的概念

《内经》所讲到的脉，由脉扩大为经脉、络脉。脉不是单一的，它有大有小，有深有浅，有粗有细，有分支分化，由经脉分化为经脉、络脉。早期是经，后来分为经脉、络脉，分化了。早期的经脉光有脉，脉怎么分为络？经脉、络脉最基本的意义如下：经就是纵线、直线，指直行的脉，纵行的脉，粗的脉；分支中，细的是络，越分越细就是络。《灵枢》里面，十二脉首先分阴阳，手三阴、手三阳、足三阴、足三阳，这是三阴三阳分化，总称为经脉、络脉，合称经络。早期的经络是脉，是十一脉（见马王堆汉墓出土的《十一脉灸经》），后来发展为十二经脉。十二经脉中，每个脉都有络脉，所以《灵枢·经脉》（简称《经脉》）讲的内容是十二经脉加上十五络脉。《经脉》篇已经把经脉、络脉包括进去了。

奇经八脉，本身是经络之外的一个名称。所谓奇，分歧、分叉、分组、多余也。十二经脉之外有奇经八脉。奇经八脉这个名称也比较特别，不是"奇怪的经八条脉"，而是八奇经，实际上是"八条奇特的经脉"，是这样子合起来的。所以，从《经脉》篇看的话，十二经脉、十五络脉，还有十二经别，都合起来，都包括在里面。

经脉络于肢节，分布于四肢八节，这都属于经络，经脉越分越细，分到三百六十五节、三百六十五络。络是分支很小的单位，是最小的、网状的一个结构。这样分出来，从络分到小络，小络又继续分，成为网状的结构。所以说"经络为里，支而横者为络，络之别者为孙"。经络，就是网状的分支，连接起来在全身循环。这样的结构既行气，又行血，行血行气，是综合性的，不是单一的结构。所以，我们认识的这个经络，应当是综合性的、网状的、分布的，这样的结构。我认为经络系统是网状系统，它包括行血行气的功能。行血行气，实际上既包括血管系统，也包括神经系统，不能把神经系统排除在外。经络学是一个综合性的学说，行血行气的，运行全身的，是这样的一个学说。经络的含义，我们认为应当是综合性的，不能用特殊结构去要求、去认识。

对于经络，我认为，最基本的是把血、气、脉、经络分层次，从功能理论上来阐述、表述经络血气。这些内容从哪方面来认识？通过针灸临床。用《内经》的表述，是通过九针，以九针为工具，以灸法为工具，通过这些针灸的方法。针是广义的，包括针和灸这些方法。临床应用要取穴。取穴之外，古人还知道，留针于穴后会有什么活动、感觉等。这些都属于得气，取气。取血于营，取卫于气。气也好，血也好，营也好，卫也好，都概括为血气。根据这些现象，古人创造出来血气运行以及调气、调血的治疗方法，把这些内容结合起来，就形成了经穴的语言、理论。针灸的一些穴位，就是运行血气的治疗的点。这些点，从络来讲，有三百六十五络；从穴位来讲，有三百六十五穴；从形象来讲，三百六十五节，这都是理性概念。经穴学说，每一个点、部位，节也好，穴也好，都是治疗点。三百六十五节的名称，出自一年三百六十五日。这种分析方法，或天人相应的观点，都是理论。"节之交，三百六十五会"，会也好，交节也好，这都是交会。针也好，灸也好，与治疗点结合，就形成了理论。从理论上来说，"节之交"，属于节与节相交的部位，大体上有三百六十五。"节"，是交会的部位。"节之交"，是三百六十五会。所以，"所言节者，神气之游行出入也，非皮肉筋骨也"，节不是皮，不是肉，不是骨，不是筋，它是什么意思？它就在皮、肉、筋、骨里面，而不是皮、肉、筋、骨本身。皮、肉、筋、骨与这个节交是有关联性的，但是非皮、非肉、非筋、非骨。那么皮、肉、筋、骨之中是什么？古人的意思是，这个地方是脉，皮、肉、筋、骨、脉，皮肉之外必有脉络。这话说得比较妙。"节之交，三百六十五会"，全身布满节交的穴位。这些点不是一般的皮、肉、筋、骨，实际上，还在皮、肉、筋、骨里面。所以交会，这个经穴，是理性的认识，不能误解成一个特殊的结构。这里说明交会有神气，意思是血气、中心点、最精华点有神气，这个概念很有意思。神气，非皮、肉、筋、骨也。实际上，还在皮、肉、筋、骨里面，所以这必须要综合认识，不能单一地、特殊地认识，否则就是局限的。我认为要这样看待经络的含义。

四、谈谈对《经脉》篇的一些理解

下面讲《经脉》篇。因为经络理论，我抓住主要中心——《经脉》篇的文献。我们最早对这篇的内容都有误解。比如血气的认识，没有好好地分析；误解《经脉》篇原篇、原书的章节结构，特别是书名、篇名；《经脉》说的是不是我们现在的经脉，对于这个内容，之前没有全面地看待。《经脉》篇的主要内容既有十二经脉，也有十五络脉，也就是十五络脉和经脉是合一起的，并不能用十二经脉把《经脉》篇全包了，而把络脉踢在外面，这是不可能的，因为它是完整的一篇。

《经脉》篇的发展过程也有先后，有层次。早期的十一脉，实际上那时候经络的框架还不完整，所以以前只看到《内经》中的《经脉》篇。因为我们前期没有发现地下出土的《十一脉灸经》。《十一脉灸经》有几个本子，古人不能像我们看得那么广，他有局限性。我们现在只有十二经脉、十五络脉这些文献。这些地下出土的，都是空前的。当然，我们的认识应该比以前全面，能够又深又广。十一脉与十二脉的关系，以前都看不清楚。我们来对比分析后，现在看来是比较完整的。我们把十一脉与十二经脉的《经脉》篇对比，发现只有《经脉》篇方是完整的经络学说。所以，我们要梳理经络发展的过程，经络学说文献和理论发展的过程。十二经脉是最完整的经络学说，它是综合性的，它把神经血管包括在内。这个概念，以前的老前辈不会这样提，只有近年来方才有这个条件，有出土文物，从来没有像我们这样能很好地辨析、认识《经脉》篇。《经脉》篇是把以前的版本总结加工之后成书的，十二经脉之外，十五络脉也在内，我们不能把它们隔开，不能说十二经脉是十二经脉学说，十五络脉是十五络脉学说，不能单独解释，合在一起方才是经络学说。在这之外，篇外的经别、经筋，也是包括在内的。所以，经络学说的概念是经别、经络、经筋都包括进去的。奇经八脉中的任、督脉也是与十二经脉联系的。《经脉》篇经脉、经络的概念也要全部去看，不能跟其他的络、经筋、经别分开来看，不能说经络之外还有经筋学说、经别学说，这个是错误的。我们要正确地看《经脉》篇，它不光是经脉的内容，还有十五络内容，甚至奇经八脉里的任、督，这里面也要联系到。

《经脉》篇篇名的经脉，不光指经脉本身，还包括经络、络脉、经别、经筋，皮部也应当放进来，皮部也是属于经络系统的，所以也要全面去看，经络的文献我们要全面看待。实际上，《经脉》是最早的一个经络学说。所以，古人的经络学说是根据临床实际，诊察所见。它是理论性的，理性的认识。它不是一个特殊的结构，它是根据临床实际总结归纳分析而得出的一种理论性的学说。在内容的编排上，十二经脉、十五络脉、十二经别、十二经筋、十二皮部，这些都是理性的总结推理，不能说他们是单独的、各有各的学说，不能说经筋学说、皮部学说，它们应该是一个综合系统。

关于经络学说，对于原文的研究，我们从来没有像现在这样深入、这样全面，特别是文献研究、文献里面图表的研究，之前对图的研究、对经络的研究都有误解，对原说意义也有误解。经络怎么走的？有分支，还是一线环绕？一条线里面，排来排去，一线到底，到底是哪样的形象？这都属于需要考虑的。有些图里面的认识，违反了原来的意义。比如《十四经发挥》的好多图，画的走向有错误。有些图，本身不是一条线，而是有分支的，如列缺、丰隆。根据原文，丰隆也好，列缺也好，它是有分支、分叉的。所以，"其支者，下膝三寸而别"，它的分支，下膝三寸，就是从足三里下面三寸（就是丰隆），分叉，分开来的。别，就是分开，并不是从此处拐弯，而后回归，可见历来对经脉、络脉的定位，都是走样了的。我们的工作，那么多年来，实际上做的是"循经考穴"，就是把这些基本东西汇总、考证，把这些工作做好，做得比以前更好，和明清时不一样。经脉、经络的这些图、文字、注解是我们的工作，不能忽视。我们对经脉的文献、十二经脉、《经脉》篇，逐字逐句地考证，下了很大功夫定位络穴。比如足少阴肾经的络，在脚后跟处，现在画经络图的话是画一个圈，实际上原书是什么意思？只有四个字："别入跟中。"别入跟中是什么意思？是分支进入脚跟里面，在脚后跟的太溪处，分到后面去。原来的表达是分支，这是它的原意。络，别入跟中。别，就是分支进入跟中。现在，《十四经发挥》画圈圈，你那么圈，我那么圈，翻来覆去，有几个版本，这些都是可笑的。所以这个图，形象的问题，分支、环绕，很混杂。按照原文的意义，十二经脉每一条经，都有一个基本的条目。此外，"是动则病""是主所生病"中的"是动""所生病"，讲得不清楚。《经脉》篇有基本的框架，分几个段落，开头一条"是动则病"，后面一条"是主所生病"。注家关于"是动""所生病"的误解，非常混乱。我们把十二经脉中的几个关键性段落以及基本概念梳理正确了，理清了十二经脉每一条的循行路线。

对于"是动则病"，我的解释："是"，此；"动"，变动。这条经变动的话，"则病"，那就要发病了，发生病理现象，就是这么简单。经脉异常变动，就会发生疾病，这样解释的话，意义就通了。知道这条经脉的病候反应，具体是怎么样的病候反应，就可以了，不能说"是动则气也，所生病则血也"，《难经》这么一讲，那就糊涂了。

先是循行，后是"是动则病"，之后"是主所生病"，怎么理解？这个经脉主管、主治所生的病，所发生的病，那么这个病是什么意思？是这条经的适应证，经穴的适应证，这跟人体发生的证候群不一样，证候意义不一样。那么这两样有什么区分？有什么特点？我们举个例子。比如说，同一个穴，它既可以治疗便秘，又可以治泄泻。它都可以治疗，可以双向性调整，这是适应证。适应证可以是相反的主症。比如，肝经下面有两样病——飧泄、呕逆，又有吐又有泻。适应证，可以是两方面相反的。而症候群、证候，不可能相反的，它是单一的，单向的。"是动则病"是证候群的概念，"是主所生病"是适应证的概念。适应证可以相反，证候群则是单向性的。主病有个原则，阴经主脏所生病，这个没问题。那么阳经为什么不来个主腑所生病？那是因为阳经并不都主腑所生病，阳经主外经所生病。那外经所生病，意思是说，是外部循行路线所经过的部位所生病。所以，阳经主病的"主"下面的字眼不一样，不能写"腑"。如足阳明胃经不能说"主胃所生病"，因为只说胃，就有局限性。外经所经过的特点，可以用津、液、气、血、筋、骨几个字来概括。阳经所主，用的词可说明这个外经所过的生理特征，如大肠经是津，小肠经是液，三焦经是气。把津、液、气、血、筋、骨，分配给六个阳经，这六个字，只可结合它部位的特征，而不能作为另外的意义，不能说是脏腑的意义。津、液、气、血、筋、骨，六个字分配给手三阳、足三阳，这是我们新的概念、新的认识，跟以前《类经》里面的解释就不一样。那么，这是阴阳经的主病。

而后是"为此诸病"。以前没有解释"为此诸病"，对此，我们抓住它的主要字眼——"为此"。这个词，是很一般的用词，这里面的字义却很重要。"为"是治疗，治疗这些病的原则。原则很简单，虚补实泻。前面的"是动所生病"到"为此主病"，是十二经脉的总纲，都是以前一些注家没有注解的，没有注意的。我们把十二经脉纲领性的一些意义，搞得比以前清楚了。这样循经考穴，能考据出经穴的一些意义，校勘出一些成绩、成就。

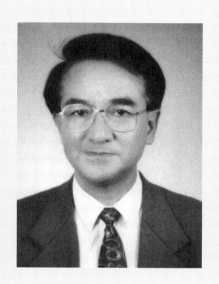

（竖排）吴敦序讲座实录

吴敦序简介

  吴敦序（1939—2020），男，四川成都人，教授，博士生导师。1962年毕业于上海中医学院中医专业。1978—1981年间跟随金寿山教授、张伯讷教授攻读硕士学位。1981—1998年工作于上海中医药大学中医基础理论教研室。曾任全国中医基础理论重点学科学术带头人和博士流动站负责人。历任上海中医药大学中医基础理论教研室主任、基础医学院院长、全国高等中医药教材编审委员会委员。因对中医教学和研究的突出贡献，获国务院政府特殊津贴。1998—2020年，在英国中医药研究所任职，同时担任英国中医学会（ATCM）顾问，是该学会的终身名誉会员。退休后，长期侨居英国，潜心老年医学。曾在牛津大学指导博士后的研究工作。曾主编《中国中医秘方大全·儿科分册》《中医基础理论》（第六版全国教材）《实验中医学》等书。

第一讲　阴阳五行

内容提要

　　吴敦序老师从中医理论最基础的概念入手，讲述阴阳五行的内涵。包括阴阳五行的概念来源，阴与阳的关系，五行之间相生、相克、相乘、相侮的关系，以及如何通过阴阳五行的合理依据诊疗病证，并判断治则治法。

　　各位同学，今天我们开始给大家介绍中医基础理论。中医基础理论这门学科，是中医学的基础理论，也就是说你在学习中医学的时候，你就必须要掌握这个基础理论。如果不掌握基础理论的话，你就不懂得中医的思维方法，所以在临床上就会碰到很多困难，而且你根本就学不懂。所以中医基础理论这门课是中医学的入门课。

　　在给大家介绍中医基础理论之前，我们先谈一谈中医基础理论的几个主要的内容。中医基础理论的主要内容一共有四个。

　　第一是指导中医的哲学思想，那就是阴阳五行。任何一门医学，都有一个指导的哲学思想。中医是在漫长的两千多年当中形成的。这两千多年当中，阴阳五行在我们国家的哲学上是占主导地位的，这个时候搞中医的人都是知识分子，这些知识分子在写书的时候，或者看病的时候，都是要用阴阳五行这个哲学思想来指导，指导写书、看病，或者是搞其他各种各样的事情。所以说，如果不懂阴阳五行的话，就看不懂书上究竟讲些什么东西。因为这个时候的古人，他的哲学思想都是用阴阳五行来指导的。

　　学完阴阳五行之后，我们就看中医基础理论的第二个内容，那就是中医对正常人体的认识。中医认为人体里面是五脏六腑；在外部，身体上面有皮肤，有肌肉，有骨头，有筋。那么这些皮肤、肌肉、骨头和筋，实际上都和五脏六腑有密切关系。而这当中，脏腑是主要的。脏腑和人体的各个部分的联系，要靠经络。所以中医认为经络是把脏腑和全身各个地方联系起来的一个很重要的道路。而在脏腑和经络当中，有一些东西在里面不停地流动。这种流动的东西是什么？就是气血津液。所以大家应该知道，中医认为人体当中主要是有五脏六腑，这五脏六腑不是孤立的，是靠经络把它贯穿起来的。在经络和脏腑当中，气血津液在不断地流动和发挥作用。所以，人才是一个活体，才能够进行各种各样的生命活动。

那么大家知道了中医对正常人体的认识以后，我们才可以理解中医对疾病的认识。中医对疾病的认识是分成两部分的。一个是病因。因为任何疾病都有自身的原因，或者有的病因是从外面侵犯人体的，有些病因是从人体里面发出来的，那么这些都是疾病的原因。疾病的原因作用在人体之后，它就会使人生病。在生病的过程中，还要研究病因作用在人体以后，有什么变化。比如感冒，感冒了以后，患者发烧、怕冷、头痛、骨头痛、喉咙痛。那是什么道理？这就是我们所说的病机。在我们知道了中医对疾病的认识以后，就可以针对疾病的原因和它的机理，进行预防或治疗了。这就是整个的中医基础理论的内容。

总的来说，中医基础理论一共包括四个部分。第一部分是指导中医这门学科的哲学思想，那就是阴阳五行。第二部分就是中医怎么认识正常人体。第三部分是在认识了正常人体之后，怎么看待疾病。最后，我们在中医基础理论中，要了解治疗疾病和预防疾病的一些原则。这就是整个中医基础理论的内容。这一次我们给大家讲座的时间很有限，所以我们不可能把中医基础理论全部都介绍给大家。这次我们给大家着重谈三个问题。在中医基础理论的这三个问题中，比较重要的一个就是阴阳五行，第二就是气，第三是中医的藏象学说。现在我们首先给大家介绍一下阴阳五行。

我们在给大家介绍阴阳五行之前，我想先解释一下。因为一提到阴阳五行，有好多人都会认为这个东西好像跟迷信有些关系。大家看见算命的或看相的，里面都会提到阴阳、五行；还有有些小说里边也写到，活的人在阳间，死了以后就到阴间。这些都提到阴阳五行，好像阴阳五行同迷信有关系一样。

实际上，阴阳五行本身不是迷信，它是我们中国古典的一种哲学思想，是人们认识事物、分析事物和处理事物的一种工具。比如我们现在的计算机。大家都知道计算机本身是一门科学，不能说它是迷信。但是计算机可以被科学研究所应用，也可以用在医学上、工业上、数学的计算上，现在算命的也可以用计算机。大家看见有算命的程序，那这不是迷信活动吗？难道能够因为计算机用来算命，就说计算机是迷信？阴阳五行也是一样的。

阴阳五行，它被搞迷信活动的人所运用，但是更大量的阴阳五行是被古代研究社会科学和自然科学的人所应用的。在中医学当中，阴阳五行几乎影响到中医的每一个角落。中医在解释很多问题的时候，都是用阴阳和五行来解释的。所以我们必须要学会阴阳五行，也就是说，要懂得什么是阴阳，什么是五行，阴阳五行在中医学当中怎么用。这样，你就可以看懂中医书，而且学会中医的思维方法，以及诊断和治疗的方法。

一、阴　阳

在给大家介绍阴阳五行的时候，我们准备分两部分，先讲阴阳，后讲五行。那么阴阳学说的内容主要是两个部分。第一部分，就是大家要搞清楚什么是阴阳。不然你学了半天阴阳学说，连什么是阴阳都不知道，那不行。第二部分，要搞清楚阴和阳之间的关系。

（一）什么是阴阳

现在我们先谈一谈什么是阴阳，就是阴阳的含义。关于阴阳的含义，最古老的概念是这样的：一座山，它向着太阳的这一面，比较亮，比较温暖，动物、植物都生长发育得比较旺盛。相反，在山的另外一面，就是照不着太阳的一面，就比较阴暗，比较冷。那这样我们就可以看得出，对于一座山，它有阳的一面，有阴的一面。这是大家对阴阳最早的一个印象。

后来人们发现，任何事物都有两面。比如我们人，外面是身体，里面是五脏六腑，这就有外有内。人还有背面，还有一个前面。从大的角度来说，上面是天，下面有地。这实际上都是一分为二了。我们人还有男的、有女的；一天当中有白天、有晚上。这些都说明，任何事物都可以一分为二。以手来说，还有手心、手背，这都是可以一分为二的。

所以明代的张介宾，他说："阴阳者，一分为二也。"阴阳就是一分为二，任何事物都可以一分为二。这就是阴阳。但是我们大家可以想一想，是不是只要是一分为二，都可以叫阴阳？或者我们会反过来说，是不是一分为二以后，随便哪一面叫阴，或者随便哪一面都可以叫阳？实质上不是的。阴阳，它有固定的属性，有属于阳的性质，也有属于阴的性质，这是固定的。所以我们比较严格地说，阴阳是什么？阴阳就是有固定属性的一分为二。那么同学们就要问了，这个固定属性，什么样属性的东西属于阳，什么样属性的事物属于阴？那么下面请大家看一看阴阳学说。

实际上，把事物一分为二，我们要抓住它最要紧的几个属性。大家看了这个属性以后，碰到事物，就可以分得出究竟哪个是阴，哪个是阳。比如，凡是向上的、向外的、动的、热的、明亮的、兴奋的，或者无形的，具有这样属性的事物，我们都可以认为它属阳。相反，凡是向下的、向内的、静的、寒凉的、暗的、抑制的和有形的，这些事物，我们都认为它属阴。

现在我们举几个例子，大家可以看一看。比如说天和地，你看哪个是阴，哪个是阳？那很显然，天属阳，地属阴。为什么？因为天，它是无形的，地是有形的；天是亮的，地是暗的。你不相信，如果从一个洞钻到地下面去，你看，一到里面确实一点亮光都没有。天的变化很多，地的变化很少。所以相对来说，天属阳，地属阴。

这是从大的角度来说。比如说我们，男人和女人。一般说来，男的属阳，女的属阴。什么道理？因为男的动得厉害，女的相对比较静一些。对于人体而言，人的外部和五脏六腑比较，外面属阳，内脏属阴。对一个人的上半身和下半身来说，上半身属阳，下半身应该属阴。所以说，阴阳是有固定属性的一分为二。大家要记住这一条，同时我们也要给大家说明一下。凡是阴阳，它都是相对而言的，不是绝对的。我们不能绝对地说，某个东西属阴，某个东西属阳。我们举个例子。比如天是阴天，那你说阴天是属阴还是属阳？你不能这样问。因为如果阴天和晴天比较，那么晴天属阳，阴天属阴。但是如果阴天和雨天比较，就不对了，阴天就应该属阳，而雨天就属阴。所以，凡是阴阳，它都是相对而言的，不是绝对的。正因为阴阳是相对的，所以它是无限可分的。比如说我拿一根杆子，我把这个杆子一分为二，它的上半就应该属阳，下半属阴。那如果我把它锯断了，这样一截一截，它又可以分阴，又可以分阳。随便你怎么把它分了，它总有个向上、有个向下，有个内、有个外。所以我们说，阴阳都是相对而言的，凡是向上的、向外的、动的、亮的、热的、兴奋的、无形的，凡是这个方向的东西都是属阳。相反的都是属阴。所以大家如果要记，说究竟什么东西是阴阳，那很清楚。所谓阴阳就是一分为二，这个一分为二是有固定属性的。这就是所谓阴阳的含义。所以说在宇宙当中，任何事物都可以分阴阳，因为任何事物都可以一分为二。

（二）阴阳的关系

接下来我们给大家介绍第二个问题，就是阴和阳之间的关系。大家看阴和阳的关系，一共有四条。第一是对立制约，第二是互根互用，第三是消长平衡，第四是相互转化，这就是阴阳之间的关系。

1. 对立制约

下面我们请大家看第一个关系，就是对立制约。我们一个一个讲。什么叫对立？对立是我们现代的语言。那么按照古代的语言来说，它不叫对立，叫相反。你们大家看看，阴阳是不是相反？阴是向下的，阳是向上的。阴是向内，阳是向外。阴是有形，阳是无形。阴是冷的，阳是热的。阴是静的，阳是动的。阴是抑制，阳是兴奋。你们看是不是相反？我们可以这样说，如果不相反的话，那就不是阴阳，凡是阴阳都是相反的，这是最根本的一条关系。

下面我们解释一下制约。大家看什么叫制约？因为阴和阳是互相联系的，也就是说在一个事物当中，包括阴和阳两个部分。所以说阴和阳是存在于一个整体当中的，但是阴和阳也是相反的，阴要向阴的方向发展，阳要向阳的方向发展。所以阴阳在一个事物当中互相联系，又要向两个相反的方向发展，所以就互相牵制，互相约束。

为了说明阴阳的互相牵制，互相约束，我们下面举一个例。大家都知道人的体温是多少。一般来说人的体温是37℃左右。那么人为什么能够维持37℃左右的体温？人体当中有两种因素。一种因素是能够使人的体温升高的因素，比如说心脏的跳动、肌肉运动、肠胃活动、全身的新陈代谢。这些活动都会不断产生热量。这些热量在人体当中就会使人的体温升高。另一个因素是使人体中热量不断散掉的因素。大家都知道，如果人多，一个房间里人坐得多的话，这个房间的温度就比较高。为什么？因为人的温度都辐射出来。你摸一摸你坐过的凳子，或者你手摸碰过的地方，你就会觉得这里是热的。为什么？因为你的热传出来了。或者我们说一句简单的笑话：实际上每一个人都是一个火炉。散热能够使人的体温降低。你们想一想，人体当中这种使人的体温升高的因素和使人体温降低的因素，如果用阴阳学说来分类的话，那就很清楚。升高的因素应该属于什么？应该属于阳。相反能够使人凉下来的，使体温降低的这种因素，就应该属于阴。你们看这个因素是不是正好相反？一个要升高，一个要降低。但这两种因素正好互相牵制。夏天，人一活动，里面产生热，这时候人体为了要把热散出来，人就会出汗。如果你一跑步、一运动以后，身体里面产生的热就会增多，散热也就要多，所以这时候会大量地出汗。相反，如果大家在很冷的天气，如果去洗冷水澡的话，那你就会有体会了，冷水一冲到身上，这时候人就会浑身抖，为什么会抖？因为冷水冲到你身上之后，你自己就会觉得很冷，体温会不断地降低。为了要制约这个寒冷，不使人冷了体温降低，这个时候人就要身体里面产生比较多的热，怎么办？于是肌肉收缩浑身抖，抖的结果就能够使体温上升。这也就维持了人 37℃ 左右的体温。所以，我们说人的体温之所以能够维持在 37℃，是因为升高体温的因素和降低体温的因素，两者互相牵制约束，也就是阴阳制约。阴阳的制约不只是在这个问题上，在很多方面阴阳都是制约的。正因为阴和阳有这样一种制约关系，所以阴和阳才能够保持一个平衡。大家也可以看到阴阳，正因为它相反，所以才能制约。如果不相反的话，那就不会制约，大家都朝一个方向发展，哪来的制约？因为阴阳相反，所以就互相牵制约束。这是阴和阳之间的第一个关系。

2. 互根互用

下面介绍第二个关系。大家看一看，叫互根互用。什么叫互根？它的意思是说阳根于阴，阴根于阳。什么叫阳根于阴，阴根于阳？把阴和阳比喻成两棵树，阳这一棵树的根是长在阴里面的，阴这一棵树的根是长在阳里面的，也就是说这两棵树，阳这棵树的根在阴的土壤里，阴这棵树的根在阳的土壤里。如果说阳的土壤没有了，阴这棵树怎么样？就死了。如果阴的土壤没有了，阳这棵树也就死了。那就说：阴和阳之间没有阴，阳也就没有了；没有阳，阴也就没有了。所以，如果我们用现代的语言来说阴阳互根的话，就是这样一句话：阴阳双方都不能离开对方而单独存在，离开了对方自己也就不存在了。用明朝和清朝人的语言来说：阳根于阴就是阳这棵树的根是长在阴里面，阴这棵树的根是长在阳里面。这就是阳根于阴，阴根于阳。阴阳双方都不能离开对方而单独存在，这就是互根。

接下来我们看看互用。所谓互用，是说阴阳双方能够互相滋生、促进和助长。阴能够促进阳的增长，阳又能够促进阴的增长。我们举个例来说。人身上有两种东西，一种叫气，一种叫血。气的特点就是看不见，无形的，在身体里面，它动得很厉害，它会动。血的特点是有形的，是我们看得见的红颜色的一种液体。因此，对于气和血，如果我们按照阴阳理论来进行分类的话：气无形而动，它属阳；血是有形而静，它属阴。这两种东西都是身体不可缺少的。我们大家可以看到这样的情况，如果一个人的血很虚，比如说吐血或者是便血，血虚了以后这个人的气怎么样？气也虚了，浑身没力气，而且容易出汗，动一动就喘，所以讲这样的人气也虚。相反，如果是气虚的人，气本身能够促进血的增长，气虚的人到后来血也虚。所以气和血之间是有一个互根互用的关系，气能够滋生、促进、助长血，血能够滋生、促进、助长气。所以，我们临床上看病，你要补气的话，常常带一点补血药；而如果说你要补血的话，那要加补气的药。我们临床上有一张处方叫当归补血汤，这张处方使用两味药，一味是黄芪，还有一味是当归。大家都知道当归是补血的，黄芪是补气的，但是他的比例是怎么用的？黄芪用五份，当归只有一份。该方的意思就是，补气之后，血就能够增长，你再用点补血药，血就上去了。

所以说互根互用这一条关系也是很重要的，请大家注意一下。在我们自然界也好，在我们人身上也好。有时候阴阳重点在互相制约，而有些阴阳的重点在互根互用。比如，你们想想气和血的重点是什么？就是互根互用。而人体上的寒与热，它的重点表现是什么？是互相制约。就像我刚才讲的，是升高体温还是降低体温，突出的表现是互相制约。凡是阴阳都是对立的，都是相反。凡是阴阳都是互根的，都不能离开对方而单独存在。但是有些阴阳它的重点表现在制约；而有些阴阳，它的重点表现在互用。

比如说一家人，夫妻两个，那这个是一对阴阳，男的就是阳，女的就是阴。对不对？那么这当中的重点表现是什么？是互根互用，互相支撑，促进助长，如果互相制约，那就不行了。这就是我们所说的阴阳的互根互用。

3. 消长平衡

下面我们介绍阴和阳之间的第三个关系，叫消长平衡。我们一个一个字讲。

"消"是减少。"长"就是增加。这一点大家首先要清楚。消减少，长就是增加，没有别的意思。那么阴阳消长说明什么？阴阳消长就是说阴阳双方的量和它们之间的比例不是一成不变的，而是不断地在消长的变化当中。大家知道阴和阳，是一个事物中的两个部分。这两个部分本身有一定的量，有一定的比例，是阴多还是阳多，是阴少还是阳少，它的量和比例是不断变化的，这个变就叫阴阳消长。我们举一个例子，比如说一天当中，白天是阳，晚上是阴，那就是白天阳比较盛，晚上阴比较盛。那我们一个人，在 24 小时当中也是这样的。白天我们的体温比较高。如果大家注意量体温的话，你就会发现下午 2 点到 4 点的时候，这时候体温一般都在 37℃左右。而半夜，尤其是后半夜，你的体温往往都是 36℃多一点。晚上人相对比较静，比较冷；白天相对比较动，比较热。

那你想想看，是不是从晚上到白天的逐渐变化，就是阳长阴消；而从白天向晚上过渡的过程，就是阴长阳消。白天阳比较足，晚上阴比较盛。所以，我们说在一天当中，有阴阳的消长变化。在人生病的时候，也有这么个现象。比如说有的人阳虚了，相对的，阳虚了以后阴就盛一些。阳是热，阴是冷，阳虚的人阴相对比较盛。所以你摸一摸这种人的手脚，都比较冷，而且这个人也比较怕冷。相反，有些人阴虚了，阴是属凉的，阳是属热的，阴虚凉就不够，热就相对旺盛。所以阴虚的人常常都有虚热。

一般来说，阴阳的消长在自然界里面有变化，在人体当中也有变化。请大家看，有时候是阴消了，阳长了，比如我们所有人身上阴虚了，相对就比较热；阳消了阴长了，比如说我们人身上阳虚了，热的不够，结果凉就比较明显，人体就会出现寒象。但是还有一种情况，如果说阴很盛，他制约阳，对阳制约得厉害，阳就消了；或者阳很盛，他制约阴，制约得很厉害，这个阴也会消。

我们大家见过发高烧、体温很高的人，时间一长之后，这个人往往是口干舌燥的。什么道理？因为津液是属于阴的，阳盛了以后，就会去制约阴，结果阳长了，阴就消了。所以阴阳的消长可以使阴消阳长、阳消阴长，也可以使阴长阳消、阳长阴消。这就是我们所说的消长。但是请你们注意，这有一定的限度。如果说阴阳的消长稳定在一定的范围当中，我们就称为平衡。比如刚才我举的那个例子。白天，人是阳长阴消，这时候人比较热，比较动，比较兴奋，这时候体温会高一点，高到 37℃；那么到晚上，是阴长阳消，这时候人很安静，代谢比较低，比较冷，所以他的体温也比较低。但是尽管白天是阳长阴消，晚上是阴长阳消，但是他的消长都维持在一定的范围当中。

如果说白天阳长，长得很厉害，那时候体温到38℃、39℃，这就是平衡破坏了，超过了一定的范围。超过一定范围的话，这时候阴阳的平衡就破坏了。平衡破坏我们认为就是疾病。这里我要说明一下，阴阳的消长，只是一个现象，不是一个根本原理，它的根本原理是对立制约、互根互用。比如像我们刚才说的阳长阴就消，阴长阳就消。这是因为阴长了以后，制约阳制约得太厉害，结果阳就消了；阳长了以后制约阴得太厉害，于是阴就消了。这就是对立制约造成的。

还有我们刚才说的阴消阳长、阳消阴长。阴消了，阴不够了，没有力量去制约阳，阳就长了；阳消了，它的力量弱了，没有力量去制约阴，结果阴就长了。所以这是为什么？就是由于制约得太厉害，或者制约得不够造成的。还有一种情况，就是互根互用。比如我们说阳长了，他就能够助长阴，结果阴也就跟着长了。阴长了，自身促进助长阳，结果阳也就跟着长。你们大家看，我刚才讲的补气就可以补血，这是不是阳长阴也长。比如血虚的人，你把血给他补上去了以后，他的气也就旺了。这是不是阴长了，阳也长了，这就是互根互用。互根互用了还会造成什么？就是阴也消，阳也消。比如年轻人，他体力很好，白天可以活动上好几个小时都不疲劳，但是晚上一睡下去以后，打都打不醒。这说明什么问题？白天他很旺盛，这说明他阳旺，晚上一睡能够睡得很熟，这说明他阴也旺。但是到老年会怎么样？到老年以后，他不能活动，一剧烈活动他就受不了，他也兴奋不起来。如果你叫他看书或者是进行什么活动，一段很短的时间，他就疲劳下来了。这说明他的阳不旺。但是晚上，老年人怎么样？晚上老年人睡不熟，很容易醒，而且天不亮就醒了。这说明它的阴也不够。这就说明人从青年到老年，不但是阴消，阳也消。

我们临床上常常看见这样的患者，阴虚到一定的程度会引起阳虚，阳虚到一定的程度也会出现阴虚，我们叫阴损及阳，就是阴受到损失以后它连累到阳，或者叫阳损及阴，阳虚到一定的程度，它牵累到阴。所以我们应该看到消长，它只是一个现象，而这个现象是两个原因造成的，一个是对立制约，一个是互根互用。消长如果维持在一定的范围当中，我们就称它为平衡。

4. 相互转化

接下来我们介绍阴阳之间的第四个关系——阴阳的转化。什么叫相互转化？就是属阳的事物，它可以转化成属阴的事物，属阴的事物又可以转化成属阳的事物。我们讲转化讲的是具体的事物，具体的一个东西。这个东西原来是属阳的，现在它可以变阴，原来是属阴的，它可以变阳。

下面我们举一个例子，大家都很熟悉的一年四季。你们看夏天气候很热，阳光也很亮，动物、植物的活动都很旺盛。那说它比较热，比较明亮，比较动。但是你们看夏天当中有没有阴？夏天也有阴。比如我们说白天是阳的话，晚上就是阴，夏天的白天很长，但是也有晚上。夏天尽管它是烈日炎炎，气候很热，但是夏天也会有点凉风，也会下点雨。所以说夏天当中有阴有阳。但是为什么我们说夏天属阳？因为它阳比阴多，阳大于阴。所以整体当中阳大于阴，在这个事物的整体上就表现出阳的特性。所以我们说夏天属阳，也就是夏天之所以属阳，是阴和阳的比例造成的，阳的比例大。

你们看，冬天是属阴还是属阳？那很清楚，它属阴，因为冬天比较冷，晚上长、白天短。在冬天也有阳，尽管是漫漫长夜，但是它也有白昼；尽管是寒风呼啸，但是它也有点太阳。所以，冬天也是有阴有阳的。但是哪个多？是阴多于阳，所以我们从整体上来说，冬天表现出阴的特性，因为它阴比阳多。那大家就清楚了，夏天是一个属阳的事物，冬天是一个属阴的事物，但是大家都清楚，冬天会变成夏天，夏天会变成冬天，它怎么变的？那就说消长，冬天开始变化，就是阳长阴消，阳越来越多，阴越来越少。你看是不是冬天到春天，白天越来越长，晚上越来越短？到了春分的时候，昼夜平分，这个时候阴阳就相等了。你看阳继续增加，阴继续减少，继续阳长阴消，到后来阳就多了，阴就少了，这个时候就变成了夏天，也就是说阴就转化成阳了。

大家再往回看，你看夏天是阳多阴少，它来一个阳消阴长，阳减少，阴增加，慢慢就变成了秋天，秋天又是阴阳相等了，继续变下去，还是阳消阴长，阴就越来越多，阳越来越少，整个事物就以阴为主体，阳就少了，于是就变成了阴多阳少，属于阴的冬天。这就看得出来，冬天变夏天，那就是阴长阳消；夏天变冬天就是阳长阴消。这不是转化吗？属阴的事物转化成属阳的事物，属阳的事物转化成属阴的事物。

如果我们说这不是冬天、夏天，我们说这是患者的寒证和热证。寒证的患者身上有阳吗？有阳的，他心还在跳，对不对？还有点体温，但是他阴多阳少，所以看上去面色苍白，四肢冰冷，人也怕冷。热证的患者，他身上阳多阴少，他也有津液的，也有阴的，但是他阳多，所以这个人面色通红，浑身滚烫。你看属阳的患者，他是阳多阴少。如果我们给他吃凉药的话，吃了以后是不是就把阳减少了，阴增加了？这样一来的话，他就慢慢朝转化的方向走了。

我们医生治疗疾病，不能说因为这个人面色通红，浑身滚烫，就吃石膏，天天吃，一直吃到面色苍白，四肢冰冷。不要这样，这肯定不行。如果你这样吃石膏吃到转化成寒证，寒证再吃附子，吃了转化成热证，患者这样几趟折腾下来，就不行了。那我们治疗疾病要怎么办？就是说，热证吃凉药吃到一定的程度，要阴阳平衡就停了，就不要吃了，千万不能矫枉过正。我就曾经看见有的患者，他脾胃虚寒，脾胃里面阴多阳少，于是天天拉肚子，那我给他用针灸，说灸足三里好，天天灸，后来每天大便一次，这个挺好。他说要巩固疗效，再灸，灸到后来便秘了，那不行的。所以我们治病千万不能转化，我们治病只能到平衡就停止了。这一点，我们学医的人一定要掌握这个分寸，这非常要紧。

同时我再说一下，为什么会这样转化？为什么寒会转化成热，热会转化成寒，属阴的事物会转化成属阳的，属阳的事物会转化成属阴的？这是因为古人发现一个规律，经过观察，他看见天气最冷的时候，就开始转暖了，也就是说白天最短的时候，就开始长起来了，那么夏天，往往是最热的时候就开始转凉了。大家知道我们古代是农业社会，非常注重天气，因此古人通过对四季的观察，就得出了一个结论：寒极了就会生热，热极了就会生寒。就是冷到最冷的时候，天气就会慢慢转热，热到最热的时候天气就会逐渐转寒。也就是说，阴了再阴就重阴了，它就会向阳的方向转化；阳了以后再阳，就会朝阴的方向转化。所以寒极生热，热极生寒，重阴必阳，重阳必阴，这是他们观察出来的结论。他们就强调这个字，叫"极"，再抽象一下的话，就得出个结论，叫物极必反，一个东西只要到了极点，它就向反方向转化。

大家都看过《红楼梦》，元春去省亲了，你看那个时候荣华富贵不得了，但是到后来的时候，一下子就破落下来了。古代的人就强调物极必反。宴席开得最旺盛的时候，到后来会散掉，没有不散的宴席，就是物极必反。当然这个事情我们不去多谈了，今天是谈中医。但是我告诉大家，寒极生热，热极生寒，这不能在医学上乱用。一个患者面色苍白，四肢冰冷，你说不要紧的，寒极会生热的，你再给他用石膏，再用黄连、大黄一泻，这时候就热不起来了，这就完蛋了。你说热极生寒，说这个人浑身滚烫，说再吃附子，再去灸，到后来说他会凉下来，这个都是不可能的。所以，临床上治疗疾病，你们别去管这一套。

这个是阴阳学说里面，看到寒极生热、热极生寒，是有这么一个提法，但是在临床上你别去用这个。临床上要注意什么？要注意：转化是消长的结果。你看见阳多于阴的时候，那时候你就要让阳消，就让他的阳少下来，阴多起来。比如我们说阴虚内热的患者，这时候你就要给他养阴，让他的阴能够长，阳能够消，到后来经过这个消长，他就平衡了。阳虚寒证的患者，这时候就要让他吃热药，让他的阳长起来，阴减少，能够达到平衡。我们在临床上给患者看病的时候，要记住这句话：你要使寒证平衡，要消长，用热药，你要使热证平衡，就要用凉药，要通过消长来达到目的。

关于阴阳学说，我们主要的内容就是这些，我把它给大家概括一下。首先大家学习阴阳的时候要搞清楚什么叫阴阳。阴阳就是有属性的一分为二。不管是人体，还是宇宙中，世界上任何的事物，都可以一分为二。这一分为二当中，属于热的、动的、亮的、向上的、向外的，还有属于无形的、兴奋的，都属阳，和它相反的这一面就属阴。那么这当中大家要注意，阴阳都是相对而言的。这是第一条。

第二条就是你们要注意到阴和阳之间的关系，这四个关系不是平行的，这里面有一个根本的关系——阴阳的对立制约，这是阴阳最根本的关系。互根互用也是最根本的关系，古人说的叫相反相成。阴阳都是相反的。互相能够成全对方，所以是相成的。这是阴阳的最根本的两个关系。那么因为相反相成，阴阳就可以有消长，有转化，这都是在这两个根本的关系上形成的。

我刚才说过了，消长，阳消阴长、阴消阳长、阳长阴消、阴长阳消，这都是制约造成的。阴长阳也长，阳长阴也长，阳消阴也消，阴消阳也消，这是互根互用造成的。所以消长是对立制约和互根互用造成的，而转化又是消长造成的。所以，你们要搞清楚这四个关系。对立制约、互根互用是根本，阴阳消长或阴阳互相转化，这是一个现象。这就是关于阴阳学说的一些最主要的内容。阴阳学说，在中医当中用得很多，基本上是每个地方都用到阴阳学说。

比如我们人体的结构，背就是属阳，腹就是属阴。四肢的外面就属阳，里面就是属阴。内脏就是属阴，人的外表就是属阳。人的功能上面，人的兴奋，它就是阳；安静，就是阴。人的动就是阳，人的静就是阴。人热起来就是阳，体温往下降下去，就是阴。那么这些都是人的功能。这两类功能正常情况下是保持平衡的，如果不平衡的话，那就是生病。

我们常常说，这个人是阳亢或者是阳虚，这主要是指什么？就是指它的功能。阳亢的人，往往比较热，身体里面各个部分动得厉害，心跳力量比较强，血流也比较快。心跳力量一强，血流一快，你看这个人脸就比较红，这种人比较热，也怕热，这就是我们所说的阳亢的人。阳虚的人正好相反，他的心跳力量比较弱，血流也比较慢，所以这种人看上去面色就比较白。因为他血流量少，舌头伸出来也比较淡。因为他热不盛，相对就比较冷，所以摸上去四肢比较冷，人也比较怕冷。我们说这种人就属于阳虚。阴，也是一样的。阴，有清凉的作用，寒凉的作用，所以阴虚的人都比较热。阴还有安静的作用，可以使心跳不会太快，使人能够比较安静。那么阴虚了以后，怎么样？这个人往往（尤其是心阴虚了）晚上就睡不好。阴虚的患者，心跳比较快，人常常安静不下来。所以我们说，在人的生理功能上，也可以有阴和阳的区分，可以用阴阳的平衡来说明正常状态，用阴阳的不平衡来说明病理变化，诊断和治疗上更是这样。比如，这个人阳很盛，那我就要用阴的药来制约，来达到平衡。阴很盛，就要用阳的药来制约，使它能够达到平衡。阴虚阳亢的人，我们就要用补阴的药，使阴阳能够达到平衡。如果说阳虚阴盛的人，我们就要用补阳的药，把阳补起来，使阴阳能够平衡。

对于养生而言，特别要注意，不要去吃特别属于阳性的或者特别属于寒性的东西。如果你去吃寒性的东西，吃多了就损伤身体里面的阳，结果就会导致阳虚；相反，如果你吃热的东西太多，就会造成身体里面的阳亢，阳亢了以后也会引起毛病，导致阴阳不平衡。所以，阴阳在人体里面的一些变化，是我们中医诊断、治疗的依据。

二、五　行

（一）五行的含义

现在我们开始给大家介绍五行学说。提到五行，大家就会想到金、木、水、火、土。如果我问大家什么叫五行，你们说五行就是金、木、水、火、土。这样的回答对不对？这样的回答不对。因为金、木、水、火、土不是五行，它只是五种东西，就是金属、植物、水、火和土。这五种东西是人生活当中的材料，所以我们称它为五材，不能叫五行，但是五行确实是从五材里面衍生出来的。

据说在商朝末年，周朝还没有开始的时候，流传一种说法，木、火、土、金、水这五种东西，是人们生活当中不可缺少的。比如说，金和木是人们用来造房子、做家具、做生活用品时所需要用的东西。水和火是人们烧饭吃东西所不可缺少的。人都要喝水，或者烧饭都要用火，所以水和火也是人们生活当中不可缺少的。土更不用说了，人就是站在土地上，房子也建在土地上，庄稼也是从土地里长出来的。没有土的话，人根本就不能生活。所以，金、木、水、火、土这五样东西是生活中不可缺少的，那个时候就把这五种东西称为五材，就是人们生活中最需要的。

由于这个缘故，人们逐渐熟悉五材，发现五材中每一种，都有它自己的特性。比如属木的植物是不停地向上面生长的。大家都知道，它不是随便朝哪个方向长的，总是朝上长。所以，木有一种生长、升发的特性。像火，就很热。像土，土中就可以生出各种各样的庄稼，所以古人说"土生万物"。金是五材中最重的，如果把它一放，不管是在空气里面还是在水里面，它都掉下去，所以它朝下降，这是它的一个特点。像水，那就是比较凉，水都是往下流的，有滋润作用。五材各自都有它的特性。大家生活当中用五材用得很多，所以对它们的特性就很熟悉。人都有这样的一种习惯，往往喜欢用自己最熟悉的一些东西来解释其他的事物。于是一些哲学家们就企图用金、木、水、火、土这五种东西，把世界上的一切统统包括在这五个范围内。

我举个例子，就拿一年四季来说，春天的特点是什么？那就是植物开始发芽，开始生长，在冬眠的动物也开始从洞里爬出来，开始进行活动，整个自然界一派生机勃勃的局面。所以说，春天给人的印象就是生长。

夏天是什么特点？夏天就是热。夏末秋初，这个时候农作物就成熟了，很多植物都结出了果实，产生了新的生命。秋天就不一样了，秋天的时候，整个自然界都处于万物凋零的局面，树叶开始掉下来，有的小动物就死掉了，有的就朝下钻到洞里去准备冬眠了。冬天当然是寒冷。

那么这一年四季是不是可以用五行来分？现在看来是可以的。你看春天就是生，生就是木的特性。夏天就是热，热就是火的特性。在夏天和秋天之间，这段时间我们中国传统上称为长夏。在这个季节里，植物都结出果实，产生了新的生命，那就是化生万物，就是土的特性。秋天东西都朝下掉，动物钻到洞里去、朝下去，那说它有一种金的特性。冬天是寒冷，那就是有水的特性。人们发现，春天过了是夏天，夏天过了就是长夏，长夏过了就是秋天，秋天过了是冬天，这样就好像，木之后火，火之后土，土之后金，金之后水，水之后又是木，这就像木、火、土、金、水，不停地在运转。

所以《内经》里面专门有一篇文章叫《五运行大论》，就是这五个东西不停地在运行，在变化。如果叫五运行的话，那叫起来就比较麻烦。所以当中这个"运"字我们就不用了，于是就叫五行。所以，五行是从五材里面来的，但是五行本身已经不是五材了，它是指木、火、土、金、水，这五大类物质的运行变化。

（二）五行的基本内容

刚才我们谈的都是五行的含义。五行是什么？就是木、火、土、金、水的运动变化。正像我刚才所谈的，就是春天以后是夏天，夏天以后是长夏，长夏以后是秋天，秋天以后是冬天。除了五季之外，其他事物也有这样的规律。所以，五行是什么意思？五行就是木、火、土、金、水的运动变化，而不应该就叫木、火、土、金、水。如果就说木、火、土、金、水的话，那就是五材了。所以，五行就是木、火、土、金、水的运行，或者说是运动变化，这是关于五行的含义。

那么接下来我给大家介绍一下五行学说的基本内容，我准备给大家介绍四个内容。

1. 五行各自的特性

木、火、土、金、水各自有什么特性？先介绍木，木的特性叫"木曰曲直"。这四个字出自周朝的《尚书》里面的《洪范》。不管是中医，或者其他学科，都有这样一个治学的习惯，就是比如提及一个理论，最早是谁提出来的，那么往往就把他的话首先引在前头，然后再把后人的话引在后面。《尚书·洪范》对五行的每一个"行"，都有四个字描述。

现在大家看木，"木曰曲直"，就是说木的特性。它的特点是什么？就是"曲直"，"曲"就是弯起来，"直"就是伸直。木本身是柔和的，能屈能伸，是这个意思，这就是木的特性。后世对木的特性进行进一步观察，总结出如下几点。首先，是生长。你们看，植物都有生长的特性。第二是升发。植物的生长，不是随便朝哪个地方生的。家里种了一棵花，如果花盆是横过来放的话，它还是朝上长的。所以木的特性都是朝上面发，是升发。还有，"喜条达"。"条"是什么？"条"就是枝条，树木有一根一根的枝条，枝条喜欢很通畅的，达到很高的地方。所以，木的特性就是要生长，向上升发，还有枝条喜欢向外面伸展开来，这就是木的特性。

接下来我们看看火的特性。《尚书·洪范》说"火曰炎上"。这个词很好理解，"炎"就是炎热，"上"就是向上。火都是热的，而且火都是向上的。这是火的特性。

第三是土。《尚书·洪范》说"土爱稼穑"。"爱"字和"曰"字是一个意思。土的特性是什么？是稼穑。"稼"就是播种，把种子撒到地里去，这就叫"稼"。"穑"就是收获，就是种子撒到土里去，它就会长出庄稼来，我们就可以收获。那"土爱稼穑"的意思是什么？就是如果你在土里面播种，必然能够得到收获，这就是"土爱稼穑"。我们后人对土的特性进一步进行观察，把土归纳成这样三个特性：一个是承载，一个是受纳，一个是化生万物。所谓"承载"，"承"就是承受，就是东西压在上面；"载"就是运载，也是可以把东西驮在上面。你们看，土上面能够驮很多东西，我们的房子在土上，人长在土上，哪一样东西不是在土上？所以，土能够把很多东西都驮在上面，运载在上面，这是土的一个特性。第二个特性就是"受纳"。"受"是什么？就是接受，接受下来。"纳"就是容纳。刚才我们讲的，"稼"不是播种吗？播种实际上就是土的受纳。比如，土里面挖个洞，把种子放进去，它就能够接受容纳。不要说是播种了，再大一点的东西，比如人死了，地上挖个坑埋进去，这也是土的受纳。还有，土能够化生万物。刚才讲了，播下种子，播到土里去，土里面就能够长出，能够使你得到收获。这当然就是土的化生万物。这就是土的特性。

下面我们看看金的特性。《尚书·洪范》篇里说"金曰从革"。这四个字倒是比较费解的。"从革"这两个字以前有很多解释，我也看了很多书，关于这方面的解释，我倒是觉得，郭沫若先生的解释比较能够接受。"从"就是从什么地方来；"革"就是变革。大家可以想一想，木就是植物，在自然界当中到处都可以看得到，都有植物。火，也在自然界里面，自然界里也能见得到火。水和土就更不用说了，水和土到处都有的。但是大家想想看，你在自然界里面，你找得到几种金属，找不到的金属要怎么样得到？要把矿石挖出来，之后进行冶炼，冶炼加工以后才能够变成金属。所以，我们说，金属一定要通过变革，改变矿石原来的状态，才能够获得。所以，金属的特点，不同于木、火、土、水，不同于他们能够在自然中直接得到，必须要从变革当中，改变原来的面目，才能够得到。这是不同于其他四行的，所以叫"金曰从革"。但是"金曰从革"只说明了金不同于木、火、土、水，但是并没有说出金的特性。

金的特性是什么，后人进行了一系列的观察，得出了三个特性：一是肃降，二是杀戮，三是收。所谓"肃降"，就是下降。金在五行当中，是分量最重的。因为分量最重，所以你一放，它就朝下降，就掉下来。所以特别强调降是金的特征。第二就是杀戮。杀戮是什么？就是结束生命，把有生命的东西杀掉。金属产生以后，首先用来干什么？就是杀猪宰羊，或者在古代的战争里面，用于战争，用来杀人。所以，从金属产生的那一天开始，它就带有杀气。很多古书里面提到金都带有杀的特性。不知道大家有没有读过，宋朝欧阳修在《秋声赋》里面就提道："夫秋，刑官也。"秋天就是执刑的官，那就是带有一种杀气。这个金还有一个特征，就是"收"，向里面收。如果是木头，你用一个钉子，想把它砸进去，一敲就敲进去。如果是泥土，那更不用说了。但是金属不行，你要敲个东西进去很不容易。为什么？它收得很紧。所以，它带有一个收的特性。那就是说，肃降、杀戮和收是金的特性。

再看水。《尚书·洪范》篇里面说"水曰润下"。"润"就是滋润，"下"就是向下流，而且水是比较寒凉的，这就是水的特性。

到现在为止，我们把五行的特性都给大家做了介绍。那就是："木曰曲直""火曰炎上""土爱稼穑""金曰从革""水曰润下"。如果大家对中医很感兴趣，最好能够背出这些话。至于真正要求大家掌握，而且有用的，是我们后面所介绍的特性。比如，木能够生长、升发、喜条达；火，是炎热、向上的；土，是承载、受纳、化生万物的；金，是肃降、杀戮和收的；水，是滋润、寒凉、下降、向下的。这些特性都是我们今后在整个的医疗当中，或者诊断治疗当中能够用得着的。把一个东西归在五行当中的哪一行，是根据五行的特性来进行归类的。但是五行的归类，除了按照它的特性之外，还要介绍一下按照什么样的逻辑方法来进行归类。

2. 五行归类的逻辑方法

五行是按照特性进行分类的，也就是说，按照火、木、土、金、水每一行的特性归类。它用了下面两种归类的方法，一种叫取象比类，还有一种叫推演络绎。下面我们具体介绍一下这两种方法。

第一种叫取象比类。什么叫取象比类？先得取一个象，然后进行比较，之后进行归类，具体是这样把一个事物的特性抽象出来。这个事物有什么特性？首先把这个特性抽象出来，然后把特性和五行的特性逐一比较，一个一个去比，取最相类似者，归入该行。看哪一行和这个事物的特性最相似，就归到哪一行里面去。下面我举一个例子。比如，人坐在正中，按照五行归类，如何归类东、南、西、北、中五个方位？大家可以想一想，东方有什么特点？东方是不是太阳升起来的地方？太阳是从东方升起来的。南方有什么特点？南方热，特别热。北方冷。西方，如果东方是太阳升起来的方位，那么西方就是太阳降下去的方位。那么大家就可以想了，太阳从东方升起来，就是升，西方就是要降。南方热，北方冷。南方很好定的，南方热，那是属火；北方冷，它的特性就该属水。东方向上升，西方朝下降，那降就是属金。我们讲过了，金是肃降，木是升发。所以说，东方就属木，南方就属火，西方就属金，北方就属水。

对于中央，我们的老祖宗就生长在中央这块地方。他们认为自己生长的地方是世界上最富饶的，是中央大国，万物都特别富饶，而土生万物，所以中央就属土。大家看得出来，就是这样把方向的特性抽象出来的。比如西方，它的特性就是降，因为太阳是从西面落山的，把降这个特性拿来和五行当中的一行一行比，结果比下来，肃降是金的特性，所以西方就属金。南方的特性，大家都知道，像我们中国是在北半球，我们越向南方越热，因此，说南方是热，热就是火的特性，所以我们南方就属火。其他一些事物也是这样来归类的。把特性抽象出来，然后和五行一行一行比较，看它和哪一行最相似，就归到哪一行，这就是我们所说的"取象比类"。

下面我们看一看第二种归类的方法——"推演络绎法"。这种方法，是在一群相互关联的事物中，为主的事物归入某一行以后，其他的事物也就随之归入该行。大家知道，如果是一群相互关联的事物，那不止一个，肯定是有好多。那么这些事物当中肯定有一个为主的，为主的事物归到某一行去以后，其他这些事物就用不着去取象比类了，就一起归到这行里去。这种分类方法补充了取象比类的不足。因为有很多东西，是很难取象比类的，很难归类。我们举个例子。比如我们人身上，如果你问我：吴老师，人的嘴巴该属哪个行？那我怎么说？那很难说。但是按照人身体上的五脏的归类，嘴巴属于哪类？嘴巴和人身体里的脾胃，还有肌肉，属于一类。那么这一类当中，为主的是脾，脾是一个脏，胃是一个腑，嘴巴是一个窍，肌肉是人的形体。这四样东西形成一个系统，这当中为主的就是脾。脾有什么特性？脾是帮助肠胃道消化的。摄入饮食后，脾把饮食分成两部分，一部分是精微，一部分糟粕，糟粕通过大小便排出去，精微物质就由脾散到全身，营养全身，使全身能够很好地生长，能够维持生命。脾的特性就是营养全身，使全身能够进行生命活动。那么如果按照五行，哪一行具有能够促进生长的特点？那就是土。

所以，按照取象比类的方法，脾就该属土。脾属土之后，胃也属土，肌肉也属土，嘴巴也属土。所以，我就可以回答你，嘴巴属土。你问我嘴巴为什么属土？那我用不着解释，因为嘴巴是属脾的。脾、胃、嘴巴、肌肉属于一组。这一组当中为主的脾，按照取象比类的方法，是属土的。脾一属土，其他三个也就跟着属土了。这种方法就叫推演络绎法。所以，要把世界上所有的东西都归于五行，首先采用的是取象比类的方法，这是一个很直接的方法。但有些东西用直接的方法，很难归到木、火、土、金、水中去，因此又采用了一种间接的方法，那就是推演络绎法。既有直接的，又有间接的，那就不愁世界上的哪一样东西归不到五行里去了。

这样的话，按照五行哲学的看法，世界上的一切东西都是可以分为木、火、土、金、水这五大类的。这是五行学说的第一个、主要的看法：整个世界是由木、火、土、金、水组成的。

3. 五行的生克制化

那么这木、火、土、金、水之间有什么关系？下面我们就来谈一谈它们的关系。我们先看看正常的情况下有什么关系。请大家看看正常情况。五行关系的正常状态就叫生克制化。生克制化就是五行关系的一种正常状态。为了解释这个生克制化，我们先要解释一下相生、相克，然后再解释什么叫生克制化。

我们先看看相生。相生是什么？就是一行对另外一行有滋生、促进、助长的作用。也就是说，一行能够促进另外一行，使另外一行能够生长。而相克就是一行对另外一行有克制制约，甚至造成损伤的作用。也就是说，相生就是帮助它，相克就是压制它，就是这么回事。

下面我具体说一下。所谓相生，就是一行，对另外一行能够滋生、促进、助长，这就是相生。比如你家里养一盆花，那么，要使这盆花能够很好地长，那你怎么办？每天就要浇一点水，这个花慢慢就生长起来了。那么花在五行当中属什么？是植物，它应该属木。浇了水之后，植物就慢慢长起来了。这应该叫什么？这就是水生木，水能够使木生长。我们再举个例。我们烧火的时候，在比较古老的时代，烧什么？不烧煤气，烧木材。把木材点燃之后，火就燃起来了，如果火还比较小，你就多用一些木材，火就烧得更大了。那么这叫什么？这就叫木生火。这就是相生的例子。

　　我们再举一个。比如说一根树木，它长得好好的，如果你拿一把刀去砍，树就被砍断。刀是什么做的？是金属做的。树木是木。这叫什么？叫金克木，因为金能够造成木的损伤。又如，一团火在烧，烧得还挺旺的，你把水浇上去，火就没了。大家看到消防队都用水龙头来灭火，实际上就是用五行里边的一个道理，这就是水克火，水能够克制、抑制火，甚至把火熄灭。这就是相生或相克的意思。具体说，相生就是一行，它能够使另外一行能够生长，促进另外一行发展。相克就是一行对另外一行有一种克制、压制，甚至于损伤的作用，这就叫相克。

　　像我刚才所举，只不过是五行关系中的一两个例子。那么究竟五行有什么规律？请大家看一看图1。图1外圈的箭头就表示相生，内圈的箭头就表示相克。木生火，火生土，土生金，金生水，水生木，这样就是相生。所以没有学过五行学说的人，说的是金、木、水、火、土。而学过五行的人，就不这样说，就叫木、火、土、金、水。

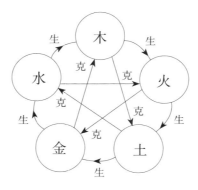

图1　五行生克规律图

　　为什么这样说？是为了学习的方便，因为背出来木、火、土、金、水，画这么个圈，按顺序一个一个挨着下去，就是相生的。我们这里写的，生克的规律叫顺序相生，就是木、火、土、金、水，这样就是顺序相生。像我刚才讲了，木是生火的，水是生木的，这都是例子。那么相克的规律是什么？这里写的，"隔一相克"，隔一个，就是相克。木就是克土，土就克水。你看，是隔一个，水就克火，火就克金，金又克木。刚才我不是举了一个例子吗？用金去砍木，木头就砍断了，这叫金克木。木克土是什么？就是树木的根能够抓住土，不让它流失，能够克制住它。土克水，古人是这样理解的：水涨起来了怎么办？筑堤坝。堤坝是什么？是土。土就把水挡住了。不是常常说，兵来将挡，水来土掩吗？土能够把水挡住，水能够灭火，火能够把金熔解，所以，这就是这五种东西互相克制。

大家在记忆的时候，只要记木、火、土、金、水就可以了。就记这五个，这样你就记住了顺序相生，隔一个就是相克。所以，如果你在考试的时候记不得了，那就像我刚才这样，木、火、土、金、水写一个圈，这就是相生，一个一个挨着下去，隔一个画个箭头，这就是相克。这就是木、火、土、金、水相生、相克的一个规律。古人很注重相生和相克。像我们做事情一样，如果没有人帮助你，事情就做不成功，五行当中也是这样的。如果没有一行去生它，这个行就发展不起来，所以需要有一个行去生，它才能够发展。但是任何东西，无限制地发展，那就不得了了。就像我们人身上，别的不用说，哪怕你身上有一个细胞，如果无限制地生长的话，那就是肿瘤，是癌，那是很不得了的事，就是灾害了。所以，没有生不行，因为没有生就不能发展；没有克也不行，没有克就没有节制了，没有节制的话，五行就不能平衡了。所以，五行当中一定要有生有克，这样才能够使这个事物能够有节制地发展变化。这样一种规律，我们就称为生克制化。

所谓生克制化，就是一行能够得到另外一行的帮助，它才能够发展，但是这种发展不能够无限制，所以要有相克才会有节制，正因为有生而且有克，事物才能够有节制地发展或变化，于是就形成整个宇宙当中的一个动态的平衡。五行学说的生克制化，就是它的一种正常的状态。正因为五行当中有生有克，事物能够有节制地发展变化，整个宇宙才不至于不平衡。那么如果这种生克制化出现了问题，就会出现病态，那就是不平衡了。

4. 五行乘侮

我们谈下一个问题。五行的生克制化是很重要的。不管是在人体上，或者是在自然界，正因为有生克制化这样一个规律，才能保持平衡。接下来，我们看看如果五行的生克制化不正常，不平衡了，那么会出现什么情况？就是下面这个情况，就是乘、侮和母子相及。下面我们就要给大家介绍一下什么叫乘，什么叫侮，什么叫母子相及。乘也好，侮也好，母子相及也好，它们都属于五行关系的一种异常状态，一种不正常的状态。

我们先介绍一下乘。乘是什么？乘，就是顺序相克，克得太过，这就是乘。它还是顺着次序克的，但是克得太厉害。比如木克土，如果木克土克得太厉害，我们就叫木乘土。土克水，如果土克水克得太厉害，就叫土乘水。水克火，如果水克火克得太厉害，这就叫乘。乘就是顺着次序克，但是克得太厉害。侮，就是反克。正常情况下，水克火，但是如果在某种不正常的情况下，反过来形成火克水，这个就是侮。反克在五行里边专门有一个名称，就叫侮。下面大家就要问我了，乘和侮有没有一定的规律？我们说，它有一定规律的。规律是什么？是很好记的。五行当中，之所以有不平衡，就是一行太旺，或者一行太衰弱。在太旺或者太衰弱的情况下，就容易出现乘或侮。我们下面举一个例子，大家看一看。仍旧看图 1。如果火特别旺，那么这个时候它的力量就大了，那么它克金就克得特别厉害，这时候我们就不叫火克金了，叫火乘金，因为它是顺序相克，克得太厉害。当火很旺的时候，水就没有力量来克火了，反而被火克。比如，平常一根蜡烛在烧，我用一杯水浇上去，它就熄了，这是水克火。但是如果说不是一根蜡烛，整个房子都烧起来了，那这个时候你用一杯水浇上去的话，不但浇不熄，反过来火还把水通通蒸发掉，这就变成火去克水了。那么这个是什么？是火侮水或是反克。就是说一行，如果它太旺的时候，就只有它去克别人，去侮克它的，还有乘它所克的。那某一行太旺的时候，只有它去克人家的份，没有人家来克它的份，它可以去乘它所克的，侮克它的。这是某一行太旺的时候。我们同样以火为例子。如果火很衰弱了，那么这个情况下，水的力量没有变，水用原来同样的力量来克火的时候，火就吃不消了，于是表现出什么现象？就好像是水在乘火，这个时候就变成水乘火。火是克金的，如果有一大炉火，你拿一块铁放上去，火就会把金属烧化。但是如果这个火只是一个蜡烛，你拿一块铁压上去的话，那一下就把火压熄掉了，这就变成金来克火了。这就是反克，就是金侮火。这是因为火的力量太小，火太弱，如果任何一行，它太弱的时候，那就只有人家来乘它，来侮它的份，而没有它能够去克人家的力量。

某一行太盛，它就去乘它所克的。像我们刚才举的例子，像这个火很旺的时候，它就去乘金。如果它很旺的时候，它就去反克克它的，就去侮克己的。如果火太旺了，它就去侮水。如果某一行不足的时候，它所克的反过来侮它，比如火太虚弱了，火不足了，那金就反过来侮它。而这个克它的，比如原来是水克火，现在火太弱了以后，就会变成水乘火，就是克自己的来乘自己了。这就是乘侮的规律。

乘和侮，都是由于某一行太盛，或者某一行不足所造成的。乘和侮都是属于不正常的相克。就是说火太旺了，它就会去乘金，去侮水。火太虚弱了，水就来乘它，金反过来就来侮他。所以，太过或者是不及，都可以导致乘和侮。乘和侮都是属于相克的不正常。

下面我们介绍一下相生的不正常。相生的不正常，我们称为母子相及。我先解释一下这个"及"字。"及"就是连累的意思。母子这两个字，是五行当中的专门名词。比如我刚才举的例子，水生木，水能够生木，那么水就是母，木就是子。就是生我的就是母，我生的就是子。母子关系就是相生的关系。相生的关系当中也会出现不正常。怎么不正常？分别叫母病及子和子病及母。我们这里举两个例子。水是生木的，水病了，就会引起木的病。比如，我们看见某一个地方，水枯掉了，这个时候会出现什么现象？木头就枯了，水没有了以后，木头也就枯了。这个说的是母病及子。那么另外一种情况，如果说是子病了，它也会反过来影响到母。比如说火病，火不正常，就会影响到木。正常情况下，这个森林里面的木头，终归会被人砍下来，或者是烧掉，这种烧掉属于正常的。但是如果山火很大的话，火太旺了，就会把木头烧得很少了，木头就会受到很大的灾害。所以，我们说母子之间，即相生的关系之间，也会互相影响，互相连累。这就是母病及子、子病及母。

最后我们复习一下乘侮和五行的生克。你们看，五行的生克关系，就是相生关系，就是外面这一圈，木生火，火生土，土生金，金生水，水生木。相克就是木克土，土克水，水克火，火克金，金克木。任何一行和另外四行都有关系，我们举土作为例子。火是生土的，那火就是土的母。土是生金的，金就是土的子。木是来克土的，它战胜不了木，那说它不能战胜木。土是克水的，它能够战胜水。所以，五行当中任何一行都与其他四行有关：一个生它，一个它生，一个被它克，一个克它。这一点大家要看到，任何一行都和另外四行都有关系。我们从这当中就可以看得出来，五行任何一行出了毛病，都会影响到另外四行。比如，土出了毛病，可以子病及母，可以母病及子，可以乘，可以侮。

现在五行学说的主要内容，我给大家介绍完了。现在我把它归纳一下。五行就是木、火、土、金、水的运动变化，或者说是木、火、土、金、水的运行变化也可以。五行学说当中主要的基本的内容有四个。第一，每一行的特性，这是很重要的。第二就是根据这些特性，我们用取象比类或推演络绎的方法，把世界上一切东西都归纳到五行当中来。第三，整个宇宙，就是由五行所组成的。第四，五行之间有在联系，正常关系就是生克制化的关系，而不正常的关系就是乘、侮和母子相及的关系。

五行学说，对中医的影响是非常大的。下面我简单地说一下在中医当中，我们有哪些地方会用着它。首先谈一谈五脏。人体一共有五个脏，那就是肝、心、脾、肺、肾。这五脏分属于五行。肝的特性就是喜欢升发，向上生、发，散发开来。这和木的特性很相似，所以肝是属木的。心的颜色是红的，而且心推动血液的运行，血液流到全身去以后，能够使人全身都温暖，而且心本身的颜色就是红的，所以心属火。脾，我刚才已经谈过了，脾能够吸收水谷的精微物质，将精微物质散布到全身去，营养全身。也就是说，脾对全身有一种生的，滋生、促进、助长的作用。所以，脾有土生万物的特性，所以脾属土。肺，颜色是白的，而且肺有呼吸作用。呼吸中很重要的一个功能，就是把清气——自然界的新鲜空气吸进来。古人特别强调吸气是很重要的，所以肺是降为主。因此，肺属金。肾和人体的水液代谢，也就是说与人体津液的产生、散布、排泄关系特别密切。所以，肾在五行当中就属水。大家就要记住：肝属木，心属火，脾属土，肺属金，肾属水。这个是应该记住的。

那么这五脏之间，就有一个生克关系。肝生心，心生脾，脾生肺，肺生肾，肾又去生肝，这是互相生的关系。如果这当中相生关系出了毛病，人就会生病。五脏间还有相克的关系。肝属木，木克土，那肝就克脾。脾，能够克水，土克水，脾就克肾。肾属水，水克火，那肾就克心。心属火，它就会克肺。肺又克肝。五行互相克制。正因为相生相克的关系，形成了五行的动态平衡。同时我们还应该看到，人体肝、心、脾、肺、肾这五个脏，任何一个脏，都和另外四个东西形成一组。怎么叫一组？比如肝，胆，还有眼睛，还有身上的筋，还有眼泪，这些是一组。就是一个脏、一个腑、一个形体、一个窍、一个分泌液，这五个形成一组。他们之间有密切的关系。肝属木以后，那么胆、筋、眼睛和眼泪都属木了。心和小肠，和脉管，还有舌头，还有身上的汗，属于一组，都属火。脾我刚才已经谈过了，脾、胃、肌肉、嘴巴，还有涎液，也就是嘴巴里面比较稀薄的口水，是属土的。还有肺，大肠，皮肤和鼻子，还有鼻涕，这些也属于一组，这一组都属金。肾，膀胱，骨头，还有耳朵、前阴、后阴以及唾沫，这一部分都是属肾的，因此这一组都属水。那么这样一来，你们看，不管身上的脏也好，腑也好，形体也好，窍也好，甚至于分泌液，都可以归在木、火、土、金、水当中，整个人体，就没有哪一个部分不能归到五行里面去。于是，古人就用木、火、土、金、水的生克制化建了一个关系，维持了人体的一种动态的平衡。

如果这些部分，在生克制化上出现了不正常，也就是说哪一个部分太盛，或者说哪一个部分太衰的话，那么都会出毛病，那就是我们所说的生病了。我这里举一个例子。比如脾虚，脾胃太虚弱以后，就没有力量生什么东西了。脾属土，土生金，对不对？那如果脾已虚的话，就不能生肺，所以脾虚了以后肺也会虚。这叫什么？就叫母病及子，临床上就叫脾肺两虚，或者叫土不生金，这种情况是常见的。还有脾胃虚了以后，还会子病及母。比如，脾的消化吸收功能差了，不能够把水谷里面的精微物质吸收进来，那么这个时候脾就不能去养心，心也就会出毛病，就会出现心血虚，那这个属什么？心属火，火生土，这就叫子病及母。所以，脾病以后，又会影响到心。以上就是母病及子，子病及母。还有，脾如果虚了的话，肝就会来克脾，来乘脾。因为正常情况下，肝是克脾的。那脾虚了以后，肝仍旧是原来那一点力量来克的话，脾就受不了了，这就属于肝来乘脾，临床上称为木乘土。还有就是，脾正常情况下是克水的，因为脾属土，土克水。但是如果脾虚了以后，就不能够克水，水倒反过来克脾了，于是这个时候就会出现水肿。所以我们说，人体当中任何一脏如果太虚弱或者太旺，都会影响到其他的脏，而出现毛病。这就是我们临床上用五行来解释脏腑的功能和脏腑之间的关系。

除此之外，我们通过五行还把人体和整个自然界联系起来。比如，自然界当中，我们刚才已经说过了，春天属木，夏天属火，长夏属土，秋天属金，冬天属水。还有东南西北中，我们也谈过了，东方属木，南方属火，西方属金，北方属水，中央属土。还有味道，就是我们的味觉，它在五行当中也是不一样的。一般说来，酸味的东西属木，为什么？因为春天果实还没有成熟，味道都是酸的，所以酸味是属木的。火的味道是苦的，那很清楚，火烧过的东西都是苦的。到了长夏这个季节，果实都成熟了，味道就是甜的。长夏在五行当中属土，所以土的味是甜的。有一种味是辛，就是辣味，辣椒的那种辣味。因为这种味道对人有一种刺激，好像有一种伤害的感觉，于是这种味道就属金。因为金有刺激、伤害的特性。咸味是属水的，为什么咸味属水？那大家一想就知道了。世界上什么地方水最多？那就是海。海里面的水最多，海水的味道就是咸的。所以这个大家要知道：酸味属木，苦味属火，甜味属土，辛辣的味道属金，咸味属水。大家知道味道以后，就和五脏又联系起来了，那就是：不同味道的东西可以进入不同的内脏。大家可以把阴阳也联系起来。如果说有热象，很热的话，那这时候该用什么味道，什么药？该用凉药，也就是说，该用寒的药来制约热，对不对？那现在我们就说，如果一个人心火很旺，那你该用什么药，哪个味道的药入心？心在五行当中属火，对不对？那么就是苦味，它是属火的，所以人吃苦味的东西就可以入心。那我们吃什么味道的药可以治疗心火旺？应该吃苦寒的，不但味道是苦，而且性质是寒，因为寒就能够清热，苦就能够入心。所以大家都知道，心火旺的时候可以吃黄连。黄连的味道是苦的，它是入心的；而性质是寒的，它能够清心火。五味入五脏，这个理论就指导了我们用药。这里面有些地方还是很有道理的。比如，辛辣这个辛味，很辣的味道，它是入肺的。为什么？因为辣的味道属金，肺也是属金的。肺和身体表面什么东西有关？和皮肤有关，肺和皮毛的关系很密切。你看，一吃了辛辣的东西，吃到胃里去，它很快就朝肺走，从肺走到皮毛，所以，吃了辛辣的东西，不管再怎么冷的天气，都会出汗。我们再举例看，如果吃甜的东西，甜是属土的，甜的东西就会入脾胃。脾胃是什么？和身体里面哪个部分关系密切？和肉。所以多吃甜的东西就容易长肉。所以，五行不但把人体里面的五脏和人的九窍、形体都联系起来，而且把人和自然界也联系起来，把自然界的味道和五脏联系起来。此外，一年四季和五脏也联系起来。比如春天最容易肝旺，因肝属木。长夏的季节，最容易生脾胃病。什么道理？长夏属土，脾胃属土，这些都是有联系的。所以，我们说五行学说，把人体联系成一个整体，同时把人和整个自然界也联系起来，通过五行的关系来进行沟通。

当然，五行对于我们的诊断或治疗也很有指导价值。在诊断上，古人把五种颜色也分属在五行。青的颜色是树木。为什么？因为春天植物的颜色都是青的。火的颜色是红的。土的颜色是黄的，为什么土的颜色是黄的？因为五行学说产生在2000年以前，那个时候我们的祖先生活在黄土高原一带，当地的土是黄颜色的，所以黄色属于土。金的颜色基本上都是白的。水的颜色是黑。如果水深了以后，它的颜色就比较暗，所以水的颜色属黑。也就是说，青色属木，红色属火，黄色属土，白的颜色属金，黑的颜色属水。颜色在诊断当中是很重要的。我们在看患者面色的时候，如果这个人的面色发红，我们就知道是有火，因为火的颜色是红的。如果这个人的脸色发暗，暗得发黑了，这时候我们就要考虑这个人是不是肾虚了。因为肾虚，肾水的颜色表现出来了，是很灰暗的暗色。还有，如果我们看见这个人脸发黄，不只是脸发黄，连眼白都黄，那大家知道，这种是黄疸。中医认为黄疸的患者是湿重。为什么是湿重？因为湿在五行当中也是属土的。一年四季当中，长夏这个季节最潮湿，长夏属土，湿也是属土的。这是根据推演络绎法来的。那么我们人的脸色、眼睛发黄，中医就认为这是湿重。所以，中医在治疗黄疸，主要是用利湿的方法。

在诊断上面，很讲究看颜色。比如青的颜色出现，就说明是肝旺，因为肝是属木的。红的颜色出现，就是火旺。黄的颜色就是湿重。黑的颜色就是肾虚。白的颜色往往是气虚的表现。为什么？白是属金的，肺是白色，是主气的，所以说人的面色发白，中医往往认为这是一种气虚的表现。这就是说在诊断上，经常要用到五行。

在治疗上面也要用到五行，用五行的方法来决定治疗的原则。

对于我们平常说的肝阳旺的患者，因为肝属于木，它的特性就是升，朝上升，那么肝一旺的话，整个人的气血就朝上升，这时候就脸红，甚至于眼睛红，头痛、头胀、头昏都会表现出来。中医认为这是肝阳朝上亢，朝上属于阳，所以叫肝阳上亢。肝阳之所以会上亢，主要是因为肝阴虚了，肝的阴虚不能制约阳，结果肝阳就亢。肝阳一亢的话，整个人就朝上升，人的气血就朝上升，就表现出我刚才说的这样一些症状。那么如果说你要补肝阴的话，怎么补？肝的母是什么？肝在五行属木，大家可以推一推，木的母就是水，所以你就应该补水，就应该补肾阴，补肾阴就可以滋补到肝阴，肝阴一旺，就制约肝阳，结果肝阳也就不旺了。这种办法就叫滋水，滋养水就能够涵木，涵养木以后肝阴就旺了，肝阴一旺以后，肝阳就平下来了。这种方法，就是用相生来进行治疗。像我刚才已经提到过的情形，比如我们看见患者有水肿的时候，水肿是水太多，水太多，我们应该扶助哪一个脏？那很清楚，水太多那应该扶助土，因为土能够克水，所以我们在治疗水肿的时候常常要健脾，要使脾旺起来。脾在五行属土，脾一旺以后，它就能够制约水，把水克制住，水肿就会消退掉。

五行学说在中医学当中是用得很多的，可以解释五脏的生理关系，解释人体内部的五脏和自然界之间的关系，可以解释人体的病理变化，可以用于诊断，也可以用于治疗。所以五行在中医学当中应用得也很广，我们刚才说的阴阳也是一样的，在中医学当中应用得也很广。

最后我想说一下，对阴阳学说和五行学说，应该怎么来评价它。阴阳和五行都不是医学，这点大家要知道，它们都属于中国的古典哲学、古代的哲学。因为我们古代的这些读书人，他们从小就受到阴阳五行的教育，他们满脑子装的都是阴阳五行。所以，他们长大以后，如果当医生的话，那么当然就要用阴阳五行这一套来认识问题、分析问题和解决问题。也就是说，认识人体的正常情况，认识人体的疾病，人为什么生病，生病以后怎么诊断，怎么治疗，他们都要用阴阳五行这套东西来进行分析。所以，我们必须要学会阴阳五行，才能懂得古代人是怎样来想问题的。但是阴阳五行这套说法对还是不对，我想大家可以自己独立思考。根据我的看法，阴阳是很有道理的。世界上不管什么事情，都可以一分为二，一分为二后的两面都有一定的属性，所以不管在什么事物当中，都可以用上阴阳学说。但是五行，我觉得它里面有好多地方不太讲得通。比如，五行学说认为整个世界是由木、火、土、金、水组成的，就是五，一定要是五。比如一年四季，春夏秋冬，四季就硬要弄成个五季。又如颜色，红、橙、黄、绿、青、蓝、紫七色太阳光谱，最基本的颜色是三个，但是五行一定要是五色，非五不可，所有东西都一定要是五。拿音乐来说，有七声音阶，但是五行就只能有五，于是中国古典音乐就是宫、商、角、徵、羽，1、2、3、5、6这五个音阶，形成五音体系，这也受五行学说很大影响。五行学说在社会上影响也很大。大家看为什么中国的皇帝一定要穿黄袍？黄色是什么？是土的颜色。土代表什么？代表中央。所以中央就属土，土就是黄色，皇帝就是中央，所以他就要穿黄颜色。别人不能穿黄颜色。哪个老百姓穿黄颜色是要杀头的。还有音乐也是这样，宫声属于皇帝，只有皇家能够奏这个音乐，别人都不能奏。

五行学说，在社会上、在自然科学里面都用得很多，但是在有些地方不是很讲得通。比如我们医学上说火生土，那应该是心生脾，但是现在我们治疗当中，脾虚的时候，没有人是用补心的方法来治疗脾虚的。现在没有这个办法，一般都是用补肾的方法来治疗脾虚，不讲心生脾。所以，大家以后对阴阳和五行，要掌握它的目的，知道是为了什么，作为能够看懂中医书、懂得中医学，进入中医学大门的一把钥匙，不是说一定要叫大家相信阴阳五行理论是绝对正确的。我用今天这些时间，把阴阳五行给大家做一个介绍，就讲到这里。

第二讲　气

内容提要

　　气，是中医理论当中非常重要的基础概念，同时也是许多其他关键概念、理论的基础。本讲从气的概念、气的生成、气的分类以及气的作用，讲述了气对人体健康的重要性。

一、气的概念

　　各位同学，今天给大家介绍气，中医里面用到气的地方很多，比如说每一个脏腑都有脏腑的气，有肺气、有心气、有肝气。在我们日常生活当中，人们谈话里也经常提到气。比如，某个人生病以后，就说"这场病使我大伤元气"。我们用人参，都说吃了人参以后可以大补元气。还有，有些人说话声音不够响，或者唱歌的时候，声音不响，他就会说"我中气不足"。这都是谈到气。那么中医里面讲的气究竟是什么？它有什么作用，有多少种气？对于我们学习中医来说，首先要把这些问题搞清楚，因为这些问题不搞清楚，中医的其他的一些理论就很难说清了。现在我们在讲气的时候，准备给大家介绍四个内容。第一是气的概念。通过气的概念的介绍，要说清楚什么是气，究竟中医里面讲的气是指的什么东西。第二就是介绍人体当中的气是怎么产生的。第三要介绍人体里面有几种气。第四是各种气究竟有些什么功能。我们准备分成这样四个部分，把气的问题给大家做一个介绍。我们首先介绍气的概念，请大家看。

　　所谓气，是一种极细微的，就是很细很细，而且是分散的一种物质。大家知道，如果很细，但是它集中在一起，那我们就看得见。但是因为很细，而且还分散，所以我们就看不见气。所以，古人就称它为无形，无形是指气，它是看不见的。

另外，气的活动性很强，它的活动能力很强，而且是在不断地活动的一种物质。所以，古人就把它概括为两个方面。一个是无形，因为它很细微，而且又分散，所以是无形的。另外就是，气活动能力很强，是不断活动的这样一种物质。所以，气是极细微的、分散的、活动性很强，而且不断活动的物质。如果你要记得比较简单的话，那就是四个字："无形而动。"这样一种物质，就是气。下面我们为了帮助大家理解，需要谈一下这个气，古人究竟是怎么看它的。

那么，同学们听了刚才我所说的，气是无形而动的，马上就会想到，空气里面这些气是不是古人讲的气？对的，中医就认为空气是气，而且空气也有区分。比如很新鲜的这种气，就叫清气；从我们肺里面呼出来的这些气，就称它为浊气，因为这些气我们已经用过了，对我们来说，已经没有多少用处了。

大家看古代，气这个字是怎么写的？

就是这么斜的三画，这是几条气，最古老的中国字里面的气，就是这样写的。它的意思是什么？就是我们早上出来，看见河的水面上有水汽，这样飘上去。那么看见这个东西，就把它叫气。所以我们可以理解，古人最初看到的气，就是指空气或者水蒸气。

还有，炼丹使中医对气有一定的看法，有一定的认识。大家都知道，道士要炼丹，实际上我们中医倒是一直要炼丹的。外科医生给患者的外敷药里，常常都有丹。所谓丹，实际上就是一种红颜色的粉末。怎么炼法？就是在一个大锅里面放入水银，然后用同等大小的锅盖盖在上面，周围用泥土封起来，下面用火烧，要烧上一昼夜。烧好之后，就把锅埋在土里面，埋七天七夜，然后把它挖出来，把锅打开。这时候发现锅里面没有水银了，锅里是什么？整个锅的内壁上都覆盖了一层红颜色的粉末，这就是丹。那么丹是怎么形成的？首先火一烧，水银变气，气就跑上去了，跑到锅的上面，然后就变成了丹，所以，气是一种东西，这种东西聚集的时候，我们就看得见，如水银或者丹，而这个气在分散的时候就看不见。所以古人认为水银可以变成气，变成看不见的气，气又可以变成看得见的丹。也就是说有形能够变无形，无形又能够变有形。这就是古人在炼丹中，认识到气和有形的东西的互相转变。

那么同学们就要问，是不是气就是指气体？如果从中医学上来理解的话，不只是气体。中医把气体是叫气，但是有时候讲的气，不完全是指气体。比如，一杯开水放在这里，我舀一勺砂糖倒在里边，把它搅搅，一看，砂糖没有了，只看见一杯水。那么糖到哪去了？按照中医对气的认识，认为糖变成了气。为什么？因为糖分散了，变得很细微，不断地在水中活动。所以这个时候我们就可以把糖看成是变成了气。所以，气可以存在于液体当中。

还有一种情况，大家还要进一步认识。古人看见我们吃进去的是饭、菜、肉，拉出来的是粪便，但拉出来的粪便显然比我们吃进去的东西少得多。那么这些东西到哪去了？这个时候古人就发现，我们人就是靠吃了饭以后，才能够从小孩逐渐长大，饭菜等各种各样的食品都变成了我们身上的肉。那么饭菜怎么会变成肉？古人就把人的肠子和胃整个拿来看了一下，肠子和胃都是封闭的，上面没有洞。那么这些东西怎么会跑出去？于是他就理解了。古人把饮品、食物都称为水谷。水就是喝的水，谷就是谷物的谷，米就是谷子做的。我们东方人都是以谷类食物为主食，人当然要喝水，所以，我们就把饮食统称为水谷。以后大家要习惯，我后面提到水谷，就是讲饮食。这些水谷吃到肠胃里以后，经过消化就分成两部分。一部分是没有用的糟粕，糟粕就通过小肠到大肠，然后从肛门里拉出去了。还有一部分是精微物质，就是对我们很有用的东西。这些东西在肠胃里被分解成为极细微的，而且是分散的，活动性很强、不断活动的这样一种物质。这种物质就是气。因为气很细微，而且分散，它就能够透过肠壁，透过肠壁进入人的血管里去，变成血液；或者在血管外面，仍旧以气的状态存在，这样就能够跑到全身，到全身以后，再从无形的东西变成有形的组织结构，变成人身上的肉，或者骨头，或者筋，等等。因为气是食物的精微物质，所以我们称它为水谷精气。这个气透过肠壁，然后再透过血管壁变成有形的血，血液流到全身，然后血液里面的气再跑出来，跑到脉管的外面来，又变成气，无形的气到了组织里面，再形成有形的组织结构。所以有形的饮食变成无形的水谷精气，无形的水谷精气又变成有形的血液，有形的血液又变成无形的气，然后又转化成有形的组织结构。那么这一系列的变化，中医叫什么？因为它是气的变化，所以中医称其为气化。人进行新陈代谢，实际上就是古代人所说的气化。古人对气化的这一套设想，从我们今天的科学研究看，从现在研究到的生命科学当中的新陈代谢的过程看，基本上是正确的。

所以从这些例子上我们可以看得出，我们中医所说的气包括气体，空气当然是气；在液体当中存在的分散的、很细微的活动的物质，我们也认为是气；甚至在固体当中存在的分散的、细微的、活动性很强的物质，中医也叫气。只要它是分散的、细微的、活动性很强的，而且不断活动的东西，中医都把它看成是气。只要是无形而动就可以叫气。大家应该有这样一个概念，就是气散开来就看不见，是很细微的。如果这些东西集中起来，变成有形的东西，我们看得见，这时候就不叫气了，我们就称为形，就是有形状的形。所以古人说气聚拢就成了有形的东西，而气分散开，就回到了气的原来面目。所以气可以变形，形又可以变气。实际上形就是气，气就是形，只不过它是处于不同的状态而已。在整个宇宙当中，气是一个很重要的组成成分。大家可以看到，地是有形的，天是无形的，实际上整个地上都充满了气。

还有，人体里面除了有形的成分之外，里面有很多都是无形的，也就是细微、分散而且活动得很厉害的这些物质。如果人体里面没有气的话，全部都是不动的那种物质，那么人就死了，就不能进行生命活动了。所以我们说，气是维持人的生命活动的一种非常重要的物质。我们说得更简单一点的话，那就是活人和死人的区别了，就是一个有气，一个没气。所以我们说，气在宇宙当中，在人体上应该是有这样的一种作用。你们看看，气是构成世界的基本物质。我刚才讲过了，这个世界上的物质不外乎就是两种，一种是有形的，一种是无形的。有形的那就是叫形，无形的就是气。所以，气是构成整个世界的基本物质，而且也是构成人体的基本物质。人体当中有些东西是有形的，有些是无形的。气同时也是维持人体生命活动的基本物质。人体如果没有气的话，那就完全不动了，新陈代谢也没有了，那就是死人了。所以，我们说气是维持人体生命活动的基本物质。

对气这个概念来说，大家应该有这样一个看法，气是一种物质，这种物质是很细微的、分散的，也就是无形的，而且它的活动性很强。不断活动的这种物质，是构成世界的一种基本物质，也是构成我们人体的一种基本物质，是维持人体生命活动所不可缺少的。这就是气的概念。

二、气的生成

接下来我们谈一谈人体的气是怎么生成的。人体里面这些活动着的气是怎么形成的？人体的气有三个来源。我们从最早讲起。人还没有生出来的时候，在母亲的肚子里，这时候他就从父亲和母亲那里得到了一种气。这种气对胎儿来说非常重要。我们称它为精气。这个精气是在人生出来之前就有的。所以这种先天精气是从父亲、母亲那里得来的。

人一生出来之后，第一个接触到的就是另外一种气。一呼吸，肺扩张了，那马上就吸进了自然界的清气。自然界的清气是靠肺吸进来的。小孩出生以后，半天或者一天就开始吃东西，吃母亲的奶，然后大一点可以吃稀饭，然后就可以吃正餐了，通过脾胃吸收水谷精气。那么先天精气、清气和水谷精气这三种气，进入人体以后，必须要靠三个内脏的作用。

第一个是肾，因为先天精气藏在肾里面，它从肾当中慢慢地散发出来，作用于全身。第二就是肺，清气是由肺吸进来的。第三是脾胃，水谷精气是由脾胃吸收进来的。这三种气，散布到全身的各个脏腑，就形成了全身的气。请大家看一看。人体气的生成是三个来源。第一，先天精气。刚才我说了，是从父亲、母亲那里得来的。出生以后，先天精气就藏在肾当中，它受到后天的，就是出生以后的清气、水谷精气的滋养。但是因为这个气是先天就已经有的，所以我们把它叫先天精气。但是我们要说清，名为先天精气，并不是说其中的成分全部是先天的。因为刚出生的时候，先天精气只有很少一点点，以后要靠后天吃进去的水谷和自然界的清气去滋养，先天精气才会越来越多。第二部分就是从自然界里吸进来的清气，就是平常我们所说的吸进来的新鲜空气，这是由肺吸进来的。第三就是我们吃进来的水谷精气。这三种气是人体气的三个来源

先天精气、自然界的清气和水谷精气，要经过肺、脾、肾三个脏腑。肺洗净清气，脾吸收水谷精气，肾藏先天精气。所以我们说经过肺、脾、肾，人体的气就分布到全身各处去发挥作用了。所以，大家在理解人体气的生成的时候，首先要理解气的三个来源。

这三种气，清气从肺里面吸进去，先天精气在两个肾，由肾散发到全身，还有

我们吃进去的水谷形成的水谷精气，从脾胃散到全身，全身的每个地方基本上都要接受这三种气。每一个部分接受这三种气之后，就自己进行新陈代谢，于是就产生了各个脏腑、各条经络、各个器官自己的气。

清气、水谷精气和先天精气，这三个当中，哪一个最重要？对这个问题，中医历代以来都有争论。在金元时期，那时候有一个叫李东垣的医家，他就特别强调水谷精气的重要性。明代后期，张介宾、赵献可这些人，他们特别强调肾中精气的作用，认为如果没有肾中精气的话，那整个人体就没有生命的根本，所以把肾中精气认为是最重要的气。在明末的时候，像孙一奎，他认为如果人不吃饭的话，七天就死了，但是如果一个人不呼吸的话，不是说几天的问题，很快就死掉了。那你说脾胃的气重要，还是清气重要？所以我的意见是，肾中精气、水谷精气和清气，这三者缺一不可，这三个都是非常重要的。也就是说，这三个脏对于人体气的形成，都是不可缺少的，缺少任何一种气都不能形成人体的气。所以大家在认识人体气的生成的时候，记住先天精气、水谷精气、清气这三个来源，要记住脾、肺、肾三个脏的作用是很重要的。气的生成我们就介绍到这里。

三、气的分类

接下来我们给大家介绍一下人体当中究竟有多少种气，这些气究竟有些什么作用。

1. 营气

我们首先给大家介绍的第一个气就是营气。请大家看看，营气为什么叫营气？有两个原因。一个是，营字有运行的意思，也就是说，营气是在人身上不停流动的，所以它叫营气。还有一个意思，就是营养。这种气在全身主要是发挥营养作用，所以我们把它称为营气。

那么营气是从哪来的？它是由脾胃吸收水谷的细微物质而来的，也就是说脾胃把水谷的精微吸收了，就形成了营气。但是营气运行在脉管当中，运行在脉管里面，而不是在脉管的外面。因此，也就是说，它是水谷精气。但是这部分水谷精气是运行在脉管里面的水谷精气。所以，营气是在脉管里面走的水谷精气，通过脉管里面血的流动，散布到全身去。

营气的功能主要是两个。一个是化生血液。一个是营养作用。营气本身是血液的一个成分。血液由两部分组成的，一部分是营气，还有一部分是津液。营气和津液这两部分共同构成了血液。血液流到全身各个地方去之后，营气就从血液里面跑出来，到全身的组织当中去发挥营养作用。

我们吃进去的水谷，被肠胃分解成两部分，一部分是精微物质，一部分是糟粕，糟粕被拉掉，精微就变成气，这个气透过肠壁，进入人体。这个气跑到脉管里面去，就变成了血液。这部分跑到脉管里面去变成血液的水谷精气，就是营气。营气跟着血管里的血液流到全身，然后再从血液里面出来，到组织里面发挥营养作用。那么同学们就要理解这么一个情况，如果说一个人身体里面的营气不够了，这时候我们就叫营气虚。那么营气虚有什么表现？刚才我们大家看了营气的作用以后，我想是很容易理解的。因为营气就是化生血液，然后去营养全身。如果营气虚的话，化生的血液肯定就少，所以说营气虚的时候，势必就会产生血虚。那这时候患者没有血色，嘴唇比较淡，把眼皮翻开来，里面的颜色也比较淡，指甲也比较淡。这是什么原因？就是因为血比较少。血少了以后，血液里面的营气就少，营气营养的组织也少。所以，这时候人没有力气，而且稍微动一动，或者看书，这种活动时间长一点，就会出现头晕，这就是因为头脑里边的血液不够。所以说，营虚的患者势必就会血虚，表现出一系列血虚的症状。血虚的症状我们可以归结成两点：一点是面色淡白，舌头、嘴唇、指甲都很淡；另外就是没有力气，全身没有力气。因为营养全身的气少了，当然全身就没有力气。淡白，再加上没有力气，这就是血虚。血虚的原因就是因为营气虚。因为营气是血液的一个很重要的组成成分。关于营气的问题，我们就介绍到这里。

2. 卫气

大家一看见卫气这两个字，就可以理解，为什么叫卫气？因为它能够保卫人体，使外面的致病因素不能够侵犯人体。我们这里说的叫抵抗外邪。这个"邪"字就是指致病因素。能够抵抗外面来的各种各样的致病因素，能够保卫人体，所以我们叫它卫气，就是这个原因。卫气也是水谷精气。它也是从水谷的精微当中吸收进来的有用成分。但是它和营气有什么区别？区别就在于，它运行于脉外，运行在脉管的外面。所以后来有不少的中医学者认为，营气就是卫气，卫气就是营气，只不过这两个气走的地方不同，营气是在脉管里面走，卫气是在脉管外面走。这就是卫气的来源。

卫气的功能有三个。第一是抵抗外邪。它的名字叫卫气，就是保卫人体，使外面的致病因素不能够侵犯人体，所以还有抵抗外来的致病因素的作用。第二个作用就是温养人体。大家要理解"温养"这两个字。"温"就是温暖，气能够使人体温暖。气怎么能够使人体温暖？气被消耗，消耗了以后就产生热，这个热能够使人体温暖。这就像我们烧煤气、天然气一样，把气烧了以后，它就产生热，这个热就能够使人感觉比较暖和。另外大家要理解，卫气是水谷精气，所以也有营养作用，它对全身既有温暖作用，又有营养作用。所以，我们说卫气能够温养全身，这是第二个作用。第三个作用，卫气能够管汗孔的开合。那么它主要是管开，还是管合？主要是管合。卫气能够固摄汗，使汗不至于无缘无故地跑出去。所以，它能够管住汗孔，使汗孔不至于一直开着，使大量的津液漏出去。所以，卫气能够管汗孔的开合，这样就能够调节人的出汗情况。

大家刚才学习了营气和卫气，就应该理解：营气就是走在脉管里面的水谷精气，卫气就是在脉管外面走的水谷精气。实际上两者是一样的，只不过一个是在脉管里面走，一个是在脉管外面走。

对于卫气的作用，大家看了这三条以后，可以把它和患者联系起来。第一条是温养全身，第二条是能够抵抗外邪，第三条是能够调节人体的出汗。那么，如果说这个人卫气虚了，会表现出什么症状？我们就结合这三条来谈。第一，因为温养人体的功能减退，所以这个人就比一般人都怕冷，而且你去摸他的手脚，都比较冷。第二，这个人很容易出汗。因为卫气不能够控制汗液的分泌，所以很容易出汗。别人稍微动一动不出汗，他一动浑身都是大汗。第三，卫气有抵抗外邪的作用。卫气虚了以后，不能很好地抵抗外邪，这种人很容易受外邪的侵犯，那么就容易三天两头感冒。这种患者，小孩和老年人比较多。来看病的时候，他常常会告诉你："我家小孩经常感冒，一个月要到医院里看上一两次，有的时候甚至要看两三次。"这样的小孩还很容易出汗。别的小孩动一动还没出汗，他已经出汗了，尤其是晚上刚刚上床的时候，就是一身汗，后半夜倒不大出汗了。而且，这种小孩比较怕冷，摸上去经常手脚都是冷的。那我们就要联想到卫气的三个作用：一个是抵抗外邪，一个是控制汗，一个是温养人体。所以说，卫气虚的时候，就表现为人的抵抗力差，容易出汗，而且比较冷。所以，大家首先要认识到卫气是水谷精气跑在脉管外面的那个部分。第二，要认识到它有这样三个作用，对人体是很重要的。

3. 宗气

下面我们介绍第三种气——宗气。为什么叫"宗"？这个"宗"，本身就有高的意思，比较高。宗气积于胸中，积在胸口。胸口里面有肺，有心，是整个躯干里面最高的部位。就因为它的位置在胸中，所以古人就称它为宗气，因为它的位置相对来说比较高。

宗气由两个部分组成的，一个是自然界的清气，还有一个是精气。也就是说，从肺里面吸收进来的自然界清气，从脾胃里面吸收的水谷精气，两者结合以后形成宗气。形成了以后，宗气就聚集在胸中，在胸口里面。胸中是指整个胸腔，里面就包括心和肺。因为聚集在胸中，它就有两个功能。你们大家看，胸中是不是有两个脏，一个是心，一个是肺。所以，宗气会跑到心脏里面，跑到脉里面去推动气血的流动。我们说得更清楚一点，就是宗气跑到心脏，跑到脉管里面去推动血的运行。这里讲的气，就是指营气，营气实际上就是血的一个成分。所以我们说，宗气进入心，跑到脉里面去，能够推动血的流动，这是宗气的第一个作用。

第二个作用就是走息道以行呼吸。"息道"这两个字就是指呼吸道，包括肺，包括气管，包括喉、咽、鼻。所以宗气走到呼吸道里面去，推动人进行呼吸。所以我们说宗气，它是自然界的清气和水谷精气两者结合成的，结合好之后，积于胸中；它有两条出路，一条出路是走心脉，一条出路是走息道；它的功能，一个是推动血的运行，一个是进行呼吸。这就是宗气的一个简单的情况。

大家结合我们刚才所谈的宗气，应该看到宗气的这样几个特点。第一个，它不同于我们前面讲的营气和卫气，它是两个成分组成的，一个是肺里吸进去的，一个是脾胃吸收的。所以，当肺的功能不好的时候，就会使宗气的产生出现障碍；如果消化功能不好，也可以使宗气比较少。这一点大家要清楚。如果一个人的呼吸功能减退的话，会影响到宗气的形成；消化功能减退，也会影响到宗气的形成。这是一个方面。

另一个方面，大家应该看到宗气的两个功能对人来说是很要紧的功能。宗气跑到心脏，跑到脉里面去，推动血管当中血液的流行。如果宗气虚了，推动血运行的力量就不够，结果常常就会出现瘀血，也就是说血的运行比较缓慢。当瘀血出现的时候，人就会出现嘴唇青紫、面色发青。

宗气和肺关系比较密切。宗气的生成不但要靠肺吸进来的清气，同时宗气自己也跑到肺里，跑到气管里面去推动肺的呼吸。宗气一虚，肺的功能就减退，整个呼吸功能就减退。所以，宗气虚的患者常常上气不接下气，有气短的表现。我们中医所讲的声低气短，就是宗气虚的一种表现。有些人讲话声音不响，或者唱歌声音拉不长，这是宗气不足，是积于胸中的宗气不足，因为宗气和呼吸有关系，那当然和语言有关系。这就是我给大家介绍的宗气。

4. 元气

接下来我们介绍第四种气，叫元气。请你们看，"元气"这个"元"字是什么意思？就是第一。一年当中的第一天就叫元旦。那么，元气就是人体的第一个气，或者最根本的气。为什么它叫第一个气？因为在人还没有生出来的时候，这个气就已经有了。因为人还没有生出来，还没有吃东西，所以不可能产生营气和卫气，只可能产生什么？产生元气。宗气也不可能产生，因为还没有呼吸。所以，元气是第一个气。

元气是由肾精化生出来的。这里我们就要说明一下，肾精是哪来的？是从父亲、母亲那里得来的，我们叫它先天之精。但是肾精里面的成分不全是先天的成分，因为刚生出来的时候，肾里面的肾精很少，需要水谷精气去营养它，使它慢慢多起来。此外，五脏六腑接受了先天精气、清气、水谷精气，自己会通过代谢产生一些精，这个精也会汇总到肾里面。所以，肾里面藏的精有先天的成分，也有后天的成分。但是因为肾里面的精在先天的时候就已经有了，所以我们叫肾里面的精为先天之精，是这个原因，并不是肾精里面所有成分都是先天的。元气就是由肾中精气，肾里面的精所化生出来的气。肾里面的精化生出来的气，怎么到全身去？它是经过三焦散布到全身去的。

那么现在问题就来了，什么叫三焦？这个我倒要专门解释一下。实际上，古人不叫三焦，最早的时候叫"膲"。"膲"字，和今天我们写的"焦"字不一样，它还多一个肉字旁。这个"膲"的意思就是空隙。比如五个手指当中有空隙，空隙就叫焦。大家想一想，人体当中，心在这里，肺在两边，心和肺之间是不是有空隙？实际上我们每一个组织，每一个脏腑，比如肺，不是整个一块，它里面也是由一块一块的小的组织构成的，组织和组织之间也有空隙，或者我们用今天的话来说，细胞和细胞之间也有空隙。人身体里有很多很多空隙。比如心和肺之间、左肺和右肺之间、脾和胃之间、肠子之间都有空隙，脏腑里的组织之间，也有空隙，更细的空隙，这些都是焦。那么我们会把所有的空隙全部沟通起来，就像一个城市当中，有大的、小的马路，有更小的弄堂，这个都是空隙，你再跑到每一家人家去以后，房子里还有走廊。这些大空隙、中空隙、小空隙，就是大的道路、中道路、小的道路，把它全部沟通起来，就在人体上形成了一个很复杂，而且很庞大的通道，这个通道就叫焦。

那问题又来了。如果一个患者来问我。他说：吴医生，我的毛病长在哪里？我告诉他：你的毛病在焦里面。那就不得了了。这个焦，从头到脚，到处都是，那他岂不是就理解为，毛病到处都有了？为了要定位，我们就把焦分成三部分：在横膈以上就叫上焦；横膈到肚脐，就叫中焦；肚脐下面就叫下焦。三焦就像我们把城市划成各个区一样。所以实际上三焦是通道，它是一个道路。这里我们要看，随便哪一个腑，实际上它都是一个道路。你们看胃，是不是我们吃进去的水谷到胃里面停留一下，就跑到肠子里去了？因此，胃本身就是一个道路，小肠也是道路，大肠也是道路。三焦也是一样的，它也是一个道路。

那么三焦这个道路里面走得是什么东西？它走的是津液，还有元气。这两种东西都在三焦里面流动。所以，大家就把三焦理解成全身所有的空隙贯通起来，形成的一个复杂而且庞大的通道。元气就是在这个通道里面走的，津液也是在这个通道里面流动的。既然元气通过三焦流动，那么它很快就可以到达全身的所有部位。我们可以这样想象，人两个肾里面有精。精就像男子性交的时候排出来的那个样子，也就是说，一种很稠的液体。这个精可以化成气，就像水变成水蒸气一样，这就是肾气，也叫元气。元气从肾里跑出来，就通过三焦这样一个很大的复杂的道路，跑到全身所有的地方去。那么到全身所有的地方去，发挥什么作用？下面请大家看。

元气有两个功能。一个功能是促进生长、发育、生殖。所以，我们如果碰见有些小孩，生长发育很慢，这个时候我们应该补什么？那应该补肾。为什么？因为补肾以后，肾精就充盈，元气就多，元气一多，就能够促进生长发育。所以，人的生长发育和肾的关系很大。还有，元气能够促进生殖，也就是说能够促进小孩的生殖器官很快地发育好，能够维持大人的生殖功能。所以，如果我们发现男性或者女性，生殖功能比较低下，性功能减退的时候，这时候也该补肾。因为肾能够产生元气，元气能够促进生殖，这就是元气的第一个作用，促进生长、发育和生殖。元气的第二个作用就是促进全身的生理活动，就是五脏六腑，还有皮肤、脉、肉、筋、骨，还有五官，所有的生理活动都是要靠元气来促进的。

下面我们把元气综合起来再谈一下。刚才大家都知道了，元气就是两个肾里面所藏的肾精，气化以后变成的气。元气通过三焦跑到全身去，起两个促进作用，或者称推动作用。它能够促进人的生长、发育、生殖，还有，它能够促进人体全身所有的生理功能。说得具体一点，脾胃能够进行消化吸收，要靠元气的促进，人的精神活动也要靠元气的促进，人的呼吸也要靠元气的促进。总的来说，人体整个的生命活动都要靠元气的促进。也就是说，元气旺盛，人的整个生命活动都旺盛；元气衰退，人的整个生命活动都衰退；元气没有了，人的生命活动就结束了。所以，我们可以把元气看成人体整个生命活动的原动力。

所以刚才我提到的元气就是人身体的根本之气，道理也就在这里。因为这根本之气就是维持整个生命活动所必需的，它对全身起着推动作用，对整个生命活动起着推动作用。

5. 脏腑和经络之气

下面我们介绍第五种气，那就是脏腑和经络之气。实际上我们这里写的脏腑和经络之气，包括全身各个部位，包括脏，包括腑，包括经络，包括皮肤、脉肉、筋骨等，这些地方产生的各个部位的气。这个气是怎么形成的？人体各部，接受了先天的精气，接受了清气，接受了水谷精气以后，经过新陈代谢就产生了各个部位的气。各个部位的气，推动了各个部位的生理功能活动。也就是说，这种气还是三个来源。脏腑接受了这三个成分之后，经过新陈代谢产生了这个地方的气，这个气就推动了这个部位的生理活动。下面我们具体分析一下。

首先大家想一想，人体的每一个部位，接受到的水谷精气、清气和先天精气的比例是不是一样的？大家想想看。这个比例当然不一样。为什么不一样？我们可以从两个角度来谈。其一，比如说肺，主要是呼吸清气。肾，里面主要产生先天精气。脾胃，主要化生水谷精气。显然，这三个部位得到的不同。比如肺，清气最多，肾里面先天精气最多，脾胃水谷精气最多。这三种气在不同的部位分布是不一样的。这点大家首先要清楚。那么，进入每一个脏的水谷精气的种类也不一样。我们在讲五行的时候曾经谈到过。人吃的东西有五味，酸的、苦的、甜的、辛辣的、咸的这五种味。这五味对五脏有不同的亲和力。比如酸味，首先就到肝。甜味的东西入脾，跑到脾里最多。苦味的东西到心的最多，辛辣的味道到肺最多，而咸的到肾最多。所以，不同的脏接受的水谷精气的成分是不一样的。这样大家就可以看到，不同的脏接受的清气、水谷精气和先天精气的比例不一样。

这里顺便提一下，中医有这么一个说法——以脏补脏。比如这个人肾有毛病，肾虚，就给他吃腰子；肝虚就吃肝；脾虚就吃脾；肺虚就吃肺。这有没有道理？现在看，有一定的道理。按照中医的说法，就是什么脏吃进去了以后，里面的成分主要就跑到那一个脏里去。从现在的营养学上来看，应该说也有一定的道理。这个道理我就不打算详细说了。你吃哪一个脏，对应治疗哪一个脏，因为，里面的结构是类似的。如果用现在的话来说，是氨基酸很类似。人体分解这个脏，氨基酸跑到身体里面去以后，容易组成人体里面这个脏的成分。那么中医来说，吃进去的脏容易跑到相应的脏里去，所以它具有补那个脏的作用。

人体的不同脏腑接受的水谷精气成分是有选择性的，而且接受的先天精气和清气的比例都不一样。那不同的脏腑，不同的经络，里面所含的气的成分不一样。气凝聚起来就形成了这个脏的结构。气的成分既然不一样，形成的结构也不一样。这个气被消耗，消耗以后变成废物，同时它产生一种力量，这种力量可以推动脏腑功能。不同的气的这种功能当然也不一样。所以我们要理解，不同脏腑的气是不一样的。既然气不一样，它凝聚起来形成的各个脏腑也就不一样，它进行的这种功能活动也就不一样。这样我们就可以理解，不同脏腑为什么具有不同功能，因为它的物质基础不同。我们还认识到每一个脏腑的功能，它的特点和它的气有关。至于每个脏腑的功能特点究竟是什么，我们在下一次讲藏象学说的时候具体谈。

最后，我把今天讲的气给大家概括一下。今天我一共给大家介绍了三部分内容。第一，什么叫气。气就是一种很细微的、分散的，因为细微分散，就无形了，而且它活动能力很强，是不断活动的这样一种物质。它是构成宇宙的主要成分，也是构成人体的主要成分，也是维持人体生命活动的主要成分。第二，我今天给大家谈了气的生成，气的生成有三个来源，先天精气、清气、水谷精气，这三部分在脾、肺、肾的作用下被接收进来，散布到全身，发挥不同的作用。第三，我给大家谈了人体里面气的分类。全身性的四个气——营气、卫气、宗气、元气，而局部，每个部位都有每个部位的气，这就是关于气的分类。大家在记气的分类的时候，一个要记它的主要成分，还要记它的功能。

四、气的作用

我们前面讲了这么多气的功能。我们把它概括一下，人身体里面的气究竟有几个作用。我们可以说人身体的气有六个作用，你们看看。

第一个，它有推动作用。宗气可以推动血液在脉管里面运行，这就是推动作用。还有元气，能够推动或者促进，也可以推动五脏六腑全身所有的生命活动，推动人的生长发育生殖。所以，我们说气的第一个作用叫推动，或者是促进功能。第二，它有温暖作用。像卫气，它被消耗以后产生热，就能够使人温暖。第三，它有防卫作用。像卫气能够抵抗外来的致病因素，就是防卫作用。第四，它有固摄作用。气可以把汗固摄在身体里面，不使汗随便流出去。当然，不只是汗，人体的血液之所以在脉管里面运行，而不跑到脉管外面去，也要靠气的固摄作用。固摄作用主要是靠脾脏的气起作用，这是第四个。第五个就是营养作用。刚才大家都看到了，营气和卫气都有营养作用。第六就是气化作用。我们一开始就给大家谈了，人身体里面有形的水谷会变成无形的水谷精气，无形的水谷精气会变成血，有形的血液，有形的血液会变成无形的气，无形的气又会变成人体里面有形的结构，这样的一个变化是怎么产生的？都是在气的作用下产生，也就是说，在气的作用下，人体里面的各种物质可以互相转化，可以进行一系列的变化。这个古人就叫气化。气化是在气的推动下，气的作用下产生的。所以，气的六个作用是：推动、温煦、防卫、固摄、营养和气化。

当然不是说每一种气都有六个作用，是我们概括起来的所有的气有这样六个作用。至于每一个脏腑之气，在这个脏腑当中使这个脏腑能够发挥哪一些功能，这个我们在下一次讲藏象学说的时候具体介绍。关于气的介绍谈到这里就结束了。

第三讲　藏象学说

内容提要

　　藏象是中医理论用于描述、解释人体脏腑、组织、器官功能的重要理论。本讲以藏象学说概述为起点，介绍藏象的内涵，其与脏腑的关系，分述心、脾、肺、肝、肾五脏以及胃、大肠、小肠、胆、膀胱、三焦六腑的生理特性、功能作用、脏腑之间的关系和对于人体正常生理的配合作用，同时阐明如何通过外在的象来判断内在脏腑的生理病理情况。

　　各位同学，今天开始给大家介绍藏象学说。藏象学说在中医学当中占有很重要的地位。它的内容主要是介绍人体当中各个组织器官，其中主要是指五脏六腑的功能和病理变化。因为现在我们中医治病，治这种内科杂病特别多，而这些病的治疗的一些理论问题，很多都是建立在藏象学说上面的。

一、藏象概述

　　具体给大家介绍每一个脏的内容之前，我想先给大家介绍一下，有关藏象学说的总的几个概念。

　　首先，我们看看什么是藏象。所谓藏象就是指藏于体内的内脏表现于外的生理功能和病理现象。大家看藏象这两个字，如果分开来说的话，所谓"藏"就是指藏于体内的内脏。这里面包括肝、心、脾、肺、肾，还有胃、大肠、小肠、三焦、膀胱等。这就是藏于体内的内脏。那么这个"象"就是指表现在外面的生理功能和病理现象。那么藏、象两个字连在一起看，指什么？就是指藏于体内的内脏，表现在外面的生理功能和病理现象。比如说肺，肺是什么？肺是脏，因为它是藏在身体里面的内脏。呼吸是一个现象，是我们外面看得出来的。患者把气呼出来，把气吸进去。这是一种现象。这个现象是肺的藏象。也就是说，肺正常的时候能够进行正常的呼吸。因此，呼吸就是肺的生理功能。有时候生病会出现咳嗽，出现气喘，这也是肺的问题。肺有毛病就会出现咳嗽，出现气喘。大家试想一下，如果说没有肺的话，也就是没有脏的话，那就不可能出现生理功能，也不可能出现病理现象。因为没有肺就不会有呼吸，没有肺就不会有咳嗽和气喘。

所以我们说，有了脏才会有象，脏在身体里面，我们看不见的，只有通过表现在外面的生理功能和病理现象，才能够观察脏是不是正常。所以，中医的藏象学说，就是通过对人生理功能和病理现象的观察来看脏的情况是不是正常。一个是脏，一个是象，两个要对得准确，这就是我们谈的藏象。在中医学当中，因为藏象也是为了诊断和治疗疾病的，所以特别强调要观察象，观察这些象，来推断人体里面的脏处于一个什么状态。这就是我们要介绍的第一个问题，什么是藏象。

二、中医内脏分类法

接下来，我们要介绍第二个问题，就是中医对内脏的分类法。中医把内脏一共分成三类：一类叫脏，一类叫腑，还有一类叫奇恒之腑。这个分类方法是中医所独有的。比如西医学，它就不分什么脏腑、奇恒之腑，不这样分。

1. 脏

下面我们一个一个介绍，先介绍脏。脏就是化生或贮藏精气的内脏。有些脏是化生精气的，有些脏表现为贮藏精气。精气，实际上包括精、气、血和津液。比如肝是藏血的，肾是藏精的，而脾是化生水谷精气的。所以我们说，所谓脏就是化生或贮藏精、气、血、津液的内脏。脏一共包括五个，那就是肝、心、脾、肺、肾，所以平常我们称为五脏。因为脏化生和贮藏精气，所以人体要把精气贮藏在脏里面，所以它就是藏，不能够把精气排除掉。所以说，脏的生理特点叫藏而不泄。"藏"就是贮藏起来，"泄"就是把它排泄出去。既然脏藏的是精、气、血、津液这一类的东西，当然是只能藏在里面，让它尽量在身体当中发挥作用，而不能够无缘无故地把它排掉。正因为要藏而不能无缘无故地把它排掉，所以就尽量要充满而不能实。

实的意思是什么？一个内脏当中，有一部分是有东西的这部分就叫实；另外一部分是空的，这部分就叫虚。所以"实"的意思，实际上就是不满。内脏要藏而不泄，所以它要尽量地充满，不能够有虚有实。这就是脏的生理特点。

我再总的概括一下，脏是内脏中的一种，它的功能就是化生、贮藏精、气血、津液。它包括肝、心、脾、肺、肾这五个。既然是化生和贮藏精气，所以它的生理特点就是要藏，而不能够把精、气、血、津液无缘无故地排泄出去。既然是要藏，它就要充满，而不能够有虚有实。这就是我们介绍的脏。

2. 腑

下面我们看一下腑。腑也是一种内脏，是受盛或传化水谷的内脏。所谓受盛，"受"是什么？就是接受，把东西接受进来；"盛"，就是装起来，把水谷接受进来，然后装在里面。腑不单是把水谷接受下来，装在里面，还把它往下传。你们想一想看，我们吃东西首先吃到胃里，然后从胃就会传到小肠，从小肠传到大肠，所以说它是要往下面传。吃进去的水谷从胃到了小肠，就已经消化得差不多了，到大肠里，已经基本上就是粪便了。你们看，是不是它一面传，一面在变化。所以，我们说腑是受盛和传化水谷的内脏。腑接受水谷，装起来，然后往下传，一面传，一面变化。这样的内脏就是腑。那大家一看就知道。所谓腑，是受盛和传化水谷的。那当然就是胃、小肠、大肠。胃、小肠、大肠，吸收了水谷的精微物质以后，里面的水分就流到三焦里去，通过三焦，最后把没有用的这部分液体下输到膀胱，然后由膀胱排出去。所以我们说胃、小肠、大肠、三焦、膀胱是受盛或传化水谷的内脏。

但是胆，它是不接受水谷的，它也不会贮藏，也不装水谷，也不传化水谷。所以照理说，胆不应该放在腑当中。但是大家习惯上，已经把它放在腑里面了，所以现在我们还是把胆放在腑里。但是因为它不适合放在腑里面，所以后面我们在奇恒之腑里，也把胆概括进去了。真正符合这个腑的定义的，就是胃、小肠、大肠、三焦、膀胱这五个。因为大家习惯上叫六腑，就把胆一起概括进去了。腑要传化，不停地往下面传，而且不停地变化，它就肯定是要不停地把东西排出去，而不能够把水谷长期地藏在某一个腑当中。

大家可以想一想，如果说不是泻而不藏，而是藏而不泻的话，那会出现什么状态？比如吃了早饭，饮食到胃里去，胃不泻，不往下面排，结果中饭再吃进去，晚饭再吃进去，到后来胃就装不下，那东西就完全吃不进来，就没有办法进行消化吸收。所以我们说胃、小肠、大肠，都是要不停地传输，要藏而不泻。食物到胃，停一段时间就泻到小肠，然后通到大肠。所以一定要泻而不藏，而千万不可以藏而不泻。这是腑的生理特点。还有一个生理特点，腑当中一定要有虚有实。比如说饮食到胃，这时候小肠是空的，胃里面是实的，结果过了一会饮食到小肠去了，结果小肠里就是实的，胃里面就是空的。这样才能够进行正常的消化。如果说满的话，那就不得了了。如果吃了东西，吃到从肛门到嘴巴全满的，那还怎么消化吸收。所以，它一定要有虚有实，而不能满。这就是腑生理上的特点。

所以，所谓的腑就是接受装盛，然后传化水谷，这样的一种内脏。这里面包括胃、小肠、大肠、三焦、膀胱和胆，它一定是要泻而不藏。因为泻而不藏，所以虚实是交替的，所以它只能是实而千万不能满。这就是腑。

3. 奇恒之腑

下面看一下奇恒之腑。"奇恒"这两个字，我先解释一下。"奇"就是不同于一般的，不是平常我们说的奇怪。某一样东西，或者某一桩事情，它不同于一般的事物，就叫"奇"。"恒"，正好相反。"恒"就是普通的，或者说天天如此。比如，一个人做事情天天做，能够坚持，我们说这个人有恒心。奇恒之腑就是不同于一般的脏腑。

说得具体一点，奇恒之腑，既不是脏，不是化生或贮藏精气的内脏；也归不进腑，不是传化或者受盛水谷的内脏。所以我们说，这些是非脏非腑的内脏，既归不进脏，也归不进腑，这些内脏称为奇恒之腑。

那么奇恒之腑包括什么？包括脑、髓、骨、脉、胆、女子胞这六个。大家看一看，如果说胆是脏的话，它不化生或贮藏精气；说它是腑，它也不能够受盛或传化水谷。所以，胆归在奇恒之腑，是比较恰当的。它既不是脏，也不是腑，都归不进去。所以我刚才说了，胆放在六腑当中是不恰当的，但是大家已经习惯了，那么也就放在那里了，但是它更恰当的是放在奇恒之腑里面。

或者，我们可以这样说，中医对脏腑的分类，实质上能够归类的只有两种：一种就是化生和贮藏精气的内脏，那就是脏；一部分就是传化水谷的内脏，那就是腑。如果归不进脏，也归不进腑，这样的一些内脏，我们就把它放在奇恒之腑。实际上，奇恒之腑也可以叫"其他内脏"。这就是中医对脏腑的三个分类。

4.藏象学说的特点

下面我们介绍一下，中医藏象学说和现代科学的脏腑有什么不一样。中医藏象学说的特点，是以心为主宰，五脏为中心的整体观。中医认为，藏象当中，五脏六腑、奇恒之腑当中，是以五脏作为中心，在五脏当中又以心作为全身最高的主宰。下面我们就具体看一看它的归类。

你们看，表1就是对脏腑归类的一个简单的表格。

表 1　脏腑形体归类表

	木	火	土	金	水
脏	肝	心	脾	肺	肾
腑	胆	小肠	胃	大肠	膀胱
形体	筋	脉	肉	皮	骨
窍	目	舌	口	鼻	耳

你们看，肝、心、脾、肺、肾，这就是五脏，每一个脏和一个腑关系很密切。比如，肝和胆关系很密切，还有和筋，人体运动就靠筋的运动，还有眼睛。肝、胆、筋和目，这四个称为一个系统，这四者关系非常密切。什么道理？因为肝分泌出来的胆汁流到胆里面，由胆来贮藏，贮藏以后由胆排出去。所以，肝和胆关系很密切。肝是藏血的，等会儿我们介绍肝的时候，会给大家看。血液贮藏在肝里面，是肝藏血。而筋要靠血去养，肝藏的血要去养筋，所以筋和肝关系也特别密切。如果肝藏的血少了，不能养筋，筋就会拘挛不能正常活动。还有肝和眼睛关系也很密切。如果说肝血虚，血不能养眼睛，眼睛就会花。如果肝火旺，那就会红眼，肝的疾病都会表现在眼睛上。所以说，肝、胆、筋、目这四者关系是特别密切的。

接下来看看心。心和小肠关系比较密切，什么道理？那是经络上的问题。心经就属心，去联络小肠；小肠经就属小肠，联络心。这两个有经络互相联系，所以它的关系就显得比较密切。心把血液推动在脉管里面运行，也就是说心和脉是连在一起的，心里面推动出去的血就流到脉里面，然后通过脉流到全身去，所以心和脉的关系很密切。还有心和舌头的关系很密切。为什么？因为舌头里面有丰富的血管，能够反映心推动血液运行正常与否。如果血虚了，舌头颜色就特别淡白。如果心里面有火，结果这个脉管就扩张，血流就加快，舌头的颜色就特别的红。如果心推动血液的运行没有力量，就形成瘀血，舌头上就会出现紫色。所以，心的功能正常不正常，可以从舌头上反映出来。那么这样一来，心、小肠、脉、舌就形成了一个系统。

下面看看脾。脾，是五脏当中的一个，胃是六腑当中的一个。脾和胃，两者有经络互相联系。也就是说，脾经属脾、联络胃，胃经属胃、联络脾，两个经络互相联系。饮食进来以后，都藏在胃里，由脾帮助胃进行消化，所以这两者的功能也非常密切。

大家想一想，脾胃可以消化饮食，这个饮食肯定要吃进来，靠什么地方吃进来？要靠嘴巴。所以，口和脾胃的关系，那肯定很密切。而且脾胃功能正常不正常，在嘴巴里也可以反映出来。如果说胃里面热，嘴巴就苦。如果脾里面水湿很重，嘴巴里就会觉得很腻很黏，吃东西没有味道。另外，脾胃如果正常的话，全身的肌肉就比较丰满，人就比较壮实。如果脾胃虚弱，消化吸收水谷少了，肌肉就不丰满，人就会变得消瘦，而且没有力量。所以说，脾胃、肉和嘴巴关系很密切，又成为一个系统。

下面大家再看，肺、大肠、皮肤和鼻子，这也成为一个系统。肺和大肠之间也是靠经脉来络属的。肺经属肺，联络大肠。大肠经属大肠，络肺。这两者之间有经络把它们紧密地联系在一起。肺和皮肤的关系也很密切。同学们都有这样的经验，皮肤一受凉，首先表现出来的是什么？鼻塞，打喷嚏，甚至咳嗽。这就是因为皮肤和肺的关系特别密切。当然，肺是进行呼吸的，呼吸是要靠鼻子的，所以肺和鼻子的关系又很密切。那么这样一来，肺、大肠、皮肤和鼻子成为一个系统。

最后一个是肾。肾，大家知道它是和水液代谢关系很密切的。膀胱是排尿的器官。这两者在功能上互相有联系。同时经络也有联系，肾经属肾，联络膀胱，膀胱经属于膀胱，联络肾。这两者也是靠经络紧密地联系在一起。肾和骨头关系很密切。因为肾能够生骨髓，生骨髓之后骨髓能够养骨头，促进骨头生长发育和维持骨头的正常功能状态。比如老年人，肾虚了，骨头就容易断，而且断了以后就长不好。我们临床上治疗骨折的患者，开始当然是活血化瘀了，到后来瘀血消掉之后，我们要使骨头长得快一点，快一点接好，这时候就用补肾的药。现在发现补肾药确实有促进骨头生长的作用，能够促进骨骼的早期愈合。还有就是耳朵，耳朵和肾的关系主要是涉及听力的问题。如果肾虚了，听力就会减退。你们看很多老年人，身体其他情况都很好，但是耳朵听不见，这时候就要戴助听器。大家千万不要误解，不要认为耳朵痛了、肿了，像中耳炎，认为这个是肾的问题，这不是的。这个主要和耳朵周围的经络有关系，比如三焦经、胆经，这是经过耳朵的经络受了外面的邪引起的，这个不是肾的问题。肾的问题主要涉及耳朵的听力问题。

现在你们就看得出，人体是五个系统，就是肝、心、脾、肺、肾五个系统。每一个系统都有一个脏，有一个腑，有一个形体，有一个窍。那么就是由一个脏、一个腑、一个形体、一个窍组成一个系统。这样的话，五个系统就把人体当中所有的内容统统包括进去了，里面的脏腑，外面的躯体或者四肢，还有五官统统包括到里面去了。这就是藏象。

但是在人体所有的结构当中，五脏是中心，肝系统以肝为主，心系统当中心为主，脾系统当中脾为主，肺系统当中肺为主，肾系统以肾为主。但是五脏不是各自为政、各管各的。它最高的统帅就是心。所以，在《内经》里面把心比喻成什么？比喻成一个国家里面的国王。人体是一个国家，那么心就是这个国家的国王，人体所有的生命活动都是由心起主宰作用的。

所以我们说了，中医藏象学说的特点就是以五脏作为中心。肝、心、脾、肺、肾这五脏里面，又以心作为最高的主宰。每一个脏又联系到一个腑、一个形体、一个窍，这样就把全身联合成一个整体，这个整体是很有规律的。所以我们说，人体是一个整体，而这个整体不是一个乱七八糟的整体，是一个有机的整体。现在我们介绍了藏象学说的一个总的部分，那就是什么叫藏象。首先大家要清楚，藏象就是藏于体内的内脏所表现出来的生理功能和病理现象。第二，大家要搞清楚中医是怎么分类脏腑的。内脏分成三大类，脏、腑和奇恒之腑。还有就是，中医在藏象学说当中有什么特点，它同西医学或者其他的传统医学的不同在什么地方。藏象学说是以心为主宰，五脏为中心的，或者说它是这样一个整体观。下面我们就逐个介绍。

三、五脏六腑

1. 心

第一个先介绍心脏。中医讲的心脏，从解剖上来说，就是我们西医学的心。因为古代对心有描写，说心的样子像一个没有开的荷花，是圆锥形的。它的位置在哪里？在两个肺的下面，在横膈的上面。那就是现在我们讲的心脏了。但是中医对心的功能的认识，和现在我们讲的心脏的功能有一些区别，下面大家看一看，中医对心的功能是怎么认识的。

中医认为心的功能主要有两个：第一个功能叫心主血脉，第二个功能叫心藏神。我们这里介绍心的主要生理功能。所谓心主血脉，就是心推动血液，推着血液走，在哪里走？在脉中，就是在脉管里面走。通过脉管，心把血液送到全身各处去，发挥营养和滋润作用。这就是所谓的心主血脉，就是说心推动血在脉管里面走，到全身去发挥营养和滋润作用。

那同学们就要问，中医说心推动血液走，那么这个说法是什么朝代提出来的？我可以告诉大家，"心主血脉"这四个字是在《内经》里面就提出来的，就是在先秦和秦汉这段时间提出来的。但是对"心主血脉"的具体的解释，是在唐朝。唐代有一个对《内经》进行注解的，一个很有名的人，叫王冰。王冰这样说，"肝藏血，心行之"，就是心是行血的，它是推动血运行的。所以，对心推动血的运行，这个理论是在中国唐朝就提出来了。

但是中医当中并没有说心脏搏动推动血运行。他认为是什么东西推动血的运行？认为是心气。心接受了先天精气、水谷精气和清气以后，就产生了心气。这个心的气就能够推动血液的运行。心气实际上是整个胸中的气的一个部分。上次我们在讲气的时候，提到有一种气，这个气叫什么？就是宗气。宗气是什么？就是胸中之气。胸中之气包括两部分，一部分是心的气，一部分是肺的气。大家记得，当时我们在讲宗气的时候，说宗气可以贯心脉，它可以贯穿到心里面来，然后通到脉里面，行气血，推动血液流动。这个功能实际上就是心气的功能。心里面的这部分宗气，就称为心气。那么宗气在肺当中的那一部分气，我们就可以称为肺气。宗气既包括肺气，也包括心气，这两种气合起来就是宗气，所以心和肺的功能很难分开。

这里我首先给大家介绍怎样来观察这个人心主血脉的功能正常还是不正常。一般我们临床上是从四个角度来观察的。

一个是看患者的面色。因为血也流到脸上，而且脸上的血管比较丰富，那么血液循环正常不正常，首先通过脸就可以看得出来。如果这个人脸色很红润，那我们说他心推动血液的运行功能是很正常的。如果脸色很苍白，那就是心血虚了。如果脸色发紫，那就是心推动血液没有力量，形成了瘀血。所以，脸色可以看得出来心主血脉的功能是否正常。

第二看舌头。舌头和面色是一样的意思。舌头当中有丰富的脉管，脉管里面都有血液，血液流动正常不正常，完全可以通过舌头的颜色表现出来。

第三，看脉搏。心主血脉，心气推动血液在脉管里面流动，那么在脉搏上就能够体现出来。脉搏跳动有力量还是没有力，脉搏大还是小，脉搏规则还是不规则，这些都体现了心主血脉的功能情况。

最后一个就是看心前区的感觉，胸口前面的感觉，因为心脏在这里面。心主血脉的功能正常的话，心前区不应该有什么特殊的感觉。如果心气虚，这个人走楼梯，稍微走上两层楼，就心悸，这说明是心气虚了。但是你们看，这种人除了心悸，还有什么表现？还会气短，上气不接下气。实际上这种人肺气也虚，所以心气虚的人往往肺气也虚的。什么道理？因为心气和肺气都属于宗气。宗气把心气和肺气联系到一起，所以心气虚，肺气也虚，患者稍微活动一下就心悸，心悸的同时就会出现气喘，喘得更厉害，人就会发紫。这说明心气和肺气两者有密切的关系。大家应该知道，我们观察一个人心主血脉的功能是不是正常的，可以通过面色、舌头、脉搏和心前区的感觉。

下面我给大家介绍一下，心的第二个功能——心藏神。心藏神的意思就是，心的里面藏着一个神。神是什么样子的？这个我们姑且不去管，反正说有个神藏在心里面。那么下面我们具体要介绍的就是神的作用。因为神是藏在心里面的，所以我们就称之为心神。心神有两方面的作用。一个是进行精神、意识、思维活动。我们一个人，之所以能够看见一个东西，能够认识它，能够很清醒地思考，能够做出判断，就是我们的精神、意识、思维活动。也就是说，神能够认识外界的环境，而且能够做出反应。

那么，除了进行精神意识思维活动，神对人体还有什么作用？它能够主宰全身一切的生命活动。全身所有的生命活动都是由心来主宰的。我记得刚才我们在讲中医藏象学说的特点的时候，说藏象以心为主宰，五脏为中心。那么，靠心的什么东西来主宰？就靠心神来主宰。所以，心里面藏神，对外界可以进行精神、意识、思维活动。从一个人的精神是否正常，就可以看到心神是不是正常。另外，这个心神对内，能够主宰全身的生命活动。下面我们具体谈一谈心主神志的问题。

古代的人，相信人的精神活动是由心来进行的。我记得孟子曾经讲过，他说，心的功能是什么？就是考虑问题，就是思维。我们中国人平常讲话，比如说我现在讲课，会叫你用心听讲，叫你专心致志，不要三心二意。如果碰到一个什么事情，叫你小心，都讲心。实际上，那就是承认，人的整个思维活动都是在心里面进行的。那就是说，心进行精神意识思维活动。那么这种活动正常不正常，我们可以通过哪些方面来观察？也是可以通过以下四个方面。

第一，这个人神志清醒不清醒。如果这个人神志很清醒，我们认为他的心进行精神、意识、思维活动是正常的。如果不清醒，那当然就不正常了。第二，这个人反应敏捷不敏捷。心负责精神、意识、思维活动。如果心气很旺盛的话，那他的反应就非常敏捷。如果不旺盛，他当然就不敏捷。第三，睡眠怎么样。如果心神很安静，就能够正常入睡。如果不安静的话，不但不能入睡，在清醒的时候，还会觉得心慌。第四，看这个人的记忆力。人是由心来记忆的。有些人记忆力很差，健忘，那么中医就认为要补心。也就是说，心里面藏着这个神，这个神就是进行精神、意识、思维活动的。我们观察这个神是不是正常，可以通过他的精神状态，他的反应、睡眠以及记忆来进行观察。那么心里面藏的神，是靠什么东西来养？就靠心血来养。所以，我们常常说，这个人用心太多了，是伤心血。这个是什么意思？就是这个神活动得很厉害，消耗了大量的心血。所以，中医认为心血是养神的，血和神之间的关系很密切。但是后来，随着人们对人体生理功能的认识逐渐深入，古代人也看到这个问题，心不是主管精神、意识、思维活动的，主管精神、意识、思维活动是在别的地方进行的。

之后就有人提出来，人体有两个心。一个是推动血液运行，让血液在脉管里面流行到全身去发挥作用的。还有一个心，是进行精神、意识、思维活动，而且对内，有主宰全身的生命活动的作用。明朝有一个医生叫李梃，他写了一本书叫《医学入门》。他在《医学入门》当中说：人是两个心，一个心叫血肉之心。这个心在哪里？在两个肺的下面，在横膈的上面，样子像一个没有开的一朵荷花，是圆锥形的。这个心能够推动血液在全身运行。它称这个心叫什么？叫血肉之心，就是有血有肉的心。还有一个心，他说，就是管里面五脏六腑的，同时，这个心有进行精神、意识、思维活动，能够应对万事万物的功能。那么这个心叫什么？就叫神明之心。请大家看，明代李梃在《医学入门》当中，就提出了心有血肉之心，就是推动血液在脉管里面运行的心。对于这个心，他讲得很具体。还有一个心，他说的是神明之心。神明之心在哪里？李梃没有讲清楚。但是与他同时代的明朝另一个医生李时珍在他的《本草纲目》里面，就提出来了："脑为元神之府。"他说，人的脑子是神住的地方。实际上，他和李梴就相呼应了。李梴的心是两个，推动血液运行的心叫血肉之心，还有一个叫神明之心，但神明之心在哪里？李梴不知道，讲不清。神明之心什么样子，他说不清楚。实际上李梴否定了心有精神、意识、思维活动，但是由哪里主管，他具体没有说。李时珍就说出来了，脑里面有个神。所以在那个朝代，人们已经认识到，心是推动血液运行的，而脑是进行精神、意识、思维活动的。

我们现在看起来，中医讲的心，实际上就是指心和脑。血肉之心，毫无问题是指这个心。至于中医讲的神明之心，根据我自己的看法，大家可以独立思考。我个人的看法神明之心是指脑，而且不只是指大脑，是指整个脑。

2. 脾

各位同学，接下去我给大家介绍脾、胃、小肠、大肠。请大家先看一看，为什么我们要把这四个连在一起讲？因为这四个都和消化吸收，有密切的关系，所以《内经》里面就把脾、胃、小肠、大肠放在一起说。所以，我们这里也就按照中医的传统，把这四个东西放在一起讲了。

首先介绍脾。脾的主要生理功能一共是三个，第一叫脾主运化，第二叫脾主升清，第三叫脾主统血。

下面我先介绍一下脾的总的情况，然后一个一个介绍这些功能。对脾，同学们听了以后，很可能就和我们解剖学上的脾联系在一起。解剖学上讲的脾是长在左上腹的，它的样子好像是一个扁的馒头，颜色是紫红色的。现在西医在治疗很多病的时候，比如治疗血小板减少性紫癜，或者治疗肝硬化、脾肿大，这些情况下，有时候会把脾切掉，切掉了以后患者的情况还是挺不错的。因此，西医同伴就会说，脾有什么要紧，我们把它切掉，人生活得不是挺好的。但是我们就要想一想，这个脾和中医讲的脾究竟是不是一回事。这个是值得考虑的，因为这个东西和中国古代讲的脾的差距是比较大。中国古代讲的脾，功能包括消化吸收，还有把全身的水谷精微物质输送到某个地方去。这些功能和西医学的脾好像没有多大联系。实际上按照今天的观点来看的话，脾就是一个大的淋巴结。西医的脾，和我们中医所讲的脾，功能差距是很大的。

那么大家就要问了，吴老师，你说中医古代讲的脾究竟是指哪个东西？这个我倒不能够很确切的说得清楚。但是根据清朝的一个医生王清任，他的一本书叫《医林改错》，上面他画了一张图。古代传统的画法，脾都画成一长条，好像人的舌头一样，这么一长条或者说像一片树叶。那么王先生怎么画？他把脾横过来画这么一长条，而且他认为这一长条当中有一根管子，这根管子叫珑管。王清任说这条管子精致玲珑，所以就叫珑管。这个管的旁边有很多分支，这个分支叫小珑管。他说，如果你一压这个脾的话，珑管里就会有液体滴出来。如果按照王清任这张图来看，那肯定不是我们今天解剖学上讲的脾，而像我们今天所说的胰腺。胰腺的功能很像我们今天讲的脾的功能的一个部分。那就是说，它能够帮助胃肠道进行消化，而且它和人体的新陈代谢关系也很密切。那么同学们就会问了，为什么西医会叫这个器官脾，不叫胰。这个道理大家一想就知道的。古代的解剖学很粗糙，我们现在的解剖学实际上是从哪里来的？是从西方学来的。清朝我们国家选了很多年轻人先学了外语，然后派到各国去留学，留学以后，他们回到祖国来，就对外国的一些解剖书上的名词进行了翻译。翻译的时候是不是都很符合中国传统的一些解剖？我看那不见得。外国人叫这个东西，也不叫脾，叫 spleen，那么为什么把 spleen 翻译成脾？把 heart 翻译成心，肺、肝、肾都翻好了，那么脾在哪里？因为中医五脏还得找个脾，结果把 spleen 翻译成脾。这个"脾"实质上和中国传统上的脾有相当大的差距。这就像很多病名翻译错一样。比如现在西医叫伤寒的病，实际上和中国古代讲的伤寒根本就不是一个病。现在西医讲的是由伤寒杆菌引起的伤寒。如果把它翻译成中文的话，应该翻译成湿温，那就和中医传统符合了，就用不着说"中医讲的伤寒""西医讲的伤寒"了。所以，有时候有些翻译不是很恰当的。如果说把胰腺翻译成脾，如果这样来翻译，那可能这当中误会就会更小。所以大家要认识到，中医讲的脾不是西医解剖学上讲的脾，它们在形态上和功能上差距都很大，大家不要把它们混为一谈。

那么同学们就要问了，解剖学上讲的胃、小肠和大肠，和中医传统上讲的胃、小肠和大肠是不是同样的？这个是一样的。因为中国在古代也有解剖，它叫胃、小肠、大肠，而且也记载了，它们有多大，有多长，有多宽，都有说明。那么我们把古代的胃、小肠、大肠的尺寸和今天进行比较，当然今天的度量衡和古代不一样，但是如果我们把中医胃和小肠之间的比例，或者小肠和大肠之间的比例，与西医学的比例对照来看，基本上是一样的，而且讲的功能也基本上是一样的。所以我们在具体讲脾、胃、肠的内脏功能的时候，我们要知道我们解剖学上讲的小肠、大肠、胃，和我们今天上课的时候讲的胃、小肠、大肠是一样的，我们今天上课讲的脾和解剖学上讲的脾不是一回事，大家不要误会。我们中医讲的脾，如果用现代解剖来看是个什么东西？我不能肯定。我个人的看法，可能就是胰，可能就是我们今天解剖出来的胰脏。但是这个只能供大家参考，大家可以独立思考这个问题。

下面我们就介绍一下脾的主要生理功能。

脾的生理功能，第一个叫脾主运化。"运化"这两个字的意思不一样。"运"是指运输，"化"是指消化。照理说，运输是指运输水谷的精微物质，而这个消化是对整个的水谷进行消化，也就是说水谷到了胃肠道之后，要把它分解成精微和糟粕两部分。分解的过程就是消化过程，所以我们说，实际上是先消化后运输，那就是应该叫化运。但习惯上都叫运化，所以我们今天还是叫运化，即脾有消化，同时又把水谷精微运输到全身去的作用。这就是脾主运化。

脾主运化，运化两类东西。第一类是运化水谷，水谷就是我们吃的饮食。因为我们东方人是以谷类物质作为主食的，当然还要喝水，所以我们的水谷就是所有的食物。脾运化水谷有三个步骤。第一个步骤：协助胃肠消化水谷。大家注意，是协助胃肠，也就是说胃肠本身就有消化功能，脾只不过是协助它。脾是一个脏，和水没有直接接触，不会碰到水谷，那么脾不直接接触水谷，怎么样去协助肠胃？按照古代的说法，就是脾吸收了水谷精气、先天精气和清气以后，自己产生一种东西，这种东西就叫脾气。那么这个气，究竟我们把它理解成气体还是液体，大家都可以自己理解。反正脾能够产生一种东西，这个东西，跑到胃肠道里面去消化胃肠道里面的水谷。消化的意思就是分解。水谷里面既含有水谷的精微物质也含有水谷的糟粕，所谓消化就是把水谷分解成精微和糟粕两部分。那么这句话的意思就是，脾产生一种脾气，这种气跑到胃肠道里去协助胃肠道，把胃肠道里面的水谷分解成精微和糟粕两部分，这就是第一步工作。那么现在精微和糟粕都已经产生了，那么糟粕就从胃、小肠、大肠排出去。那么精微呢？脾就能协助胃肠道吸收精微，帮助胃肠道吸收精微物质，吸收到人体里面去。那么吸收进去的水谷精微是一个什么状态？是一种气的状态，也就是说水谷一定要被分解成为很细小的、分散的、活动能力很强而且不断活动的这样一种物质，只有这样的物质才能够被吸收，不然的话，不是很分散、细小的气的话，它就透不过肠壁，也就不可能被吸收。所以，我们说脾能够协助胃肠道吸收水谷的精微，水谷精微被吸收以后就到脾了，然后脾就把水谷精微布散到全身去，运输散布水谷精气。水谷精微这时处于一种气的状态，所以我们叫它水谷精气。

我再给大家重复一下，脾运化水谷分三步。第一步是消化，就是把水谷分成精微和糟粕两部分；第二是吸收，就是吸收水谷的精微物质；第三步是把吸收进来的水谷精气运输散布到全身去。这就是脾的运化水谷的功能。

下面，我们看看脾运化的第二个作用——运化水湿，也可称为运化水液。在讲这个概念之前，我们大家要考虑一个问题，就是平常我们每天喝进去的水和我们人体所需要的水是不是一样多，这个我们大家只要想一想就可以知道。实际上，我们喝进去的水，比我们所需要的水多得多。有些人有喝茶的习惯，回到家里老是喝茶，或者在开会谈话这些场合经常喝茶，像老师讲课也经常会喝茶，喝茶的目的倒不是真正需要水分，而是通过喝茶能够润润喉咙。这样，这些水都进入人体了，所以人体当中有很多水分，都是身体不需要的。这就需要有一个脏去把这些多余的水分吸收，然后输送到肾，再到膀胱排出，或者输送到肺，通过呼吸、出汗排出。如果没有一个内脏去吸收这一部分多余的水分的话，如果多余的水分在肠胃里，如果胃肠道吸收的是人需要多少水分，就吸收多少水分，不需要的话就不吸收，那么这样就会出现一个什么现象？那就是说水喝的多，比需要的多了，就拉肚子，拉出来的就是水。那我们每天都要算好，我们需要多少水，再喝多少水，如果多喝的话那就拉肚子了。但实际上不是这样的。尽管我们水喝得多，但是并不拉肚子，为什么？因为这些水被吸收了。如果这些水被吸收到身体的各个地方去，比如四肢、腿、手、肚子，如果不能被输送到肾、膀胱或者肺排出去的话。那人会不会就水肿了？所以我们说了，人体当中的这些多余的水分，就需要有一个脏腑产生的气来把它吸收，然后送到肺、送到肾、送到膀胱让它排出去。这个工作就是脾来做的。

脾运化水湿，吸收人体多余的水分。如果说一天人体只需要1500毫升水的话，那我们喝了4000毫升、5000毫升水，那有些水就是多余的水分，这些水分被脾吸收以后，就把它运到肺、运到肾、运到膀胱，通过出汗，通过肺呼出水气，同时通过尿把它排出到体外。如果说脾运化水湿的功能发生障碍的话，这个人就可能出现腹泻，出现水肿；或者如果水停在腹腔里的话，肚子就会出现腹水；如果停在肺里的话那就会出现很多痰。所以说脾的运化水湿的功能也是非常重要的。现在我们把脾主运化的功能归结一下。所谓脾主运化，就是脾具有消化、吸收、运输这种功能。那么它运化什么？运化两种东西。一种是运化水谷，就是把我们吃进去的饮食物分解成精微、糟粕两部分，把精微部分吸收，吸收后把它散布到全身去，这对人体来说非常重要，因为人就是靠饮食中的精微物质来维持生命的。所以，脾的这个功能对于维持生命是非常重要的，古人认为它是生命的根本。那么人一出生，就靠吃东西来维持生命，所以古人说脾为后天之本，就是这个道理。另外，脾还能够运化水湿，就是说能够把人体当中多余的水分，把它运输到肺，运输到肾、膀胱让它排出去，这样人就不至于产生水肿，或者产生腹胀、痰等现象。所以，脾的运化功能是脾的最主要的一个功能。

接下去我们谈一谈脾的运化功能，它朝哪个方向运化。我们知道脾把水谷的精微吸收进来了，吸收了以后就散到全身去，怎么散？是向上面散还是朝下面散？根据中医的传统理论，脾把水谷精微向上面散。

下面就请看脾的第二个功能，脾主升清。首先解释一下什么是"清"。"清"是相对浊而言的。如果说浊是水谷的糟粕的话，这个清是什么？清就是水谷的精微，或者说清就是水谷的精气。脾主升清就是脾能够把水谷精气向上升。这就叫脾主升清。

脾主升清在中医上有两个意思，也就是说有两个方面的作用。第一，脾将水谷精气上升至头，然后散布全身。我们先把这个解释一下。脾主升清就是说脾帮助肠胃吸收水谷精微，吸收到脾以后，脾就把它向上升，升到心、肺、头，然后从头散布到全身去。金元时期李东垣曾说，脾吸收水谷精微以后，要升要散，升就是从脾升到头顶，散就是散到皮毛（即最外面的地方），整个人体都要布散到。那么，我们是不是可以做个比喻，就好像喷泉一样，泉水从里面涌出来一直冲上去，冲到上面以后再向下散。所以，古人有这么个提法，叫"升已而降"，就是先升，升到了一定的程度，然后再降下来，是这样来布散的。

那么这个想象对我们临床治疗有什么作用？当然有作用。中医里面有一种病叫上气不足，就是上面的气不足，即头里面的气不足。《内经》里提到，上气不足后，头里面的气就不满，这时候耳朵就会叫，眼睛就会发黑，头就会晕，而且精神很差，成天就想把头倒下去靠在什么地方。我们现在发现，一个人的年龄在四五十岁以后就会出现这几个现象，容易头晕，眼睛容易花，耳朵会叫或者听力会减退，而且不能够长时间地集中精神做某一样事情，早上醒的也比较早，而且醒了以后就睡不着，到了晚上，如果想开夜车，想干得长一点，这时候就很容易打瞌睡，精力也就差了。古书里面认为这些现象是上气不足，就是头里面的气少。那么李东垣搞了一张处方，叫益气聪明汤，即补气益脾。这个方里边就两方面的药，一个是补气，还有一个是升阳（能够升清），帮助脾胃把水谷精微向上升而升到头。现在这个方子用来治疗年纪大后出现耳鸣、眼花、听力减退、头晕的这样一些患者，据介绍效果还是挺不错的。这就是根据我们刚才所说的这个理论，即脾能够把水谷精微向上升，升到心，升到肺，升到头，然后散布到全身，这就是我们所说的脾主升清。脾气是朝上升的。这是脾主升清的第一个意思。

下面我们看看脾主升清的第二个作用。第二个作用就是脾气升，胃气降，以维持脏腑位置的稳定。脾气朝上升，如果说它一直升，那么内脏就跟着朝上跑了，那不是这样的，胃气是朝下降的，一升一降就平衡了，因此就能够维持脏腑位置的稳定，固定在一定的位置，也不升也不降。这个理论临床上也很有用处。我们常常看见有一些患者，内脏下垂，比如胃下垂、肝下垂、肾下垂、子宫下垂等，那么中医针对下垂的处理方法就是补脾加补气，同时升提。以前在船上面的妇女，有时生了小孩以后不能够很好地休息，去摇橹，子宫就很容易下垂。我们临床上就用李东垣的补中益气汤。这个方子健脾补气同时升提，用了之后确实能够使子宫下垂减轻，还能治疗小儿脱肛。有的小孩一解大便，肛门就拖出来，中医认为是脾虚而气不上，结果胃气降而脾气不能升，向上升的力量不够，内脏就朝下垂。所以，这时候用补气升提来治疗内脏下垂，效果还是不错的。

我们说脾主升清当中有两层意思。一层意思就是说脾把水谷的精微物质向上升，到心、肺、头、目，维持上部的营养，同时使水谷精微散到全身。另外一层意思就是脾气的上升，胃气的下降，维持着脏腑位置的稳定。如果说脾虚而气不朝上升的话，结果就会因胃气降而使内脏朝下垂。脾气不能朝上升，这种现象中医称为中气下陷，即脾气不升，就是脾主升清的功能发生障碍的时候出现的现象。这是脾的第二个功能。

脾的第三个功能，是脾主统血。"统"就是统摄的意思，统摄住而使血不乱跑就是"统血"。所谓"统血"，就是脾吸收了先天精气、水谷精气、清气以后，它自己通过代谢产生一种气，即脾气，这种气能够统摄血液，使血液在脉管里面正常运行，不溢出脉外，以防止引起出血。

"脾主统血"这一理论在临床上是很有用处的。如果脾虚了，不能够产生足够的脾气，于是血液就得不到统摄而很容易引起出血。在临床上会出现一些什么现象？患者首先有脾虚的表现，面色比较差。脾虚以后水谷精微吸收得不够，那么化生气血的原料就不够，于是气血就少，所以这种人面色都很差的。脾虚的患者容易出血，比如说刷刷牙而牙齿就出血，手稍微碰一碰就是一个乌青块，甚至一碰就出血不止，那更不用说拔牙齿之后出血不止了。所以，这种患者既有脾虚的表现，又有气血不足的表现。这种出血，中医就认为是脾不统血。所谓脾不统血，实际上也就是气不摄血了。气有固摄的作用，能够固摄血液使血液在脉管里面走而不至于跑到脉的外面去。那这是什么气？就是脾气了。所以，脾统血就是气摄血。我们临床上如果碰到这种脾虚的患者，再出现这种出血的表现，我们就用健脾补气止血的药，这样能够收到一定的效果。

有一张古方就是治疗这种病的。这个方子是叫归脾汤。"归"就是回家的意思，"脾"就是"脾脏"的脾。"归脾"那就是说统血归脾，使血能够回到脾里去。归脾汤这张方子，常常把它用在，妇女的气虚、脾虚，脾不统血导致的月经太多，或者皮肤很油、皮肤容易出血，牙龈容易出血等。也就是说，脾虚、脾不统血的人，既有一般脾虚的症状，也有容易出血的症状。

脾的功能我们就介绍完了，也就是说三个部分。第一，脾主运化；第二，脾主升清；第三，脾主统血。这三个功能当中最主要的是第一个功能——脾主运化这个功能是主体，"脾主升清"实际上只是说明脾的运化是朝上的，朝上面输布的，而"脾主统血"就是脾通过运化以后产生水谷精气，然后水谷精气被脾吸收，再吸收其他两种气而产生了脾气来统摄血液。如果水谷精气不够的话，脾气就会虚而无法统摄血液。所以，脾主运化是在脾的三个功能当中最主要的，也是最核心的功能。

3. 胃

接下来我们介绍胃。大家看一看胃的功能，胃的主要生理功能是三个。第一个功能是受纳，就是接受容纳。食物通过嘴巴吃进来，胃把它接受下来，然后装在胃里面，容纳在胃里面，就是受纳。那么同学们可能就会想，"受"哪有什么不得了的，随便拿一个口袋都能够接受，那这个胃有什么重要性？请大家注意，受纳是胃最重要的，也是最基本的一个功能。如果说食物不能够装在胃里，一吃进来就吐掉的话，那他根本就不能够进行消化吸收。古人发现这样一个问题，如果说这个人一吃就吐，或者根本吃不下，这个人就没有办法治疗了。因为那个时候没有打针，也没有手术，那么如果这个人不能吃东西，就只好等死了。所以，古人说过一句话，叫"有胃气则生，无胃气则死"，看得就是能否受纳。所以，受纳这个功能还是相当重要的。

第二个功能是腐熟，在受纳的基础上，腐熟。"腐"就是使它腐烂，"熟"即像烧熟了一样的，这叫腐熟。所谓腐熟，就是初步消化，把吃进来的饮食物消化成粥一样的（称之为食糜）。吃进来的饮食变成稀饭那样的东西，就是初步消化。也就是说，这时候的水谷当中有一部分的水谷或者说是少部分的已经被分解成为精微和糟粕两部分，而大部分的水谷还没有被分解。

第三个作用是游溢精气，亦即初步吸收，也就是说把初步消化所产生的少量水谷精微物质吸收掉，同时也吸收一部分水分。

所以胃的功能就三个，一个是受纳，一个是腐熟，一个是游溢精气，就这么三个作用。那么胃，首先把饮食物接受容纳起来，然后进行初步消化，然后初步吸收。这是胃的功能。

需注意的是，胃有一个特性是一定要通。因为一个东西到胃里面来进行受纳，然后初步消化、初步吸收之后，就朝小肠里面输送下去，所以一定要通，胃要通到小肠；而且上面也要通，就是我们吃东西要通过食道，然后再进到胃里去。所以就是说，我们整个胃一定要通。此外，胃气不能升。胃把饮食物一直往下降，吃进去吃到胃里即为降，然后从胃里初步消化、初步吸收以后就降到小肠，所以说胃的生理功能特性是通和降。当然，胃是六腑之一，泻而不藏，实而不能满，这是它的特性，也是共同的特点，但是对胃来说很要紧的，一个是通，一个是降。如果不通，那么胃气就堵在这里，就会胀，会痛；如果不降，轻者嗳气，重者恶心呕吐。所以，胃一定要通降，只有在通降的条件下，它才能够正常地进行受纳、腐熟和游溢精气。

4. 小肠

下面我们看看小肠的作用。小肠的主要生理功能同胃很接近，也分成三方面。首先是受盛。"受"就是接受。"盛"就是装盛，装起来。比如吃饭时，吃完一碗饭再去装一碗饭叫盛饭，这个盛就是装起来。所以，小肠就是接受从胃里面来的食糜和已经初步消化的饮食，并且装在小肠里。第二是化物。所谓化物，就是彻底消化，即小肠把水谷彻底分成两部分，一部分是水谷精微，一部分是水谷的糟粕。也就是说，小肠把精微和糟粕彻底地分成两部分。这个功能就称为化物。第三个，小肠把已经初步消化的食物装起来，然后进行彻底的消化，变成精微和糟粕两部分，之后就进行"泌别清浊"。"泌"就是分的意思，即分别清浊。"浊"就是水谷的糟粕，从小肠输送到大肠，然后从肛门排出去。"清"就是水谷精微，被小肠彻底吸收，90%以上的水谷精微都被小肠所吸收。在吸收水谷精微的同时，小肠要吸收大量的液体，所以说，小肠主液。小肠吸收的水分当中，含有比较多的营养物质，故称为"液"，液是比较稠的。也就是说，小肠的作用有三个，第一个装起来，第二个消化，第三个吸收。

小肠的疾病，中医一般不大提。如果我们看见一个患者消化吸收的功能比较差，我们往往都提脾虚。比如说一些人的胃口很小，稍微多吃一点就觉得不舒服，而且稍微多吃一点就拉肚子，拉出来不太消化的东西，且肚子容易胀，这就说明这种人的消化、吸收功能都比较差。在临床上认为这种是什么病？就是脾虚，用健脾帮助消化的药物来治疗。这就说明小肠和脾的关系是很密切的，小肠的化物和泌别清浊、主液的功能都是在脾的协助下进行的，而且对脾的依赖性是很大的。所以，我们中医在看到小肠疾病的时候，就通过治脾来帮助小肠消化吸收，达到治疗目的。

5. 大肠

接下来我们看看大肠。大肠的主要生理功能是三个。第一个是传导。"传导"中的"导"意为送过去。"传导"的意思就是把它传送过去。传导什么东西？就是传导糟粕。小肠对水谷进行了彻底的消化，然后进行彻底的吸收，那就是说"清"都被吸收掉了，剩下来的都是"浊"，也就是说都是糟粕，糟粕就到大肠里。大肠的功能就是把糟粕从小肠、大肠交界的地方一直传导到肛门，然后从肛门里排出去。这就是传导。在传导的同时，古人发现糟粕发生了变化。小肠传到大肠里来的糟粕比较稀，且颜色常常带有黄绿色，经过大肠几个弯一转，然后排出来的大便是成条的，是一条一条的，而且颜色是黄的，也就是说大肠把糟粕变成了粪便。所以，我们说变化的这个功能实际上就是把糟粕变成粪便，也就是说是产生粪便这样一个作用。如果说胃里面的腐熟、消化是一种化学变化，小肠里面的化物也是一种化学变化，大肠的"变化"也是一种化学变化。

第三个功能是主津。主津是什么意思？糟粕当中还有一些残余的水分，这些水分通过大肠的时候被大肠吸收，也就是说吸收糟粕中残余的水分。那么从这个当中我们可以看出一个问题，就是糟粕在大肠也是分三步：第一步大肠把糟粕接受下来并传下去，和胃、小肠一样；第二步是让糟粕在大肠当中发生一些化学变化；最后，大肠吸收残余的水分。这就是大肠的三个生理功能。

大肠的这三个功能必须要协调，如果协调不好就会出毛病。糟粕从小肠传到大肠，大肠就把糟粕慢慢地传导，然后从肛门送出去。在整个传导过程当中，糟粕一边传导，一边变化，最终变化成粪便，与此同时，大肠逐渐吸收残余的水分。如果说传导慢了的话，那么会有什么后果？传导一慢，水分就吸收得多，因为糟粕在大肠里面停留的时间长，然后水分就吸收得多，大便就变得干。所以，如果连着几天不大便的话，那大便出来一般都是很干的，因为传导一慢，水分就吸收得多。相反，如果传导得快的话，就来不及吸收水分，结果就会导致拉稀，所以大便次数越是多，大便越稀。因为传导得快，水分来不及吸收。此外，如果传导得太快的话，糟粕就还来不及变化。我们看见有的小孩拉肚子的时候，大便常常是绿色的，这就是因为来不及变化。

现在我们应该把胃、小肠和大肠的功能联系起来看看。胃首先是受纳，接受容纳，进行初步消化、初步吸收一部分水谷精微；到小肠里，把胃里面来的东西装到小肠里来了，这时就进行彻底消化，把水谷精微和糟粕彻底分成两部分，然后泌别清浊，把精微物质大量吸收了，水分也大量吸收了，所以消化吸收这个作用在小肠中是最主要的一个部分；到大肠里，就没有精微物质了，都是糟粕，那么就把糟粕从小肠、大肠交界的地方传到肛门排出去，一边传导，一边产生一些变化，同时，也吸收残余的水分。那么，胃吸收一部分少量的水谷精微，小肠吸收大量的水谷精微和津液，大肠吸收少量的残余水分，这三部分吸收以后都到哪里了？那就是水谷的精气都集中起来到脾，然后由脾把水谷精微散布到全身各个地方去，散过去作为人体的气和血的原料，因为人体的气有先天精气、清气、水谷精气。先天精气，就是父母亲那里来的，你生出来以后就不可能再得到，所以就是那点。清气不断从鼻子里、从肺吸收进来，取之不尽，用之不竭。唯有水谷精气是要专门经过胃肠道消化吸收，吸收了以后，水谷精气都集中到脾，然后由脾散布到全身，和前面两种气结合在一起，形成人体的气。脾胃吸收的津气加上脾胃吸收的元气，两个结合在一起就形成了血，所以，血主要就是由脾胃吸收了水谷的精微津液以后形成的，因此，脾胃在血的形成过程中占着非常重要的地位。脾、胃、小肠、大肠共同消化水谷，吸收水谷之精气，经脾输布到全身，化生气血。

下面请大家看一看。我们说脾、胃、小肠、大肠共同消化水谷。消化水谷在胃、小肠、大肠当中，脾产生了脾气帮助他们一起消化水谷。也就是说，脾帮助他们把水谷分解成精微、糟粕两部分，然后帮助胃、小肠、大肠吸收水谷精气，吸收了以后就到脾，脾就把它输布到全身去，成为化生气血的原料。这一功能对人的生命活动来说非常之重要。

所以，我们就得出了下面的这样一个结论，就是：脾胃为后天之本，气血生化之源。这里讲的脾胃实际上代表了脾、胃、小肠、大肠。它们是人出生以后的根本，就是当我们人出生了以后，如果没有脾胃的话，就不能维持生命。所以说，脾胃是后天之本。脾胃还是气血生化之源。我们刚才已经讲过了，要产生气，要产生血，离不开水谷精气。水谷精气的来源，就是脾胃。所以，对脾胃的问题，大家应该有一个完整的认识，以后凡是看到中医提到脾胃两个字，头脑里想到的应该是脾、胃、小肠、大肠，他们共同完成了水谷的消化，排出水谷的糟粕，吸收水谷的精微，使精微物质成为气血的生化之源。所以，脾胃对人体来说是相当重要的，故称其为后天之本。今天对脾胃的内容我们就介绍到这里。

6.肺

各位同学，今天我们开始给大家介绍肺。中医所说的肺，同解剖学当中讲的肺，实际上是指同样一个内脏。中医说肺是左右各一叶，上面有气管和外面相通；它一吸气，气就进来，一呼气，气就出去；形容肺的功能像一个风箱一样，一呼一吸。因此，中医讲的肺同西医学里面讲的肺，从解剖学上看是指同样一个脏器，但是中医所说的肺的功能和西医学中所说的肺的功能有一些不一样。那我们今天就把中医所说的肺的功能给大家做一个介绍。

在具体介绍中医肺的功能之前，我们先谈一下另一个问题。中医认为肺里面主要活动的东西就是气，叫肺气，肺气的活动一共有两种方式，这个我们从呼吸当中也可以看得出来，一种方式就是气向上、向外活动，还有一种方式就是气向下、向内活动。这样两种活动方式，中医分别给它取了一个名字，把肺气向上、向外的活动称为宣发，把肺气向下、向内的活动称为肃降。那就是说，不管肺执行哪一种功能，都是通过宣发和肃降这样两种形式来完成的，就像我们人走路一样，不管你走到哪去，总归是两只脚一前一后这样迈步。

肺气的运动形式有两种。一种是宣发。"宣"本身的意思就是散开。现在我们说的"宣传"就是要把自己的想法散布开来，传播开来。"发"也是向上、向外的意思。所以，宣、发两个字放在一起表示了肺气向上、向外的这样一种活动。而肃降的意思就是下降，朝下降，表示肺气向下、向内的这样一种活动。所以说，我们在具体讲肺的功能之前大家要理解，肺不管执行哪一种功能，都是通过宣发和肃降这两种形式来完成的。

下面给大家具体介绍一下肺的功能。从解剖学或者生理学的角度，肺的主要功能是进行呼吸。中医也是认为肺的主要功能是进行呼吸。我们一提到肺马上就会想到呼吸，把气呼出来，把气又吸进去，呼吸的目的看来主要是交换气体，所以，中国古代认为肺的第一个功能就是管呼吸。所谓呼吸，就是把人身体里已经用过的这种气体，即浊气，呼出来；把自然界的新鲜的空气，即清气，吸进去。这就是呼浊吸清，吐故纳新。这种交换气体的作用，就叫呼吸。呼吸的作用，实际上也是通过宣发和肃降来完成的。想想看，呼气是宣发还是肃降的？气向上、向外跑，那当然是靠肺气的宣发。而肃降就是气向、下向内走。所以，呼吸也是通过宣发和肃降来完成的。正是因为肺是管呼吸的，肺里面的气最多，所以，中医把人的胸腔称为气海。中医认为人体某个地方哪一种东西最多，就称这个地方叫什么海。比如胸腔里面气最多，因为胸腔里面有肺，肺里面是气，是全身气最多的地方，所以叫它气海，即气的海洋。肺的呼吸与气的关系很大。你们想气的生成，上次我们说过了，它需要三方面的因素，第一个就是先天精气，第二是清气，第三是水谷精气，这三个气合在一起，就组成了人体的气，所以气的生成离不开这三种气，而这三种气当中的清气就是肺通过呼吸产生的。如果说我们一个人不呼气，气闷住了，或者是呼吸停止了，这个时候清气不能进去，清气不能进去的结果就是人体的气很快就没有了，没有的话人就会死亡。所以说，清气是通过肺的呼吸生成的，肺对人体气的生成是非常重要的。另外，人的气的运动也是很重要的，肺对人的气的运动起很重要的作用。

人的气的运动在古代是这样描写的：整个人身上的各种气不外乎用四个字来描

写，一个是升，一个是降，一个是出，一个是入，这是人体气的运动形式。通过人的呼吸就能够调节全身气的运动，你们想一想看呼气是什么？就是气朝上、朝外，那么它就带动了全身所有的气向上、向外。而吸气时气就是向下、向内，那么它就带动了全身的气向下、向内。那就是说，呼气本身是出、升，这时候带动全身的气使它们也是出，也是升；而吸气，是入和降，那么它带动了全身的气也是入，也是降。全身所有的内脏，比如说心、脾、胃、肾，这些内脏都不能被人的意志支配。比如说，想让心跳得快一点，是不可能的，想让肠胃活动得快一点也不可能，那么在人身上能够听从人的意志来进行活动的内脏就只有肺。所以，古人就想了一个办法，那就是通过调节肺的呼吸，来调节全身气的运动。比如把呼气延长，那么全身的气出、升的时间就长了；我们把吸气延长，全身的气入、降的时间就长了。通过调节呼吸来调节全身气的运动，就是现在我们大家都知道的通过一定的姿态和意志呼吸来进行锻炼的气功。气功当中的呼吸是很重要的，中国古代不叫气功，叫导引、按跷等。中华人民共和国成立以后，刘贵珍在北戴河办了一个疗养院，这个时候他就把这样一种锻炼的方法称为气功。为什么叫气功？就是因为它是通过气的出入来调节人体的，所以，我们说肺不但对气的产生有作用，而且对气的升降出入、全身气的运动也有作用，而且这个作用很重要。还有肺对浊气的排出，也起一个很重要的作用。人身体当中，经过新陈代谢把吸进去的清气用过以后，就要把用过的浊气排出来，主要是通过肺，当然人身上还有其他排气的道路，但是主要是通过肺。所以，我们说，肺对全身的气起着一个非常重要的作用，它对气的产生、对浊气的排出、对全身气的运动都起着一个很重要的作用。所以，中医古代有这样的看法，因为肺主要是进行呼吸的，它就主管了全身的气，或者也可以换句话说，就是肺在全身气的生成、运动，浊气的排出当中，都起到很重要的作用，而且肺中的气最多，所以，中医用了一个很简单的词，就是叫肺主气。

同学们看一看。肺的主要生理功能，第一个功能就是主呼吸、主气。就是我刚才所说的，呼吸就是呼浊吸清，吐故纳新，进行气体交换，那么这样一种运动，对人体气的生成、气在人体当中的运行（即升降出入）以及浊气的排出都起着很重要的作用。所以，我们说肺的第一个功能，也是最主要的功能，就是主呼吸、主气。

下面看看肺的第二个功能。肺的第二个功能是通调水道。"通"就是疏通，"调"就是调节，"水道"就是水液运行的道路。我们这里可以给大家说清楚，"水道"主要指的是三焦。通调水道的意思就是肺可以把从脾来的津液通过宣发，向上向外而散，一直到头与皮毛，通过肃降下输到肾与膀胱。这就是肺的通调水道的作用。

下面我解释一下。中医认为肺除了对呼吸有作用之外，第二个作用就在津液的代谢当中。那么津液是哪里来的？津液是由胃、小肠、大肠这三个部位把水谷当中的精微物质，而且主要是水分加以吸收，吸收了以后就输送到脾，然后通过脾散布到全身。那么这种水液里面含有一部分营养物质，这种液体称为津液，或者这样说，全身正常的体液都叫津液。这个津液是胃、小肠、大肠吸收，吸收以后输送到脾，由脾散布到全身去的。脾散布到全身去的时候，其中有一部分输送到肺，而且输送到肺的这一部分占的比例还是很大的，脾把津液散到肺之后，肺通过两个方式把津液再行布散。一个方式就是宣发。刚才我们说了，宣发就是肺的气向上、向外这样一种活动。脾的位置是在横膈的下面，比较低，肺的位置比较高，脾把津液输送到肺，肺通过宣发就把津液向上输送到头，向外输送到全身，到四肢，到皮毛，那就是说这个方向是朝上焦走，朝上面走。另外，肺还有一种肃降的作用，就是向下、向内走。这时候肺就把从脾来的津液通过肃降作用，向中焦、向下焦输布。所以，肺通过宣发和肃降，就把脾输送到肺的津液散到全身去了，而它在向下走的时候，主要是输送到肾，输送到膀胱，到膀胱以后有一部分没有用的津液就会被排掉。所以，肺在全身的津液代谢当中处于一个比较重要的地位。同津液代谢有关的脏主要是三个，一个是肺，一个是脾，脾运化水湿、运化津液，还有就是肾。关于肾的作用，我们等一会儿还要讲。那么脾、肺、肾三脏对津液的代谢是很重要的，而这当中肺的位置最高，所以，中医说肺为水之上源，肺是水最上面的源头。

我们在临床治疗水肿病的时候，肺、脾、肾这三脏我们治疗的最多。这里有一个区别：如果说水肿主要是在下半身，这个时候我们主要治脾和治肾；如果水肿着重是在上半身、在头、在上部的时候，我们的重点放在治肺。什么道理？因为肺是水之上源，它是上焦的。我们宣肺以使肺气能够散发，就能够通过宣散把这些液体通过毛孔散出去，而且我们还可以用肃肺的办法，那么水液就朝下走了，上面的水就会通过三焦向下一直排出去。所以，中医在治疗头面浮肿，或以上部为主的水肿的时候，经常采用治肺的方法。所以，肺有疏通和调节三焦的功能，也就是通调水道，使水通过宣发、肃降向四面散布，向下面走。肺发挥了很重要的作用。这是肺的第二个功能。

除了宣发、通调水道，肺对水谷的精微物质或者一些营养成分也有散布的作用。下面请大家看。肺的第三个作用就是散布水谷的精气。这需要和上讲中的脾胃联系起来。水谷之精气是胃、小肠、大肠里面的水谷，通过消化以后变成精微和糟粕两部分，精微部分通过胃、小肠、大肠吸收，到脾然后再把水谷精微向上升，升到肺。这个过程实际上相当于一个接力。脾把水谷精微传到肺，接下来就是肺的功能，肺把从脾来的水谷精气经过宣发散布到头，向外散布到四肢，散布到皮毛，同时通过肃降向下、向内，把水谷精气输布到中、下二焦。

关于这个功能，和我们刚才讲的通调水道实际上是一致的。刚才讲的通调水道是强调脾把水谷当中的那些液体状的物质，也就是津液，上输到肺。肺将其宣发到全身，肃降到中、下二焦。现在我们强调的是水谷精气，即非液体状的东西，是一种细微的、分散的、活动性很强的物质，就是无形而动的水谷精气。这个精气也是从脾向上升到肺，通过肺宣发散到全身，通过肃降进入中、下二焦朝下走。在讲气的时候我们已经提到，人体当中常有的气是四种——元气、营气、卫气和宗气。这里大家可以看一看，由脾胃输送到肺，由肺散布出去的是什么气？肯定不是元气，因为元气是肾中精气所化生的；也不是营气，因为营气不是随便散开来的，它是由脾胃化生的水谷精微跑到脉管里和津液结合变成血液，然后随血液流行到全身去；也不是宗气，因为宗气是由水谷精微和吸进去的清气结合以后在胸中，然后跑到肺里进行呼吸，跑到心、脉，在脉管里面运行，推动血液运行的。那是什么气？那就是卫气。因为卫气是在脉管外面走的，卫气本身就是由水谷的精气所化生的，是水谷精气中的一部分。所以，卫气由胃、小肠、大肠吸收，由脾向上输送到肺，由肺散布开来到全身，到上到外，然后肃降到下部。全身都有卫气散布，里面到五脏六腑，外面到四肢皮毛，都有卫气。

卫气有抵抗外邪的作用，可以抵抗外来的致病因素，而且卫气能够产生热，温暖人体，管汗孔的开闭。这是卫气的作用。卫气就是肺来散布的。所以，古书里说得很清楚，叫卫出上焦。卫气，是从上焦散发出来的。这里讲的"上焦"就是指肺。这是肺的第三个功能，就是它能够散发水谷的精气。

最后我们介绍一下肺的第四个作用——肺朝百脉。"百脉"的意思不是说一百条脉，而是说全身所有的脉，"百"字是形容多的意思。全身的血液经过百脉，经过全身所有的脉，流到肺里面，流到肺里面以后，就把浊气通过肺排出去而纳入清气，即脉中血液的浊气被排掉，清气吸收进来。这个功能实际上就是气体交换。气体交换以后，血液再经过所有的脉（即百脉）再流到全身去。这个功能就称为肺朝百脉。

对于肺朝百脉这四个字，历代对"朝"字很有争论。本来《内经》里面就提到"肺朝百脉"，但是对"肺朝百脉"这句话，《内经》没有解释。于是后人就解释这句话。一个解释就是朝向，比如"脸朝着你"中的"朝"。那就是肺面向百脉，把血液输送到全身去，可以这样解释。对这个"朝"字还有一个解释，就是朝拜，那就是老百姓、文武百官要朝拜皇帝。在中国人的头脑当中，往往一提到这个"朝"字，就认为是下级对上级，即下级对上级叫"朝"。百脉都是很小的，肺的位置是很高的，那么如果说朝拜的话，百脉是朝拜肺的，哪能是肺来朝拜百脉？因此，就有了另外一个解释，就是说全身的脉都是要向着肺朝拜。对于朝拜，如果让我们用现代语言来理解，就是聚集起来，汇聚到肺，于是就把肺朝百脉解释为百脉把全身的血液汇聚到肺里面去，即百脉去朝肺。所以"肺朝百脉"这四个字的意思，就解释成为"肺被百脉朝"。于是就有了两个对立的看法了：一个看法就是全身的血液通过百脉汇聚到肺，去朝肺；还有一个解释就是肺面向百脉，把血输到全身去。至于这两种解释哪一个对，争论已经不是一天两天的问题了，已经争论了很多年了。现在我们的看法，实际上是这两个解释的串通。因为血液原来就在全身，它肯定要从全身汇聚到肺，那就用了前面一个解释，就是全身的血液通过百脉汇聚到肺，呼浊吸清，吐故纳新，进行气体交换，交换以后肺肯定要把血液通过百脉散到全身去，不可能把血液聚集在肺里不流出去，所以这时候，就是肺面向百脉把血液散布出去。所以，按照我们的说法，这根本用不着争论，没有什么好争的。肺朝百脉的意思既包含了百脉把血液汇聚到肺，经过肺交换气体；又含有肺面向百脉，把血液通过百脉散出去的意思。肺对血液有这样一个作用，这个作用也是通过宣发、肃降来的。你们想想看，百脉会把血液汇聚到肺，通过呼吸交换气体，然后肺要把百脉散出去，通过宣发散向上焦，散向外部，通过肃降散向中、下二焦，散向内部和下部。

肺通过呼吸主一身之气，肺对津液有调节作用，能够通调水道，肺朝百脉，能够对血液的运行产生影响，而且肺能够散发卫气，对气有作用，也就是肺对气、对血、对津液都有调节和控制的作用。中国古代的医生们把人体比喻成一个国家，这个国家的最高首领是谁？是心。因为心里面藏着一个心神，心神对全身所有的内脏，或者是形体、官窍都有一个主宰的作用。所以，古人就把心比喻成一个国家的皇帝，称心为君主之官。肺，对全身的气、血、津液都有治理调节的作用，所以古书里面说"肺主治节"。治就是治理，像治理国家一样治理；节就是调节。因为不管哪一个内脏，进行活动的时候都离不开气、血、津液，肺对气、血、津液都有治理调节作用，因此它就能够治理调节全身。那么治理调节全国的是一个什么官？那就是宰相。所以，中国古典的医书就把肺比喻成人身上的宰相。《素问·灵兰秘典论》里面说"肺者，相傅之官"，就是肺相当于宰相这样一个官，治理调节全身。对于肺的作用，就介绍到这里。

那么如果肺生病的话，就会表现在我们刚才所讲的这些功能发生障碍。首先，肺是管呼吸的，如果肺生病，原因最常见的是外感，被外面的邪侵犯。前面我们在讲藏象学说概述的时候，曾经提到肺和皮毛的关系很密切，所以，如果皮肤受寒，那么这个寒很快就会影响到肺，影响到肺的话，就使肺的功能发生障碍，这时候宣发肃降就不正常了。首先，表现为肺的肃降不好，肃降不好，肺气就不能很好地向下、向内，那么气就朝上逆而咳嗽；其次，也可以表现为肺的宣发不好，宣发不好那么气朝上、朝外发生障碍，可以出现鼻塞，呼吸发生障碍。尤其是哮喘，哮喘是很典型的肺气不宣，即肺的宣发功能不好。你们看哮喘的患者，他吸气很方便，一下子吸进来了，但是呼气很困难，有时候呼气是吸气时间的二三倍，甚至四五倍。气不容易出来，那就是不容易向外，不容易向上，那就是肺气不宣。所以，中医有一个宣肺的药，就是麻黄，麻黄就是治疗哮喘的主药。为什么？因为麻黄能够使肺气容易出来，能够宣肺。同时大家看到，麻黄除了能够保持呼吸道的通畅，使气容易出来之外，还能发汗。因为"宣"除了向上，还能够向外面散开来，所以，麻黄能够促进水液向上向外发散，所以，它可以用来发汗。麻黄可以把津液向上、向外发散，不但发散到皮肤下面，而且可以发散到皮肤外面，它的发散力量大。所以，宣肺的药，大家注意，除了能够使呼气变得正常之外，还能够向外散开。大多数这类药，或多或少有一些发汗的作用。所以，如果肺生病以后，气的升降出入，也就是说它的宣发肃降就会出现障碍，就会影响人的呼吸，会出现咳嗽、气喘、咳痰、胸口闷这些症状。

另外，如果肺的功能发生障碍的时候，还会影响人的水液代谢。中医将以头面部为主的水肿称为风水。中医认为风是一种外邪，是一种进外面侵犯人体的病邪。这种病邪最容易损伤人的上部。古人看见在越是高的地方，风越大，因此，认为风最容易损伤人的上部，最容易侵犯人的头和肺。那么当风夹杂湿邪（即水）一起侵犯人体的时候，就会引起人的头面部水肿，而且影响到肺的宣发和肃降，使肺的通调水道的功能发生障碍。这时我们怎么办？我们就可以利用肺宣发肃降和利水的作用，这时候治疗主要也是治肺。同时大家还应该看到，在肺虚的时候，因为它不能够把水谷的精气很好地布散开来，不能够把卫气很好地散布到全身，就会出现卫气虚。卫气虚的患者，他的卫气功能就减退。我们上次说过了，卫气有三个作用，第一个是抵抗外邪的入侵，第二个是管汗孔的开合，第三个是温暖人体。所以，肺虚以后，不能很好地把脾胃吸收来的水谷精气散布到全身，那全身的卫气就不够，这时候患者很容易感冒，而且汗比较多，同时比较怕冷。这时候我们就应该采取补肺的办法来补气，促进肺把水谷的精气散到全身，所以肺和卫两者的关系是很密切的。清朝有个医生叫叶天士，他就明确地指出，"肺主气属卫"，就是说卫气是属于肺的，它是由肺来布散的。所以，卫气虚的时候，应该要补肺。当然卫气虚的时候，也要补脾胃，因为卫气是由脾胃吸收，通过肺再散到全身去的。

还有，如果肺出现功能障碍，也会影响到血液循环，这是两方面的。一方面是因为肺朝百脉，肺通过宣发把血散开来，通过肃降把血降下，这样布向全身。这个内容刚才已经在讲肺朝百脉的时候讲过了，这是一个方面。另外一方面，就是宗气的问题。宗气实际上含有两个气，一个是心气，一个是肺气。这两个气都属于宗气。那么如果说肺气虚，虚到一定程度，整个宗气都虚，这时候心气也就虚了。所以我们看见有肺病的患者，肺气虚了以后，虚到了一定程度，就会气喘，气喘的同时患者就容易心悸，然后就出现瘀血，出现青紫，这就是因为肺气虚影响到宗气，宗气再影响到心气，然后就影响到血液的循环，就会出现青紫。

肺的问题，我们就谈到这里。大家记住，中医讲的肺，就是讲的这两叶肺。肺不管进行什么功能，都是通过宣发、肃降这两种方式来进行的，它的具体功能就是主呼吸、主气、通调水道、散布水谷精气，还有朝百脉。因为它有这些作用，所以它可以治理调节全身，就好像一个国家的宰相一样。关于肺，我们就谈到这里。

7. 肝

接下来，我们介绍肝。中医所说的肝和现代解剖学上所讲的肝脏，从结构上看基本上是一个东西。因为中国古代也有解剖，而且画了这种图，也把肝脏分成肝左叶、肝右叶，肝右叶比较大，肝左叶比较小。古人说肝的位置是在膈肌的下面，在右肾的前面，在胁肋下，这个位置和我们今天所讲的肝脏的位置，基本上是一致的，形状也很相像。所以说，古代讲的肝脏，从解剖学的角度来看，和我们今天讲的肝脏基本上是一样的。

关于肝脏的功能，有一部分和今天的解剖学和生理学的研究结果是一致的，还有一部分不完全相同。这是历史条件和文化背景造成的，下面我们就把肝的功能给大家做一个介绍。中医认为肝的功能主要是两个，一个是肝藏血，一个是肝主疏泄。

我们先谈一谈肝藏血。肝的第一个主要生理功能是肝藏血。肝藏血具体有三个功能：一个是贮藏血液，能够把血液贮藏在肝里面；还有一个是调节血量，调节全身血液的量；第三是防止出血。贮藏血液和调节血量这两个作用，主要是根据《内经》里面的一句话来的。下面请大家看一看。《素问·五脏生成》是《内经》里的一篇文章。大家知道，中医古代最古老的，而且比较完整的一本理论书，即《黄帝内经》。《黄帝内经》分为两部分，一部分叫《素问》，一部分叫《灵枢》。这两部分实际上都是论文集，每一部分都有 81 篇论文，那么《素问》和《灵枢》加在一起就是 162 篇论文。那么《素问》中的《五脏生成》篇，这篇文章说"故人卧血归于肝"，就是人躺下来时，血就流到肝里面。唐朝很有名的医学家王冰注解说，"人动则血运于诸经，人静则血归于肝脏"，人动了，血就跑到全身的各条经脉里去，人安静下来的时候，血就流到肝脏里。人一运动，四肢需要的血量就多了，这时候血液就根据人体的需要流到需要的地方去，于是四肢的血就多了。比如冬天坐下来不动的时候，两个脚很冷，如果走一走路，两个脚就热起来了。什么道理？因为脚的血液循环改善了，血多了，那么这个时候肝里面的血就少了，这些血都跑到四肢去了。那么人静下来，躺下来以后，血就从四肢回到肝脏，为什么？因为这时候四肢不需要那么多血，于是这个血就回到肝脏里了，所以叫"血归于肝"。"归"就是血回到肝脏里贮藏起来。你们想，人体四肢不需要血的时候，或者说头脑里不需要那么多血的时候，这时候血就被肝脏贮藏起来，等到人体需要血的时候，肝脏就把血放出去，到需要的地方去。这是不是就像我们在农村里搞一个水库，水多的时候河流里面容易泛滥成灾，于是就让水流到水库里去贮藏起来，等到活水少了，雨水少了，而河里面的水不够用了，这时把水库的水排出去。这是不是调节水量？所以，当人安静下来，肝脏把血贮藏起来，这样一种贮藏血液的功能实际上起了调节血量的作用。也就是说，人不需要那么多血的时候，就把血藏到肝里，而当人需要血的时候，贮藏的血就会流到人体需要的地方去。这实际上就是贮藏血液，同时也是调节血量的作用。

古书上是这样说，那么现在研究下来是不是这么回事？是这么回事。根据实验证明，当一个人安静下来以后，人体大量的血都贮藏在腹腔里面，就是肝脏和肝的门静脉系统，这里面的血可以占全身整个血量的55%，但是当人一运动以后，血就跑出去了，这里面的血就少多了。所以，中医说"人卧则血归于肝"，以及王冰所说的"人动则血运于诸经，人静则血归于肝脏"，这个说法是完全正确的，是符合现代科学研究的结果的。肝藏血，这个"藏"字除了有贮藏血液这样的意思之外，它还有什么意思？还有收藏的意思，就是把血液收藏在人体当中，不让它流出去，不让它无缘无故地流出去，还有这样一种意思在里面。所以，我们说肝还有防止出血的作用。历代医家对这一条是很重视的，比如说隋朝巢元方写了一本书叫《诸病源候论》。在这本书里他就提道：如果说火邪（热邪）影响到肝，这时候人就会出血；如果说肝脏虚了，而不能够很好地贮藏血液，这个时候人也会出血。但是肝究竟怎样来防止出血？到明代有一个人叫章潢，他在书里面写到"肝凝血"，就是说肝脏能够促使血液凝固。当一个人有出血倾向的时候，比如说手破了以后，血就流出来了。这时候肝就能够促使血液凝固，血一凝固就不出血了。所以，肝有防止出血的作用，而这个防止出血的作用是通过凝血来实现的。那么这个作用，与现代科学研究的结果也是一致的。现代研究证明，肝脏里面有一种成分叫凝血酶原，能够促使凝血，肝生病以后凝血酶原减少，这时候人就很容易出血不止。所以说，古代对"肝藏血"这个理论，不管是贮藏血液、调节血量，还是防止出血，和今天的现代科学的研究都是一致的。肝脏有防止出血的作用，上次我们给大家介绍了脾统血，脾也有防止出血的作用，这两个脏的作用是互相协调、互相合作的。所以，我们在明代或者清代那些医生们的医案当中，就可以发现，他们看见患者大出血的时候，常常这样写——统藏失司，即脾统血和肝藏血的功能不正常了。那就是说脾统血和肝藏血是一致的，是互相协作、互相合作的。这是关于肝藏血的意思。

肝的第二个功能是肝主疏泄。"疏"就是指疏通。比如一个类似于沟和管子的东西堵塞了，我们要把它疏通。"泄"就是发散。我们常常说这样一句话"你这个人一肚子的气要发泄一下"，发泄的意思就是向外面散开。这个"疏"字不只是"疏通"，还有"疏散""疏松"的意思，即不是很紧，所以疏通、疏散、疏松。这里面是一个意思——要通，要散。那么肝主疏泄就是肝主疏通、发散。那么具体是什么意思？具体就是下面这句话：肝主疏泄是指肝可以保持全身气的运行能够疏通畅达，就是全身气的运行疏通畅达而没有阻碍，那么结果就是通而不滞，通而不至于停下来，散而不郁，能够散开而不至于郁结在一处。

那我们再重复一下，所谓肝主疏泄，就是说肝具有使全身的气能够运行得很通畅，能够通畅而不停下来，能够散而不至于郁在一处这样一种作用。

下面我们具体解释一下。肝的这个作用是怎么来的？是用五行学说推出来的。大家知道，五行当中有木、火、土、金、水。五行分属五脏，心是火，肺是金，脾是土，肝是木，肾是水。木的特性是生长、升发，喜欢条达，喜欢把枝条生长到最远的地方去。那就是木本身就具有一种通和散的性质，而且有一种升发、向四面展开的特性，这就是木的特性。肝也是属木的，所以肝也具有这样的特性。那么"疏泄"这两个字，最早见于《内经》，它说："土疏泄，苍气达。"泥土疏通，比较疏松，如果水倒进去的话，土里四通八达，水很快就能够流到泥土的每一个地方去，这就叫疏泄。怎么样才能疏泄？要"苍气达"。"苍"就是绿颜色，绿气是木头之气，"达"就是到达，就是要木头之气到达泥土当中，土才能疏松，才能通畅。你们想想看，如果说从来没有种过庄稼的土，是很板结的，很硬的，水倒进去很长时间都渗不下去。而我们长期种农作物的土叫熟土，这个熟土就比较疏松，水一倒很快就渗透到下面去了。那就是说，木气反反复复地到达土里，因为我们反反复复地种过庄稼了，种过植物了，这个土就松了。因为庄稼的根、树木的根能够穿过土来疏松，也就是说木能够使土疏泄。但是反过来我们看，什么样的土才适合植物生长？那也是要疏松的土。也就是说，木的性质是要疏泄，要疏松、疏通、畅达，要散开不要郁在一处，同时它也喜欢疏泄。我们就把这个特性引申到肝，所以我们说肝主疏泄，能保持全身的气的运动，能够疏通流畅而不阻滞，所以称为通而不滞，能够向外散，不至于郁在里面。

那么同学们就问了，肝主疏泄是很抽象的，就是说肝能够使气疏通、流畅，能够散发开来。那么究竟在人体上能够发挥些什么作用？下面我们举几个具体的例子给大家看看。

首先我们看看肝主疏泄对气的运行、对血的运行、对津液的流通有什么作用。如果疏泄功能正常的话，那么气的运行就通畅，血的运行也通畅，津液的运行也通畅。为什么？因为津液和血这两者本身是不会动的，它们的流动要靠气推动，所以气流动后血液也就流畅，津液也就流畅，这是没有问题的。因为肝的疏泄主要是疏泄气的运动，气流畅后，血和津液也就都流畅了。肝失疏泄就是肝疏泄得不好，失去了疏泄的功能，那么这样的话，气就不能流通而出现气滞。"滞"就是停下来的意思，气就会停下来；血液是靠气推动的，气一滞血就瘀了，血的运行也就停下来；津液也是靠气推动的，那么气一滞，津液也就聚集起来，化成痰。所以说，气、血、津液的流通都是要靠肝的疏泄作用。

我们在临床上常常会看到这样的事情，如果一个人肝的疏泄功能不好，很容易引起胁肋部闷胀痛。什么道理？那就是因为肝经就是从这里走过，肝的疏泄功能不好，首先就影响到肝气的流畅，肝经的气不流畅的话，气就郁在这里，停滞在这里，就会出现闷胀痛这些现象。同时，由于气的不流通，就会形成瘀血，在人身体里面就会结块，而且它还会形成痰，妨碍人的呼吸。对这些病变，等一会我们还会具体介绍。反正大家记住，肝能够保持气机的疏通流畅。如果说肝的疏泄功能不好，气就不流畅，不流畅就会影响到血液和津液的流通。

除此之外，肝还会对脾胃，对人的情绪有影响。下面请大家看一看。如果肝疏泄正常，气血就流畅，气血一流畅，人的心情就会开朗。中医认为人的心情开朗不开朗，和气血的流通很有关系。如果气血很流畅的话，人就会很高兴，很开朗，遇到什么事情也容易想得通。相反，如果说肝的疏泄功能不好，气就会停下来，血也会停下来，即气滞血瘀，这时候人的心情就会比较抑郁，心里面就老是不高兴，闷闷不乐，而且遇到事情也想不开。所以，如果肝失疏泄，就会使气滞血瘀，使心情不舒畅。我们认为这种现象是因为肝先疏泄引起情志的抑郁，一般临床上称为因病致郁。相反，如果说一个人肝的疏泄功能本身是好的，现在因为环境的关系，比如说家庭或者工作各种条件不称心，长时间情志抑郁，这也会反过来影响到肝，导致肝失疏泄。就是说，情志不舒畅也会引起肝失疏泄，这个就不叫因病致郁了，而叫因郁致病，就是由于情志的抑郁而导致了肝失疏泄这样一种病。像我们刚才说到的，一个人的情志抑郁，可以引起肝的疏泄功能不好，而肝的疏泄功能不好，就会影响到气血的运行，就会导致情绪的抑郁，这是互相影响的。大家在临床上可能会看见这样一种患者，这种患者心里不高兴时，就会觉得喉咙里面有一个东西塞在那里，吐也吐不出来，吞也吞不下去，这时候他就会怀疑喉咙里是否长了什么东西，甚至怀疑是生癌什么的，结果去请五官科医生看，看来看去都是正常的、没毛病，但是他一碰到心里不高兴，喉咙就会有东西哽住。中医称之为梅核气，即好像与一粒梅核堵在这个地方一样的感觉。这是什么原因？这就是因为心情不愉快、抑郁，导致了肝的疏泄功能不好，结果就引起气的运行发生障碍。因为肝经是经过喉咙的，气的运行一发生障碍，结果津液就不流通，不流通聚集起来就变成痰，痰与气结在一起就会感觉有一个东西哽在喉咙里。治疗时，要让患者的情绪好一些，这是最根本的，与此同时采用化痰、散气的方法来让气流通，这种患者就能够治好了。中医临床上经常采用一张处方，叫四七汤。四七汤里用苏叶（即紫苏）散，厚朴通，另外用半夏、茯苓化痰，所以就是散、通，另外可加用化痰的药，就能够治疗梅核气了。梅核气本身就是因郁致病。因为心情的抑郁导致了肝失疏泄，气机不利，结果津液不流通聚而成痰，痰气相搏就形成了梅核气。这就是因郁致病。当然，因病致郁的患者也不少。

刚才我们谈了肝主疏泄能够影响气、血、津液的流通，能够影响人的情绪、心情，还能够影响到人的脾胃。大家知道，脾的气要朝上升，我们在讲脾和肺的时候都提到了，水谷的精微被胃、小肠、大肠吸收，到脾后，脾气就朝上升，一直升到肺，然后散到全身去，即脾主升清。脾气要很正常地向上升，气要能够疏通流畅，这也要靠肝的疏泄，要靠肝的疏泄功能来保持脾气向上的疏通流畅。胃气也是一样的，胃气要向下，要疏通，即通降，也是要靠肝的疏泄功能来保持它的向下降和疏通。

那么如果说肝的疏泄功能不好，那会出现什么现象？下面请大家看一看。如果疏泄功能正常的话，脾气就很通畅，而且很正常地向上升，胃气能够很通畅而且很正常地向下降，这就是正常的功能。但是如果说肝的疏泄功能不好，肝失疏泄，结果脾的气就不通畅。中医说不通则痛，不通的话就会引起肚子痛，不只是痛，而且还会胀。另外，肝疏泄不好，脾气就不能很好地向上升，结果水谷精微就不能正常向上，从脾上到肺，再上到全身，结果脾气就和水谷精微、糟粕以及津液一起从下面排出来，引起腹泻。这个腹泻实际上就是因为脾不能很好地吸收水谷精微向上升而流行到全身去，而使得精微、津液、糟粕一起拉出来，于是就出现了腹泻。这种腹泻不但泻而且痛，所以古时候专门有个提法叫痛泻。这就说明肝的疏泄功能不好而不能帮助脾气保持它的通畅和向上升。这就是肝失疏泄对脾的影响。还有，肝失疏泄对胃的影响也很大。肝疏泄不好，气就不能疏通，胃气不通，不通就会胀痛；若不降，则气就朝上逆，轻的就呃逆，重者可以出现恶心呕吐。这就是因为胃气向上逆的表现。

我曾经看见一个患者，这是一个老妈妈，她不能生气，如果因为家庭的一些纠纷，或者不称心的时候，她心里就不高兴了，一不高兴就拉肚子。她常常到我这里来看病。那我怎么给她治疗？第一，我就劝她心里要想得开一点，不要不高兴，你现在吃也吃得饱，穿也穿得暖，生活不错，那么看着家里人心里就宽容一点，不要不高兴。第二，就给她吃药，要使肝气疏泄，同时健脾，以使脾正常地升清。这样的话，肚子就不会疼，而且也就不拉肚子了。中医专门对这个肝失疏泄导致的痛泻有一张处方，叫刘草窗痛泻要方。另外，肝对胃的影响就更多了。有的患者不能生气，一气就胃痛，什么道理？因为心里一不高兴，肝疏泄就不好，肝疏泄不好就影响到胃气的流通，胃不通降的话就会胀痛，而且这种人会呃逆、恶心。这些实际上就是肝影响到胃，而使胃气不能通降的结果。肝的疏泄不好对脾胃造成影响，这在五行上也有一种说法。因为五行中肝属木，脾胃属土，正常情况下木克土，肝有毛病后影响到脾胃，结果使脾胃也产生毛病，这就不是木克土了，是木引起土的病，这时候就叫木乘土。我记得我们在讲座的开始就谈到了五行。五行里有乘侮关系，乘即顺着次序克得太厉害。现在肝有毛病，引起脾的毛病，是顺着次序，这时我们按照五行的理论来谈，叫作木乘土。这是肝的疏泄功能对脾胃的影响。

肝的疏泄功能除了对人的气、血、津液流通，对人的情绪和脾胃有影响之外，肝对胆也有很大的影响。现在患胆囊炎、胆石症的患者并不少，而情绪对发病影响很大，情绪不好就很容易发病。为什么？肝的疏泄正常，胆汁分泌就会变得多，而且很稀薄，疏泄功能正常，胆汁的排泄也就很通畅。胆汁分泌得多而稀薄，并且排泄通畅，这时候整个胆道就很畅通，细菌就不容易滋生，患者的胆囊、胆管都不容易发炎，同时也不容易产生石头。那么相反，如果肝的疏泄功能不好，患者的胆汁分泌就会少而且黏稠，疏泄功能不好就气不利，结果导致胆汁排泄不通畅，就会在胆囊、胆管所在处（即右胁肋部）引起疼痛。我们在患者身上可以很清楚地看到，某患者因胆石症而把胆囊拿掉了，拿掉以后医生为了避免胆总管中的结石没有拿干净，就在胆总管里放 T 形管，从腹壁通出来，下面就用一个瓶子将胆汁接在里面。这时我们就发现，如果患者的情绪不好的话，他的胆汁就变得稠且量很少；相反，如果这个患者的情绪很好，且服用疏肝的药，患者瓶子里面的胆汁就变得很稀薄而且量也比较多。这是我们从患者的胆汁里面看到的。还有，我们也可以通过动物实验看到一些问题。比如说，我们拿一只大白鼠过来，用一根塑料管插在它的胆管里来观察胆汁的分泌情况，如果正常为 1 小时分泌 0.5 毫升的话，我们给它用疏肝的药，用了之后我们发现其胆汁颜色变得很淡，量会增加，这就是疏肝就可以利胆。所以，中医在治疗胆道疾病的时候，特别强调要保持肝的疏泄功能，使肝疏泄正常，才能使胆汁多而稀薄并且通畅，这样就不容易发病。另一方面，这种患者要注意自己的情绪，要使情绪始终比较开朗，心情比较乐观。

前面我们举了四个例子，一个是肝对气、血、津液流通的影响，一个是肝对情绪的影响，一个是肝对脾胃的影响，一个是肝对胆的影响。那么除了这四个之外，其他的影响也不小。比如说，肝对月经的影响也很大，肝的疏泄功能不好会引起月经不调，甚至痛经。反正大家记住，全身气、血、津液的流通都和肝的疏泄有关系。肝的疏泄功能正常，则全身疏泄流通就都正常。肝的疏泄功能不正常，那气血的流通就容易发生障碍，所以这就是我们所说的肝主疏泄。

肝主疏泄，它如何流通？第一，是要保持全身气机疏通流畅。正如马路上汽车都停下来之后马路肯定不通，要流通需要不停地动。肝这个脏在五行中属木，木有向上升的作用。疏泄不只是动这个作用，它还散，向外散。所以，我们可以把肝主疏泄的作用归结为三个字：升、动、散。肝使全身的气向上升，动得快而且朝外散开。这就是肝主疏泄的一个功能。

肝主藏血这个功能是怎么动的？肝要藏血，首先需要安静，不安静就不能藏，血液就不会流到肝里，所以它要静，使血液不流到外面去；防止出血就要收，只有收之后，血才会进入肝里而储藏起来，所以它是向内收的；还有，肝所在的位置是在横膈的下面，要使头部、上肢的血到肝里去，则需要降。所以，肝藏血的功能实际上可归纳为三个字——静、收、降。

比较这两个功能，一个要升，一个要降；一个要动，一个要静；一个要散，一个要收。所以，肝的这两个功能对全身的气血来说正好是相反的。如果我们按照阴阳理论来进行分类的话，那么升、动、散的功能属阳，称之为肝阳。降、静、收的功能属阴，称之为肝阴。下面请大家看一下。

肝主疏泄，使全身气血升、动、散，属阳。肝主藏血，使全身气血降、静、收藏，属阴。

这样大家就清楚了什么是肝阴，什么是肝阳。肝阳就是使全身的气血升、动、散这样一种作用。肝阴就是使全身的气血降、收、静这样一种作用。这两种功能是相反的，是互相制约的。肝阴制约肝阳而使肝阳不至于太厉害，肝阳制约肝阴而使肝阴不至于太厉害。

我们临床上常常会碰到这样一种现象，有些人肝阴虚，静、降、藏的功能不够，结果表现为升、动、散太厉害。一升，气血就会朝上，一动，人就兴奋起来了，血液流动也快了，而且气血也朝外散，这时患者就会因为气血朝上涌而出现脸红、头胀、头昏、头痛、心里烦躁、容易发怒。这种现象我们称为肝阳亢，是由于肝阴虚不能制约肝阳导致的。那么肝阳亢在何处？亢在下面还是上面？那当然是亢在上面，所以临床上称为肝阳上亢。这时我们的治疗方法就是养阴，使阴得到增强从而使肝阳朝下降，人体的气血朝内而且安静下来，肝阳上亢的症状就能消除。那么与此相反，如果肝阳虚而肝阴相对旺的话，气的动、散、升这些功能就差，容易出现气滞和气郁，这时患者就会闷闷不乐，胁肋部闷胀痛，需用升、动、散的药。有一味很有名的治疗肝阳不够的药叫柴胡。柴胡本身就是升、动、散的，正好对抗肝阴，而对肝阴没有好处。所以，清代叶天士在他的医案里面专门提出"柴胡劫肝阴"，用了柴胡对肝阴很不利。这是因为肝阴本身是肝脏的一种安静、收藏和降的作用，而柴胡的作用是升、动、散，正好与之相反。当然，叶天士的这个说法是经验之谈。肝阳上亢的时候，我们经常用一些平肝、息风、潜降的药，帮助肝阴以使肝阳平息。所以，对肝阴、肝阳的概念，大家要清楚，阴和阳实际上是指人身上的两种功能状态，而这两种功能状态之所以能够产生，能够出来，就是靠气血养肝以使肝发挥其作用，才能表现出肝阴和肝阳两方面的功能。所以，对于肝的功能，我就介绍到这里。大家记忆时注意肝有两个作用——藏血和疏泄，然后再理解疏泄的意思，疏泄对人体的作用，藏血的意思，藏血对人体的作用，还有分属肝阴和肝阳功能的藏血和疏泄应当是平衡的，如此才能维持人体的正常状态。

8. 胆

接下去我为大家介绍胆的作用。肝和胆的关系是很密切的。中医所说的胆与解剖学上所说的胆囊，是指同样一个东西。中国古代书上画的胆囊像一个上有小管的圆口袋，与今天的胆囊完全一致。因为其味道是苦的，故又叫苦胆。春秋战国时期越王勾践卧薪尝胆，他尝的就是胆。所以，中国古代讲的胆和我们今天解剖学上讲的胆是指同样一个东西。对胆的功能的认识，中西医有些出入。下面请大家看。

胆的主要生理功能一共是三个。第一是贮藏胆汁。胆汁不是胆囊分泌的，而是肝分泌的。中医古书里说肝气聚集起来就变成了胆汁，胆汁从肝中出来流到胆中，由胆贮藏起来。当需要的时候，胆汁就从胆里流出到小肠里去帮助消化。所以，胆还有排泄胆汁的作用。从现代生物学的角度看，胆只有上述两个功能。但是胆除了贮藏胆汁和排泄胆汁这两个功能之外，还有第三个功能，叫主决断，即一个人敢不敢下决断，是由胆来决定的，一般称敢于决断的人为胆大。中国古代将人思维的过程、考虑问题的过程分属于五脏六腑。心作为最高的统帅，心藏神，主宰全身的活动。在心的下面有两个帮助它的脏：一个是作为宰相的肺，调节治理全身，即肺主治节；还有一个是作为将军的肝，肝能够出谋划策。这个理论的形成是在春秋战国时期，那个时期每个小的国家的体制就是一个国王、一个将、一个相。肺就是相，对内专门治理国家；而肝就是将军，对外运筹帷幄，出谋划策。但是，肝出点子，想办法后要决断，究竟干还是不干，是由胆来下决断的。所以，胆是决定一个人敢不敢下决心，能不能下决心的腑。古人是很相信这一点的。一个人若很勇敢，则他的胆就大；若一个人遇到事情优柔寡断，很害怕，这种人是胆小的。举个例子，古人说"胆小如鼠"，即老鼠的胆很小，为此我特意抓了几只大白鼠进行解剖，结果解剖后，大白鼠的胆小到几乎看不见，已经退化了。古人大概也解剖过老鼠，他们看见老鼠的胆小到几乎看不见，所以称人胆小为"胆小如鼠"。《三国演义》中诸葛亮的接班人姜维，遇事很能下决断。当然，他的能力具体有多强是另外一回事。后来姜维被邓艾抓住以后杀死，解剖开来看就发现姜维胆大如鹅卵，胆大得像鹅蛋那么大，可见古人相信胆大、胆小和一个人敢不敢下决断有关系。

那么同学们就要问了，吴老师你说胆和人下决断有没有关系？这个我不敢下结论。因为中医有很多内容，从现代已有的科学水平来讲，今天说它没作用、没那回事，说不定过几天我们又发现，现代科学发现的新的东西和中医一样了。我举个例子，以前研究认为肺就是个呼吸器官，和水的代谢没关系，说中医讲的通调水道没道理，但现在研究出来，肺本身是个内分泌器官，它和水的代谢很有关系，那就说明中医讲的通调水道的作用是对的。那会不会说今天我们认为胆跟主决断没关系，过几年就会发现它们就有关系了。所以我不敢讲它肯定不对，但我可以告诉大家一条，我接触的胆已经被切掉的人在碰到事情的时候还是能够下决断。所以，这个只能留给你们独立思考了。

总的来说，胆有三个功能：第一，贮藏胆汁；第二，排泄胆汁；第三，主决断。对胆的问题，我们就介绍到这里。

9. 肾

接下来给大家介绍肾。中医所说的肾从解剖学角度来看和现在我们讲的肾脏基本上是一个东西。因为中国古代也有解剖结构图。当中画了根脊柱，两面各有一个肾，这两个肾的样子就像黄豆，稍微有点弯，而方向朝里，位置是在第 14 椎。这个 14 椎是从大椎那里开始算起的，即第 1 胸椎算作第 1 椎，这样算下来相当于第 2 腰椎。那么第 14 椎两边两个像黄豆一样的东西，就是现在我们解剖学上讲的肾。所以，我们说，中医古时候讲的肾，从它的结构上来看就是我们解剖学上讲的肾，但是说到肾的功能，与解剖学上讲的肾的功能差别比较大。下面我们把肾的功能给大家做一个介绍。

中医认为肾有三个功能。第一个功能是藏精，第二个功能是主水，第三个功能是主纳气。下面我们就把这些功能一个一个给大家做介绍。

第一个功能是藏精。"精"有三个来源。第一就是人还没出生之前，还在娘胎的时候，这时候父亲的精和母亲的血结合以后肾中就已经藏有精了，就是说这个精是人还没生出来之前就有的，所以，我们称之为先天之精。等人生出来以后，先天之精还是藏在肾里面，但是先天之精的量在人刚生出的时候是很少的，出生以后便得到后天水谷精气的滋养。具体而言，即脾胃吸收的水谷精气通过血液循环流到肾，从而滋养肾精，于是先天之精就越来越多了。那么除此之外，人体的其他脏，心、脾、肺、肝，还有六腑，每个脏腑接受先天精气、水谷精气和清气以后都会产生自己的精。每个脏腑的精经过自己用掉以后剩下来的，都到肾，去滋养先天之精，使先天之精越来越充盈。所以说，肾里面所藏的精实际上是三个部分：一个是先天之精，一个是水谷精气，一个是五脏六腑之精。这三个部分的后两者滋养先天之精而使先天之精越来越充盈。人出生以后，先天之精仍旧维持了它原来的状态和原来的功能，所以我们仍旧称之为先天之精。这个精就藏在肾里面的。肾如同两个口袋，将精装在里面。古人把肾精的形态和状态描写成了男女性交的时候男子射出来的精，认为这个精就是肾里面藏的精（即肾精）。肾精很稠，不会流到全身去，它就藏在肾里面。肾精可以像水烧开了一样变成气，这个气就称为肾气。肾气凝聚起来就是肾精，肾精蒸发开来就是肾气。所以说，肾气就是肾精，肾精就是肾气，只不过两者所处的状态不同而已。肾精处于黏稠有形的液体状态，肾气就是肾精变成的一种无形而动的状态。肾气从肾中出来经过三焦跑到全身去。在讲元气的时候，我已经对三焦做过介绍，三焦就是全身脏腑组织里的空隙，甚至细胞之间的空隙，所有这些空隙贯穿沟通起来形成一个庞大复杂的通道。这个通道就是元气所走的地方。我们今天给大家介绍的肾精所化生出的肾气跑到三焦，通过三焦再流到全身去，这个气也就是元气。所以，元气和肾气实际上是一个东西。

那么肾气具体跑到什么地方去，会发生什么作用？下面就请大家看一看。肾藏精，这个精刚才已经说过了，是先天之精，受到后天的水谷精气以及五脏六腑之精的滋养以后越来越充盈。肾精是有形的，它化生成无形而动的肾气，肾气经过三焦散布到全身。肾气本身含有三种不同的成分，也就是肾气可以分为三个部分，这三个部分对人体的作用是不一样的，下面我们看看是哪三个部分。

第一个，是肾精里面的一部分。肾精化生出来的肾气到身体各处去以后，能够促进全身温煦、活动、兴奋，那么这种肾气就称为肾阳。这里需说明，并不是肾阳本身去温煦身体的各个地方，或者推动身体的活动，而是肾阳跑到身体各个地方去，就能促进这个地方的气（局部的气）的消耗。比如肾阳跑到四肢，就能促进四肢里面的卫气被消耗，消耗以后卫气就产生热，热就能温煦人体，使人体温暖。还有，肾阳也能促进五脏六腑之气被消耗，产生的能量就可以推动五脏六腑的活动。还有，它到心，就能促使心神兴奋起来。总的来说，肾阳是肾气里面的一个部分。肾阳到全身去，对全身的温煦、活动和兴奋有促进的作用，不是说肾阳去温煦、活动、兴奋，它是促进全身各个部位的温煦、活动和兴奋，也就是说它实际上起了一个促进或者推动的作用。

请你们看第二个部分。第一，部分肾气到身体各个地方去以后，能够促进全身的清凉，即能使这个地方凉下来。说得更具体一点，即这部分肾气到这个地方以后能够使这个地方的气消耗减少，从而产热减少，热散而局部凉下来。第二，它到了身体的各个地方，比如说到了嘴巴，能促进唾液腺分泌增多，到身体各个地方都能促进腺体分泌增加，这样就能使它滋润。第三，它到心，能使心神宁静，能够安静下来。也就是说，这种东西到身体的各个地方能使身体凉下来，能够滋润，能够安静，这部分肾气就称为肾阴。那这里我们就可以看出来：肾阳使身体温煦，热起来，肾阴使身体凉下去；肾阳能够使心神兴奋，肾阴能够使心神宁静；肾阳促使人的活动，肾阴促使人体的滋润。温煦和清凉、兴奋和宁静，这些都是相反的作用，所以，肾阴和肾阳是互相制约的，正常时肾阴和肾阳之间由于互相制约造成阴阳的平衡。

下面我把这个问题解释一下。人体里面的肾气包含肾阴和肾阳两个部分，这两个部分的作用正好是相反的，肾阳能够使人温暖、体温增高，肾阴能使人清凉、体温降低，一个使它升高，一个使它降低，结果维持体温不增高也不降低，不热也不冷。肾阳能够使心神兴奋，肾阴使心神抑制、宁静，这样就能使人的心神得到控制。白天一个人阳比较盛，阴相对减少，所以这时候人就兴奋，这种兴奋由阳来控制。相反，到晚上，阴就占优势，阳就处于一个次要的地位，所以这时候心神就会宁静下来，人就能睡得着觉，即晚上是阴盛而阳比较弱。从晚上到白天是阳长阴消，于是白天阳比较盛而阴就相对较少。从白天到晚上是阳消阴长，到晚上阴就比较盛而阳就减弱，所以晚上人就能睡着觉。那么体温也是一样的，白天阳比较盛，体温就高一点；晚上阴比较盛，体温相对就低一点。除此之外，肾阳能够促进五脏六腑的活动，加快血液的流动，加快津液的流动；而肾阴能促进全身的滋润，比如口腔的滋润、喉咙的滋润、肠液胃液的分泌等，这些都是肾阴的作用。

那么正常情况下，肾阴和肾阳保持平衡，两者都旺盛，均在旺盛的基础上保持着平衡。如果一方变得功能不足，都会生病。举个例子，比如肾阴虚。肾阴一虚则清凉的作用减弱，温煦的功能相对就盛，于是温煦旺盛而清凉减弱导致热。这种热和感冒发烧的热是不一样的，这种热是阴虚以后出现的热。这种患者的热不是一天到晚都发烧，往往是下午体温高，晚上就退了，再到第二天下午高上来，如潮水一般，故称为潮热。在晚上，体温下降的时候，人正好睡着，就是一身汗，即所谓盗汗。另外，这种患者的热好像是从里面出来的，如骨头里蒸出来的，所以叫骨蒸劳热。热还表现为两个手心、两个脚心、心窝发热，心里烦躁，即五心烦热。这就是肾阴虚清凉作用不够而肾阳的温煦作用比较强所导致的，表现为一种虚热。那么这种患者除了热之外，兴奋和抑制也不平衡，宁静不下来而显得比较兴奋，所以晚上睡不好觉，白天精神烦躁、心慌。还有，肾阴虚之后滋润也减退，患者这时候就会出现干燥。所以，肾阴虚的患者表现出来的是虚热、干燥，还有烦。但是并非每一个肾阴虚的患者都会表现出这三个症状，比如有些肾阴虚着重表现为滋润功能和宁静功能减退，这时候并不热。就像有些慢性咽炎的患者，一觉醒过来就觉得喉咙里面很干，干得好像要裂开了一样，而且睡眠也不很安稳，这时我们就认为这种患者是肾阴虚。什么道理？因为肾经是到咽喉的，正常情况下咽喉靠肾阴而滋润，肾阴促进咽喉腺体的分泌。肾阴一虚，则咽喉中的腺体分泌就减少。所以，当人一觉醒过来以后，就觉得喉咙特别干燥。此时，我们的治疗方法就是滋养肾阴。我们平常用的玄参、麦冬，这些药就可以滋养肾阴。可是这种人因为没有热象，所以就叫阴虚，而不叫阴虚内热。如果在阴虚的基础上同时出现了清凉的功能减退而温热占优势，全身出现虚热症状的时候，我们常常叫阴虚内热。

相反，如果不是阴虚而出现阳虚的话，这时患者阳的功能减退，比如温煦、温暖的功能不够，那么相对的，阴的清凉功能比较盛，则全身出现寒冷的现象。这时人比较冷，四肢摸上去也比较冷。还有，由于兴奋功能不够，宁静功能占优势，患者表现为精神萎靡，成天想睡觉，精神很疲乏。肾阳促进全身的活动，活动功能减退则血流减慢，血流不是很有力量，于是面部、舌头、四肢的血流都不够，此时四肢看上去颜色较淡，面色较白，舌头伸出来颜色也较淡。但这里要说清楚，这种人的舌头淡，并不是贫血，若检验血红蛋白则可能正常。这是因为他体质比较寒，肾阳比较虚而导致推动血液的力量比较差，血液不能很好地运行到全身造成的，不是说他的血不够。所以，如果肾阳比较虚，这时候患者温煦、活动或兴奋的功能减退，表现为面色比较白、四肢比较凉、精神比较萎靡且血色不好，再加上这种人津液的运行也可能发生障碍，津液可能停在某个地方，就会引起水肿。这就是肾阳虚。所以，正常情况下，肾阴、肾阳应该平衡，此时就没有毛病。哪一方不够会造成功能的减退，功能一减退就会出现肾阴虚或者肾阳虚的症状。

这里顺便说一下，全身阴阳的根本都在肾，比如心阴心阳、肝阴肝阳、脾阴脾阳、肺阴肺阳都与肾有关。所以说，肾阳虚会引起脾阳虚、心阳虚等，肾阴虚会引起肝阴虚、心阴虚和肺阴虚等。像我们之前提到的，肝的两个功能，一个功能就是肝的疏泄，它促使全身的血液升、动、散，属于肝阳，而肝的藏血功能能够促进全身的血液降、收藏和安静，这两者正好相反，一者为肝阴，另一种为肝阳。那么肝阴的根本在哪里？在肾。也就是说，肝阴的根本是肾阴。所以，临床上如果碰见患者出现肝阴不足、肝阳上亢，肝阴不能制约肝阳导致肝阳亢盛，表现为气血朝上涌、脸红、头痛、头昏、头胀、心里烦躁这些症状的时候，治疗时要养肝阴，肝阴旺盛以后就能把肝阳制约下去。我们在临床上治疗时，常常发现患者的根本问题不全是肝阴，还有肾阴。肾阴虚以后，不能滋养肝阴，结果肝阴也虚。所以，临床上用滋肾阴的办法，肾阴足则肝阴旺，从而制约肝阳，使肝阳平息下来。由于水指肾，木指肝，故这种方法我们称为滋水涵木。临床上常用的方剂就是杞菊地黄汤，即枸杞子、菊花，枸杞子是养肝阴的，菊花是平肝阳的，另外再加上六味地黄丸（即熟地黄、山药、山茱萸、茯苓、泽泻、牡丹皮）补肾阴。这样补肝肾之阴以后，肝阴就旺，再加上菊花就能制约肝阳从而平息肝阳。滋补肾阴能够达到滋补肝阴的目的之外，滋肾阴同时也可以滋补心阴，补肾阳也能补心阳、补脾阳。反正，五脏六腑阴阳的根本就在于肾。所以，我们看见慢性病患者，时间长而出现阴虚、阳虚，这时除了补本脏的阴或者阳之外，还要补肾，收到的效果会更好。

肾里面的精化生出来的气一部分有阳的作用，一部分有阴的作用，这就是我们所说的肾阴、肾阳。但是还有一部分肾气，这部分肾气的作用很难说它是属阴的还是属阳的。下面请你们看。

这部分肾气，也就是第三部分，能够促进人体的生长、发育和生殖，使一个小孩逐渐长大，同时各种功能发育健全，而逐渐具有生殖能力，而且还能维持他的生殖功能。这样一部分肾气该叫他肾阴还是肾阳？这就很难说了。正如我们称一个人为健康人还是患者，但很多人既不是健康人也不是患者，他是介于当中的。所以，中医说阴阳是一分为二，实际上我们世界上很多事情都应该一分为三，一部分是阳，一部分是阴，还有一部分很难说是阴还是阳。那么肾气中的第三部分就是这样一回事。它能促进人体的生长、发育、生殖，我们一般称之为肾中精气。如果我们发现一个小孩的生长发育比较慢，这时我们就补肾中精气，即补肾精，补了之后，就能促进小孩的生长发育。如果我们发现一个成年人的生殖功能减退，这时我们也是补肾中精气，用药既不能偏于补阴，也不能偏于补阳，应当平补肾，或阴阳俱补。总的来说，肾阴和肾阳是全身阴阳的根本。

现在把肾藏精的功能归结一下，给大家加深一下印象，因为这部分在中医理论上是非常重要的。人有两个肾，肾里面藏着精，这个精是生出来前就有的，即先天之精，它受到后天的水谷精气、五脏六腑精气的滋养而充盈。这个精气变化成肾气，肾气通过三焦布散到全身各个地方。肾气中有三种成分。一种成分到全身各处去，使人热起来，动起来，心神兴奋，称为肾阳；另外一种成分到全身去，使人凉下去，心神安静，促进全身的滋润，称为肾阴。肾阴、肾阳正常情况下保持着平衡。还有一种成分，很难说是阴还是阳，是专门促进人体的生长、发育、生殖的，称为肾中精气。这三部分对人来说，都是人体生命活动的根本性物质。如果没有肾中精气的话，就没有东西促进生长、发育、生殖，一个受精卵就不会变成胎儿，小孩就不会长成大人。因此，肾中精气就是生活活动的原动力。另外，肾阴和肾阳这两部分推动着全身各种各样的生理活动，而且调节其平衡，任何一方偏颇或衰退都会引起全身性疾病。所以，肾也是人体生命活动的根本，是阴阳的根本，而且这个根本是在人生出来之前就有的。所以，中医称肾为先天之本。

这里我将前面讲的脾给大家联系起来。中医认为脾是后天之本、气血生化之源，是气血的根本；肾是先天之本，是阴阳的根本。所以，当一个人生病时间长了，出现虚证，不是气虚，就是血虚，不是阴虚，就是阳虚，不外乎就是气、血、阴、阳不足。这时我们补的时候就要注意，若气血虚则应着重补气血，气血的根本就是脾，所以，气血虚的人重点要健脾；而阴阳虚，不管是阴虚还是阳虚，发展到后来都是肾，所以，阴阳虚的人着重补肾。因此，中医治疗慢性病到后期的时候，都会归结到脾、肾这两个脏，也就是归结到先天之本和后天之本上去。肾除了藏精之外，还有两个功能——主水和纳气。下面给大家介绍一下肾主水的作用。

肾主水，就是说肾主管人体水的新陈代谢。肾主水有两方面的作用。第一个作用是肾阳促进各脏腑推动津液的输布与排泄。也就是说，津液在人体中的运输、散布和排泄是要靠很多脏腑来推动的，比如肺通调水道、脾主运化水湿，肾能推动脾、肺、胃、小肠、大肠、膀胱等各个脏腑来推动津液的输布和排泄。如果肾阳旺盛的话，就能促进胃、小肠、大肠、脾的活动，就能促进胃肠吸收津液，津液吸收进来以后通过脾、肺、三焦流到全身去，然后通过呼吸把水蒸气呼出来，通过汗排掉一部分水，通过小便排掉一部分水。所以，津液的输布和排泄是在肾阳促进各个脏腑活动的条件下形成的。试想，如果肾阳虚，其促进脏腑功能的力量减弱，这时候津液的活动就减慢。因为肾阳不能促进各个脏腑的活动，于是津液的流动就减慢甚至停下，从而形成水肿，小便也就随之减少。也就是说，这个功能减弱的话，肾阳就不能很好地促进这些脏腑输布和排泄津液，津液就会停下引起水肿，尿就会减少。这是肾主水的第一个作用。

肾主水还有第二个作用，就是肾阳能够回收流到肾里的水液里的清者。流到肾里的水中有两种成分，一种是清的、有用的，一种是浊的、没有用的，没用的水肾阳就不去管，而使其流到膀胱，而清者，即有用的部分，肾阳就将其重新蒸腾散布到全身。那就是说，全身到肾的水并非全部流到膀胱，而是有好大一部分被肾阳重新蒸腾散布到全身。那么肾阳虚后，小便就会多，这是因为到肾的水液中清的成分不能蒸腾到全身，与浊的成分一起到膀胱排出去了。所以，肾阳虚的患者小便的量就变得很多而且很清。我们平常形容肾阳虚的患者为小便清长，小便清而且量很多。

肾主水的上述两个功能对小便的影响是不一样的。具体而言，如果肾阳促进全身各个脏腑推动津液的输布和排泄这个作用减弱的话，津液的输布排泄减慢，全身就会水肿，小便就会少，这是肾阳对全身的作用。如果肾阳在肾脏里面促进水液的蒸腾气化作用减弱的话，小便就会增多而清长。因此，不能通过小便的多少来判断肾阳的虚衰，而应该根据全身的情况来看。也就是说，肾阳既能促进各个脏腑对水的输布和排泄，又能促进肾对水的重新运用，所以这两个功能是肾阳表现的不同方面，哪一方面虚就表现出哪一方面的症状。但是总的说来，肾对水液代谢的影响是很大的。因此，肾主水。这是肾的第二个功能。

下面我们介绍肾的第三个作用，肾主纳气。"纳"的意思就是纳进来。银行中的出纳，出就是送出去，纳就是纳进来。纳气就是指把气纳进来，即吸气。肾是管吸气的。这时大家就会问了，呼吸不是肺的作用吗？怎么会有肾主纳气？肺管呼吸是毫无问题的，但是肺吸气能到的深度，需要靠肾来帮助。也就是说，肾能帮助肺加深吸气的深度，这样就能维持呼吸比较深，防止呼吸表浅。如果肾主纳气的功能减弱的话，那么呼吸就会变得很表浅，动一动人就会气喘。

所以肾总的来说有三个作用，藏精、主水、主纳气。这三个作用中最要紧的是第一个作用，因为藏的精可以散成肾气，肾气里有肾阴、肾阳和肾中精气，这三个部分到全身发挥各种作用。而肾主水主要是肾阳作用当中的一部分，由于这个部分比较突出，所以我们专门把它讲了。而肾主纳气实际上是肾藏精的固藏功能的一部分表现。总之，肾在人体当中是很重要的，它是先天之本、阴阳的根本。

10. 膀胱

刚才把肾给大家介绍完了，接下来我们介绍一下膀胱。古时候讲的膀胱和我们现在解剖学上讲的膀胱是同一个东西，都是在盆腔中的一个空腔的脏器。对于膀胱的功能，古人认为主要有两个方面。

膀胱的第一个生理功能是贮存津液，实际上这里所指的津液就是我们今天所说的尿，即贮藏小便。第二个功能是排泄尿液。膀胱把津液（小便）贮藏在里面，多到一定程度，人就会想要小便，然后就会把尿液排出来。中医认为，这两个作用都是膀胱之气的作用。膀胱之气和肾气有密切的联系，所以，平常在治疗膀胱之气的时候不用补膀胱之气的药，而是用补肾气的药。用了补肾气的药，就能达到使膀胱之气旺起来的作用。那么这两种气有什么作用？第一个作用就是固摄作用。膀胱之气和肾气能固摄津液而使津液停留在膀胱里，不是说有一点点尿就要解出去，而是等尿量到了相当的程度以后，尿才能解出去，而且想解小便但环境不允许解时还可憋一阵子再解出去。所以，这个作用实际上就是肾气和膀胱之气的固摄作用，或者说是约束作用，将尿液约束在膀胱里面不让它排出去。排泄尿液这个作用，按照推想，尿在膀胱中，要排尿则需推动作用将小便推出去。但是中医传统上不这么认为，中医称之为气化作用。因为中医认为膀胱贮存的液体不是尿，而是真正的津液。津液被排出去变成尿液，这一过程是在气的作用下，由一个物质转化成另一个物质，故称为气化。因而，把膀胱的排尿作用称为气化作用，即膀胱气化。

所以膀胱一共有两个作用：一个是固摄作用，把津液贮藏在膀胱中；第二个是气化作用，把津液变成尿液从膀胱里排出去。这就是膀胱的功能。所以，膀胱的作用是很简单的，肾脏接受全身的津液之后，将清者（有用的部分）蒸腾气化到全身，浊者（没有用的部分）下输膀胱，到膀胱后就贮藏在膀胱里，到了一定的阶段，通过气化就把津液变成尿液然后排出去。所以《内经》言："膀胱者……津液藏焉，气化则能出矣。"津液藏在膀胱中，气化以后就能排出去。这就是膀胱的作用。

11. 三焦

到现在为止，肝、心、脾、肺、肾五脏都讲完了，六腑中的胃、小肠、大肠、胆、膀胱都介绍了，只剩三焦还没讲。接下来我专门给大家介绍一下三焦。

首先，大家应该明白，三焦这两个字在中医中是多义词，即不只是一个意思，有多种含义。若用一种意思来解释三焦，则在很多地方都讲不通。三焦至少有三个含义：一是六腑之一，二是人体部位的划分，三是温邪入侵深浅的表示方法。

三焦的第一个含义是作为六腑中的一个。六腑即胃、大肠、小肠、膀胱、胆和三焦。腑是受盛和传化水谷的内脏，也就是说腑里都是空的、有通路的。比如饮食入胃，停留很短一段时间后就排出去了，到小肠、大肠也是停留一段时间排出去，那就是说胃、大肠、小肠都是通道。三焦也是通道。水液通过三焦最后到膀胱，膀胱里的水停留一段时间也排出去。故六腑均"泻而不藏"，要不停地把里面的东西排泄出去，不能藏积、停留在里面。那么，三焦是一个怎样的通道？就这个问题我们已经谈过两次了，第一次是在讲元气的时候，第二次是在讲肾的时候。三焦就是人体内所有的间隙（包括脏腑和脏腑之间的间隙、脏腑内部组织之间的间隙以及细胞间隙）互相沟通形成的很庞大而且复杂的通路。庞大，是因为全身任何地方都存在这种空隙，即全身无处不到。复杂，是因为脏腑与脏腑之间的空隙很大，而脏腑组织与组织之间的空隙较小，细胞与细胞之间的空隙更小，有大有小，弯弯曲曲。三焦中运行两个东西，一是津液，二是元气（即肾气）。三焦是津液和元气运行的道路。三焦中的津液是从胃、小肠、大肠吸收进来的，经过三焦流通，最后流到膀胱排出去，所以三焦是津液的通路。而肾气从肾里出来分布到全身各处去，就是在这些间隙里跑，因此，三焦是元气的通路。

第二个含义是三焦是人体部位的划分。例如，把整个人分为上部、中部和下部三个部分，可以将三焦看作三个部位的划分，如同一栋房子中的三楼、二楼、一楼。也就是说，对人身体的划分也可以叫三焦。这里三焦不是腑，而仅仅作为部位的划分。上焦就是横膈的上方，上焦存在三个脏腑，心、肺和心包，这三个都在横膈以上，这个部位称为上焦。中焦就是从横膈到肚脐的部位，这里有脾、胃、肝、胆。下焦就是肚脐以下，这里包括肾、膀胱、小肠、大肠。说得更形象点，下焦就是楼的底层，中焦是二楼，上焦是三楼，三焦就是这三个区域的划分。在中医话语中，常常用到这个概念。如肺属上焦，或者心属上焦，脾胃属中焦，膀胱属下焦。这实际上并不是说六腑之一的三焦，而是作为人体的三个部位，即膀胱属于人体下面的部位，肺属于人体上面的部位，脾胃属于人体当中的部位。这是三焦的第二个含义。

下面请大家看看三焦的第三个含义——三焦作为温邪入侵深浅的表示。温邪是侵犯人体的一种外感病邪，是一种致病因素。这种因素使人生病后表现出明显的热象，故称温邪。温邪侵犯人体的深浅可以通过三焦来表示。比如，上焦病表示疾病的早期，这时疾病比较浅，外邪侵犯与五脏关系最密切的皮毛，也就是说最浅的时候外邪侵犯皮毛，皮毛同肺的关系最密切，故称上焦病。如果从皮毛深入一层，就到肌肉，肌肉的深浅程度是较深而不是特别深，这时就是疾病的中期，病邪侵入人体不深不浅（中等），肌肉和脾胃的关系最密切，故属中焦病。如果病邪侵犯人体时间长而到了后期，这时侵犯得最深，深到筋骨，而筋与肝、骨、肾的关系较密切。由于肾藏精，肝藏血，故这时病邪深入到了精和血。下焦是疾病后期，病邪侵犯最深的时候，侵犯到肝肾就称为下焦病。也就是说，上焦病、中焦病、下焦病不是指的上面、当中和下面，而是指浅、中等和深，或者是早期、中期和后期。这里需要说明一下，心属于上焦，不是说心很浅，而是肺生病以后，病情很厉害的话，可以直接影响到人的精神状态，出现神志昏迷这些症状。这时古人认为是心包受邪。《内经》将心比喻成君主，如果君主受病那就不得了了，所以只能是心包代为受病而出现神志的症状。由于心包和肺靠得很近，所以认为两者属于上焦。对于这个问题，大家要理解为浅、中、深三段。

最后，把三焦概括地给大家提一下。三焦在中医中是一个多义词，看见"三焦"这两个字的时候就要判断究竟是哪个意思。若看见一个人水肿，则这个人三焦不利，三焦不通利导致水停下来，从而形成水肿，这时需把三焦理解为津液的通路、六腑之一。如果我们说心属上焦、脾胃属中焦、肾属下焦，这时就认为三焦表示不同的位置，实际上就是把人划分成上、中、下三段。此时三焦作为部位的划分而不能作为六腑之一来理解。如果我们看见清代吴鞠通以后人们说"温邪侵犯上焦""温邪侵犯中焦""温邪侵犯下焦""温邪深入下焦肝肾"这种情形，就应该把三焦理解成温邪侵犯深浅的划分。所以，这三个含义大家不要混为一谈。

现在中医界里有些同道对三焦的认识不是很清楚。他们看吴鞠通说"上焦是肺"，这没问题，"中焦是脾胃"，也没问题，说"下焦是肝肾"，他们就认为好像肝是长在肚脐下面的。于是一些文章就说肝不是在下焦，而是在中焦，反对吴鞠通"肝在下焦"的说法。实际上，他们是没有理解吴鞠通的意思。吴鞠通并未说肝长在肚脐下面，吴鞠通只是认为温邪最深的时候影响到精和血，肾藏精，肝藏血，温邪侵犯到肝和肾是最深的程度，这是另外一种表达形式。因此，我们要在不同的场合、不同的上下文环境下理解三焦的意思。

到现在为止，五脏六腑都讲完了。大家在理解藏象、五脏六腑的时候，要全面地看，尤其是要掌握中医五脏六腑中的很重要的一个思想——人是以心为主宰、五脏为中心的一个整体。也就是说，肝、胆、筋和眼睛，心、小肠、脉和舌头，脾、胃、肌肉和嘴巴，肺、大肠、皮肤和鼻子，肾、膀胱、骨头、耳朵以及前阴后阴这样五个系统。在这五个系统中，心是最高的主宰，大家应具备这样一个观念。此外，全身气血的根本是脾，脾是后天之本、气血生化之源。肾是先天之本，是人阴阳的根本。以上三条，涉及了全局性的问题，在这基础上再掌握每个脏具体的功能、每个腑具体的功能，掌握这些功能以后再去看中医书、学习中医，这时就比较方便了。